岭南中草药
DNA条形码序列

主编：黄志海

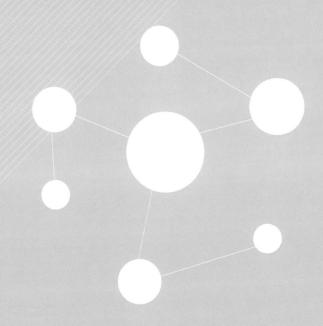

中国医药科技出版社

内 容 提 要

本书是岭南中草药DNA条形码分子鉴定研究与实践的学术专著,展示了近300种极具地方特色的中草药DNA条形码序列,丰富了我国中药材DNA条形码研究领域的相关成果,全书分为总论、各论和附录三部分。总论介绍DNA条形码技术及岭南中草药概况、DNA条形码分子鉴定体系及研究实例。各论以岭南地区常见中草药为对象,主要提供各草药的DNA条形码序列特征,此外还包括植物形态、药用价值等内容。附录收录了常见岭南中草药混伪品的DNA条形码序列。

本书兼具学术性与实用性,适合从事中药鉴定、中药资源、中药质量控制等领域的工作人员参考阅读。

图书在版编目(CIP)数据

岭南中草药DNA条形码序列/黄志海主编.—北京:中国医药科技出版社,2017.2

ISBN 978-7-5067-8880-9

Ⅰ.①岭… Ⅱ.①黄… Ⅲ.①中草药—脱氧核糖核酸—条形码—广东 Ⅳ.① R28

中国版本图书馆CIP数据核字(2016)第298474号

美术编辑 陈君杞

版式设计 锋尚设计

出版 中国医药科技出版社

地址 北京市海淀区文慧园北路甲22号

邮编 100082

电话 发行:010-62227427 邮购:010-62236938

网址 www.cmstp.com

规格 787×1092mm $\frac{1}{16}$

印张 $21\frac{3}{4}$

字数 434千字

版次 2017年2月第1版

印次 2017年2月第1次印刷

印刷 北京盛通印刷股份有限公司

经销 全国各地新华书店

书号 ISBN 978-7-5067-8880-9

定价 108.00元

序

中药是中华民族传统文化之瑰宝，亦是世界医学宝库中独具特色的财富。我国是世界上药用动植物资源最为丰富的国家之一，中药材种类繁多，传统中药鉴定方法已经无法满足我国中药事业快速发展的需求。随着生命科学领域不断取得重大突破，中药鉴定也与时俱进，不断吸收现代科学技术和方法，逐渐由传统经验鉴定发展到了现代鉴定水平。

DNA条形码技术是国际上近年来发展起来的生物物种鉴定新技术，大量相关研究和报道见诸国际顶级期刊和媒体，成为生物学分类和鉴定工作的研究热点。因该方法流程标准化、易于掌握及推广，显示出了巨大的应用前景。ITS2和*psbA-trnH*条形码已被大量研究证实在中药鉴定中效果显著，可快速有效鉴定中药材与其混伪品，为中药的用药安全提供保障。

岭南中草药使用历史悠久，资源蕴藏量大，具显著的产业特色和区位优势，是我国中药资源的重要组成部分。作者使用DNA条形码技术，测定300余种常见岭南中草药及其混淆品ITS2或*psbA-trnH*基因片段，为岭南中草药多基原品种、混伪品的DNA条形码鉴定提供科学依据。该书具有较高的实用和学术参考价值，适宜于从事中药鉴定和教学工作的人员参考。相信此著作的出版将在南药鉴定的标准化和现代化发展及临床用药安全中发挥重大作用。

全国继承老中医药专家学术经验指导老师

刘俭

2016年10月

岭南中药简称"南药"，其资源蕴藏量大、药用历史悠久，是我国中药资源的重要组成部分。岭南是指我国南方五岭之南的地区，即大庾岭、越城岭、都庞岭、萌渚岭、骑田岭以南，地处广东、广西、湖南、江西、福建五省区交界处，位于我国热带、南亚热带、中亚热带的区域。依其得天独厚的地理生态特点，自然形成了生境优越、种质多样的天然药用动植物。近几十年来，各地围绕南药资源开展了资源调查、品种整理、质量评价、引种栽培、规范化种植等大量研究工作，但在中药材的生产、流通过程中，多基原品种、混淆品、伪品等现象仍然存在，且部分药材标准的基原鉴定专属性不强，必将影响中药品种的准确鉴别和应用，直接关系到临床疗效和用药安全。随着生命科学领域不断发展，中药分子鉴定技术不断完善，中药鉴定体系得到了有效的补充。

DNA条形码（DNA barcoding）技术是利用生物体内普遍存在的一段保守序列来进行分子层面的物种鉴定的相关技术。所采取片段具有序列短、易扩增、适度变异、可区分绝大部分物种等特征。通过对标准样品测序、分析，建立DNA条形码数据库，即可实现物种鉴定的标准化。由于DNA条形码技术具有通用性、易用性、标准性等特点，已迅速发展为国内外物种的鉴定依据。中药DNA条形码鉴定体系已在多种中药材及其混伪品的鉴定中得到了广泛应用，并表现出较强的鉴定能力，可有效鉴定亲缘相近药材、形态相近药材、根皮粉末等难于鉴定药材。中药材DNA条形码分子鉴定指导原则已纳入《中华人民共和国药典》。DNA条形码技术在中药品种鉴定、质量控制等领域展示出广阔的应用前景。

开展岭南中草药DNA条形码的研究，建立岭南中草药DNA条形码信息数据库，可以实现对岭南中草药快速、准确的鉴定，厘清中药品种，为南药的鉴定、质量控制、资源调查等提供有力的技术支持，并补充完善我国中药DNA条形码鉴定系统数据库。本书为广东省中医药科学院（广东省中医院）专项（岭南中草药DNA条形码分子鉴定和生态适宜性研究，2015KT1817）及中国中医科学院中医药健康服务专项（200余种岭南中草药DNA条形码研究，ZZ0908067）资助项目，经植物分类学专家鉴定，实地采集、搜集300余种常见岭南中草药及其混淆品，提取其基原植物或药材基因组DNA，扩增ITS2或*psbA-trnH*基因片段，对同一物种的不同序列进行分析，以条形码附加二维码的方式展示岭南常见中草药DNA条形码序列，旨在为南药的质量控制贡献绵薄之力。

本书承蒙中国中医科学院中药研究所、中国科学院华南植物园、广东省中医药管理局、广东省林业厅野生动植物保护处、广东省食品药品检验所、广东食品药品职业学院、广州中医药大学等单位领导、专家的关心与支持，在此表示衷心的感谢！特别感谢中国中医科学院中药研究所所长陈士林教授对本书给予的指导与关切。

限于编者的水平和经验，书中难免有不足之处，恳请广大读者批评指正。

本书编委

2016年10月

本书主要分为总论和各论两部分。总论对岭南中草药资源概况、DNA条形码技术及其在中药领域的应用情况进行了概述，介绍了DNA条形码鉴定中草药的流程，列举了DNA条形码的鉴定研究实例；各论对单个中草药进行阐述。各论中具体中草药项下的体例及内容说明如下。

物种中文名及对应的拉丁学名参考《中国植物志》和*Flora of China*，同时列出该物种所属的科属情况，提供物种的植物形态照片。别名参考《岭南本草》《广东中药志》《广东省中药材标准》《华南药用植物》等列出。

植物形态　参考《中国植物志》列出基原植物的主要形态特征，主要包括根、茎、叶、花和果实。

入药部位　参考《中国药典》（2015年版）、《全国中草药汇编》《中华本草》《广东省中药材标准》《华南药用植物》等描述该物种的入药部位。

功能主治　参考《中国药典》（2015年版）、《全国中草药汇编》《中华本草》《广东省中药材标准》《华南药用植物》等列出该物种的主要功效及治疗症状。

材料来源　描述植物的采集地点、药材的来源信息等。植物样本及药材样本均经专家鉴定。

DNA提取及序列扩增　本书采用试剂盒法对岭南中草药样本进行基因组DNA的提取，操作步骤参照说明书进行。对于试剂盒法提取质量较差的植物或药材，在《中药材DNA条形码分子鉴定指导原则》（附录2）的指导下，按照不同组织部位的DNA提取注意事项进行调整。PCR扩增体系及条件参照"总论"中的标准操作流程进行。最后对经琼脂糖凝胶电泳检测后条带单一而明亮的样品进行双向测序。

ITS2序列特征　测得的双向序列使用CondonCode Aligner软件进行序列拼接和质量评价。拼接后的序列在ITS2网站（http://its2.bioapps.biozentrum.uni-wuerzburg.de/）进行注释，得到物种完整的ITS2序列。ITS2序列数包括植物样本和（或）药材样本。应用MEGA软件的CLUSTALW方法对同一物种的不同ITS2序列进行比对分析，列出包括序列长度、变异位点及GC含量的信息。"主导单倍型"为多条序列中占比最大的单倍型序列，以条形码附加二维码的方式展示：

左侧的彩色条形码为物种的ITS2主导单倍型序列，每个竖直条码代表一个碱基，不同颜色代表不同碱基（▨A▉T▧C■G）。右侧的二维码图片与左侧条形码相对应，使用二维码扫描软件可直接读取含物

种拉丁学名的DNA序列信息。该展示图片通过陈士林课题组创建的网站自动生成。

ITS2序列二级结构　ITS2序列二级结构由ITS2网站（http://its2.bioapps.biozentrum.uni-wuerzburg.de/）预测得到。ITS2二级结构由螺旋（Helix）Ⅰ、Ⅱ、Ⅲ和Ⅳ区组成。各物种的ITS2二级结构的差异在于螺旋Ⅰ、Ⅱ、Ⅲ、Ⅳ间夹角的不同、长度的不同以及上面茎（Stem）环（Loop）的数目和形状的不同，由此显示了不同物种ITS2的分子形态特征。由于ITS2网站资源限制，个别物种的ITS2序列二级结构未能得到。

*psbA-trnH*序列特征　描述同"ITS2序列特征"。本书正文所列同属物种在ITS2序列无法区分的情况下，增加*psbA-trnH*基因间隔区进行辅助鉴定；本书附录1同时列出混伪品的该条形码序列进行辅助鉴定。

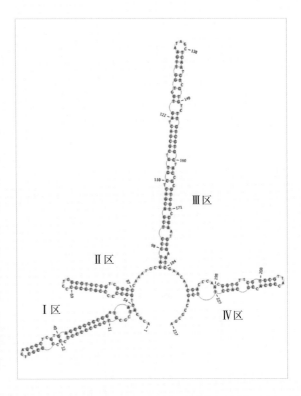

上篇　总论

下篇　各论

上 篇

总论

第一节 DNA 条形码技术概况

DNA条形码技术（DNA barcoding）是由加拿大圭尔夫大学（University of Guelph）教授Paul Hebert于2003年提出的，旨在通过测定基因组上一段标准的、通用的、具有足够变异的DNA序列，在物种水平上对现存生物类群和未知生物材料进行识别和鉴定。因为每个物种的 DNA 序列都是唯一的，理论上这个标准的DNA序列对每个物种来讲都是独特的。自DNA条形码的概念提出后，随之明确了DNA条形码的选择标准：①标准的短片段；②要有足够的变异可将物种区分开来。作为DNA条形码的序列必须是种间差异比较大，便于进行种与种的区分；种内序列变异尽量小，从而使种间和种内变异有一个很明晰的界定；③序列两端相对保守，以方便引物的设计。

DNA条形码的研究方法与传统的分子系统学研究有一定的相似性，但前者更具快速、自动以及通用等特性。DNA条形码技术一经提出便受到关注，该方法可以进行物种的区别与鉴定，发现新种，并有可能解决形态学手段难以攻克的隐存种问题，被认为是林奈发明双名法之后分类学方面最大的进步，是生命研究领域的"大科学计划"，成为生物鉴定领域的研究热点。2003年，Paul Hebert首先提出使用线粒体基因细胞色素C氧化酶（*COI*）基因片段作为动物的DNA条形码；2005年前后，DNA条形码概念被引入植物学研究，微生物DNA条形码研究虽然整体上滞后于动植物，但也在各方面取得了较大进展，目前，微生物DNA条形码研究工作主要集中在真菌类群上。DNA条形码鉴定技术具有几大优势：①只需选用一个或少数几个基因片段即可对某个属、科甚至几十个科的绝大部分物种进行准确鉴定；②鉴定过程更加快速，可以在短时间内鉴定大量样本；③重复性和稳定性高；④实验过程标准、操作简单，更易实现物种鉴定自动化；⑤可有效缓解分类鉴定人才缺乏的现状；⑥可通过互联网和信息平台对现有物种序列信息进行集中统一管理，并可实现共享。DNA条形码这一新型的生物学技术的出现和兴起，为经典学科的发展提供了机遇，也为与新兴学科的融合开辟了渠道。

国际生命条形码联盟（Consortium for the Barcode of Life, CBOL）成立于2004年，是全球生物DNA条形码研究的协调机构，致力于发展全球生物物种鉴定标准，在欧美、亚太等主要生物多样性研究地区设有节点或分支，已经有来自50个国家的200多个组织成为其会员。近几年，国际生命条形码组织主要开展了以下十大类研究项目，并分别设立了独立工作组:脊椎动物、植物、真菌、病原体和带菌生物、害虫和寄生生物、传粉者、淡水生物学监测、海洋生物学监测、陆地生物学监测、极地生命。此外，针对不同的研究对象和内容，也有相关的独立行动小组或者挂靠在国际生命条形码联盟之下的各分支组织，主要有：真菌条形码研究组、蜜蜂生命条形码行动、珊瑚礁生命条形码、欧洲生命条形码联盟、鱼类生命条形码行动、生命健康条形码行动、鳞翅类生命条形码、哺乳类生命条形码行动、海洋生命条形码、极地生命条形码、检验检疫生命条形码、鲨鱼生命条形码、海绵条形码计划、毛翅目生命条形码、原生生物条形码研究组共15大类。2005年2月，由CBOL和英国自然历史博物馆主办的生命条形码协会第一次国际会议在伦敦召开，此后每隔两年召开一次国际条形码大会。会议内容包括确立动物、植物DNA条形码通用序列。国际条形码会议对在全球推进DNA条形码研究计划起到了重要作用。

国际生命条形码的研究在2003年提出后，我国的DNA条形码研究也快速跟进。陈士林领导的研究组对适合药用植物鉴定的DNA条形码开展了大量的研究工作。2008年4月，中科院与国际生命条形码联盟（CBOL）签订了合作谅解备忘录；2008年6月，中国科学院成立了国际生命条形码中国委员会；2008年9月，中国科学院和科技部分别启动"国际生命条形码——中国项目预研"和"重要生物DNA条形码系统构建"项目。2009年5月3日至5日，由中国科学院牵头在北京举行了中国植物DNA条形码小型会议，会议决定成立中国植物DNA条形码分委员会，负责制定中国植物DNA条形码计划的科学目标和工作计划等任务。2009年7月11日，中国植物DNA条形码分委员会第一次全体会议在北京召开，成立了中国植物DNA条形码工作组。2009年8月，召开了依托国家重大科学装置——种质资源库的开放研究项目"植物DNA条形码研究"启动会，建立了中国DNA条形码信息系统和生命条形码联盟中国镜像网站。中国医学科学院药用植物研究所建立了ITS2鉴定植物和动物的网站,同时建立了中药材DNA条形码鉴定网站。

第二节 岭南中草药资源概况

中药资源是我国中医药事业发展的物质基础，也是中医药参与国际竞争的优势之一。我国岭南地区药用资源丰富，多具产业特色和显著的区位比较优势，是我国药用植物资源的重要组成部分。

岭南中药，简称"南药"，使用历史悠久，最早的实物记载可追溯到西汉时期。已知岭南最早的动、植物志为汉代《南裔异物志》，其中记录了药用动植物的名称。公元306年，东晋·葛洪在广东种植中草药和炼丹，所著《肘后备急方》、《抱朴子》等医药专著流传后世，影响深远。晋之后，历代岭南医疗和药事活动非常活跃，本草书籍极为丰富，岭南人通过不断发掘、种植和应用具有明显地域特点的岭南中草药，逐步成为祖国医药学的一个重要流派。

岭南之名始于唐贞时十道之一，又名岭表、岭外，是指中国南方的五岭之南的地区。五岭由大庾岭、越城岭、都庞岭、萌渚岭、骑田岭五座山组成，地处广东、广西、湖南、江西、福建五省区交界处。岭南地区泛指南方五岭山脉以南广东、广西、海南等省区的陆地和海岛，大体以纬度25°为界，地处我国长江以南的热带、南亚热带、中亚热带区域，具有有利于动植物生长的得天独厚的地理生态特点，自然形成了一个种质多样、生境优越的天然药用植物种质资源库。广东省是岭南中医药文化的发源地，全境位于北纬20°13′~25°31′和东经109°39′~117°19′之间，东邻福建，西连广西，西南部雷州半岛与海南省相望。全省陆地面积为17.98万平方公里，山地占全省面积31.7%，丘陵占28.5%，台地占16.1%，平原占23.7%，岛屿占0.89%。全省地势北高南低，地形复杂多样，境内山地、平原、丘陵交错，丘陵分布于山前地带。其地形大致分为四个区：珠江三角洲平原，粤东山地丘陵，粤北山地，粤西山地、台地。岭南药用植物资源在四个类型区的分布，各具特色，呈现有规律的分布。尤其粤东山地丘陵及粤西山地、台地，以品种繁多著称：

（1）粤东山地丘陵：地处北纬21°85′~24°78′、东经113°15′~117°19′，属南亚热带和亚热带季风气候，年平均气温为21~22℃，年日照时数为1884~2500 h，年平均降水量1300~2105 mm，年平均相对湿度80%左右。全年温和湿润，阳光充足，雨水充沛，地带性土壤以赤红壤为主，其次为红壤和水稻土。自然植被类型属亚热带季风常绿阔叶林，具有雨林特征。该区南药资源分布种类主要有阳春砂、巴戟天、益智、越南桂、沉香、槟榔、诃子、藤黄、马钱子、陈皮、巴戟、山栀子、千葛、乌梅、山药、大风子、枳壳、厚朴、千重纸、胡椒、猫须草、美登木、萝芙木、穿心莲、玫瑰前、甜叶菊、苏合香、八角茴香、山柰、草豆蔻、白豆蔻、儿茶、苏木、木蝴蝶、龙血树等。

（2）粤西山地、台地：地处北纬21°11′~24°38′、东经105°34′~113°15′，属南亚热带和亚热带季风气候，年平均气温为19~23℃，年日照时数为1800~2009 h，年平均降水量1426~2345 mm，全年温和湿润、阳光充足、雨水充沛，地带性土壤以赤红壤为主，其次为棕色石灰土、黄壤和红壤。自然植被多以季风常绿阔叶林为主，山地则为常绿阔叶林。该区南药资源分布种类主要有阳春砂仁、巴戟天、益智、肉桂、八角茴香、高良姜、胡椒、广藿香、广豆根、化橘红、佛手、使君子、干姜、山柰、山药、水半夏、天花粉、蔓荆子、千年健、鸦胆子、檀香、白木香、草豆蔻、葛根、郁金、诃子、苏木等。

关于广东地产药材的应用与开发，自古以来就非常重视，许多岭南本草类的古籍都对广东地产药材有记载，如《南方草木状》，《生草药性备要》，《本草求原》，《岭南采药录》等。据资料统计，岭南地区药用资源有4500种以上，占全国药用资源种类的36%，其中陆地资源中植物类约有4000种。岭南中药材资源种类繁多，品质优良。如阳春砂、广藿香、巴戟天、化橘红、高良姜、益智仁、何首乌、鸡血藤、槟榔等道地药材，具有明显的地域特色和优势。药用生物品种在特定环境和气候等诸因素的综合作用下，所形成的品种优良、炮制考究、疗效突出、带有地域性特点的药材称之为道地药材，通常的表示方法为"地名+药材名"，如"阳春砂"、"广陈皮"、"广佛手"、"广豆根"、"广金钱草"等。岭南本地生产，民间应用广泛，疗效确切的中药材如三角草、蛇泡簕、蛇鳞草、火炭母等，可称为岭南习用中草药。岭南习用中草药是许多医药工业企业的原料药，如三九胃泰所用的三桠苦和九里香，溪黄草冲剂用的溪黄草，喉特灵的桉叶，鼻炎清颗粒中的蛇泡簕，抗癌平丸中的肿节风和白花蛇舌草等。此外，以岭南习用中草药组方的"王老吉"、"黄振龙"等品牌正以深厚的历史积淀将凉茶文化的发展推向一个高潮。

岭南中草药资源丰富，独具特色和优势，然而《中国药典》收载的岭南习用中草药极少，大多数的岭南习用中草药没有被收录其中，导致对这部分中草药进行品种鉴定和质量分析没有统一的标准，有些与其他地区使用的药物同名异物，极易造成中医临床上同名混用或混名混用现象，以及药物不良反应甚至医疗事故的发生。因此，对岭南中草药进行准确的鉴定是一项极为重要的基础性工作。

第三节 DNA 条形码技术在中药鉴定领域中的应用

中药材品种繁多，由于历史原因，习用品、代用品以及多基原、同名异物、同物异名等现象严重，是影响中药安全性、有效性的重要问题。因此，中药材的准确鉴定是中医药发展的基础和保障。

传统的中药材鉴定方法，如形态、显微结构、超微结构和化学指纹图谱等，在中药材鉴定和质量评价中发挥了重要作用，但这些方法各自存在局限性，易受地理环境、生长期、贮存条件等诸多外在因素的影响，从而影响鉴定的准确性，且这些方法对专业人才的要求较高。形态学鉴定的局限性和生药鉴定学家队伍不断缩减的现状，使生药鉴定学的发展面临巨大的挑战，传统生药鉴定方法已无法满足现代物种鉴定的需求。利用DNA条形码技术进行中药材的鉴定，可以在基因水平直接反映物种的遗传信息，摆脱了传统鉴定方法对外在因素的依赖，得到的研究结果在不同物种之间具有可比性，其操作更是具有简便性和高效性，易于推广，而且可以建立鉴定数据库，容易数字化与标准化。这对传统医药走向国际化将起到巨大的推动作用，是中药分子鉴定方法学上的一个创新。

从DNA条形码概念提出到现在发展研究阶段，"通用条形码"的选择一直都是人们争论、研究的关键问题。国际条形码大会的前两届会议确立了细胞色素C氧化酶1（cytochrome c oxidase1, *COI*）基因作为通用的动物条形码序列，与*COI*选作为动物类药材鉴定的DNA条形码已基本形成共识的状况不同，植物类药材的"通用条形码"则经历了较长的筛选过程，涉及的候选片段主要分布在叶绿体基因编码区和间隔区，包括*rbcL, matK, rpoC1, rpoB, ITS, psbA-trnH*等。2009 年11月在墨西哥城召开第三届国际条形码会议，主要议题是对植物条形码形成共识并形成优先研究领域。CBOL 决定将叶绿体*matK*和*rbcL*组合作为植物的核心条形码，建议叶绿体*psbA-trnH* 片段和核基因片段*ITS/ITS2* 为植物DNA 条形码的补充条形码继续进行评估。

陈士林等2010 年通过对6 000 余份药用植物样本研究表明ITS2 序列的鉴定

能力优于*matK+rbcL*组合，首次提出将ITS2序列作为通用条形码序列应用于药用植物鉴定。2011年中国条形码工作组通过对中国的种子植物75科141属1 757种共约6 286个样本的4个DNA候选条形码片段（*rbcL, matK, psbA-trnH*和*ITS*）引物通用性、序列质量和物种分辨率等进行综合分析，对*ITS*序列的优缺点进行了综合评估，认为*ITS*具有最高的物种分辨率，与3个质体DNA条形码片段的任何一个组合均可分辨69.9%~79.1%的物种，显著高于*rbcL+matK*条形码组合49.7%的分辨率。ITS作为DNA候选条形码2011年12月在澳大利亚利亚召开的第四届条形码大会上ITS/ITS2被正式列为植物通用条形码序列。目前为止，研究结果显示ITS2对中药材的鉴定效率达90%以上，辅以*psbA-trnH*后，鉴定效率高达99%。

在我国，以*COI*为主的动物类药材的DNA条形码鉴定体系和以ITS2为主、*psbA-trnH*为辅的植物类药材的DNA条形码鉴定体系已基本建成。《中药材DNA条形码分子鉴定指导原则》收录为2015年版《中国药典》四部的通则之一，已建立中药材DNA条形码鉴定系统（http://www.tcmbarcode.cn/china/），收录物种涵盖了中国药典、韩国药典、日本药局方、印度药典、欧洲药典和美国药典几乎所有的中草药药材，数据库每6个月更新一次。

为市场上每一种药材贴上自身的"二维DNA条形码"，条形码中整合包括药材产地、生产时间、基因序列等"身份"信息，在中药材种植、采收、加工、运输、贮藏、销售等各个环节加以应用，以此可以便捷而高效地监控中药材的流通。DNA条形码技术在中药材领域的应用将促使我国中药市场向着标准化、规范化方向发展，从而推动中医药发展的与时俱进。

第二章 · 中草药 DNA 条形码鉴定体系

第一节 DNA 条形码分子鉴定技术流程

一、样品采集

样品的采集与保存是中草药正确鉴定的前提，进行合理的样品编号与记录、合适的保存方式以防止样品DNA的降解是关键问题。应采集健康、新鲜的叶片等组织或器官，同时做好记录，应以个体序号进行标注，并注明种名、采集者姓名、采集日期、采集地点、生境等信息。新鲜材料采集后最好及时提取DNA。若无法及时提取DNA，可以及时用硅胶进行干燥保存，原则上硅胶与样品的比例至少为10∶1。若长期保存，应于−80℃冰箱或液氮中存放。

二、DNA提取

总DNA的提取在DNA条形码研究中非常关键，总DNA的有效提取要求DNA保持完整。然而实际过程中，中草药在干燥、加工、贮藏等过程中不可避免地会造成DNA不同程度的降解，另外，中草药中次生代谢产物较多，也会干扰提取。植物基因组DNA提取常用的方法包括试剂盒法、CTAB法、高盐低pH法等，由于试剂盒在操作上的高效便捷以及提取的DNA纯度较高等优点，目前已成为实验室常用的DNA提取方法。

1. 植物基因组DNA提取试剂盒（离心柱型）操作步骤

（1）取植物新鲜组织约100 mg或干重组织约30 mg，加入液氮或使用组织研磨仪磨碎。

（2）将研磨好的粉末迅速转移到预先装有700 μl 65℃预热裂解缓冲液Buffer 1的离心管中（实验前在预热的GP1中加入β-巯基乙醇，使其终浓度为0.1%），迅速颠倒混匀后，将离心管放在65℃水浴20 min，水浴过程中颠倒离心管以混合样品数次。

（3）加入700 μl三氯甲烷，充分混匀，12 000 r/min（~13 400 × g）离心5 min。注：若提取富含多酚或淀粉的植物组织，可在第3步前，用酚∶三氯甲烷/1∶1进行等体积抽提。

（4）小心地将上一步所得上层水相转入一个新的离心管中，加入700 µl上样缓冲液Buffer 2，充分混匀。

（5）将混匀的液体转入吸附柱A中，12 000 r/min（~13 400×g）离心30 s，弃掉废液。（吸附柱容积为700 µl左右，可分次加入离心。）

（6）向吸附柱CB3中加入500 µl缓冲液Buffer 3（使用前请先检查是否已加入无水乙醇），12 000 r/min（~13 400×g）离心30 s，倒掉废液，将吸附柱CB3放入收集管中。

（7）向吸附柱CB3中加入600 µl 漂洗液Buffer 4（使用前请先检查是否已加入无水乙醇），12 000 r/min（~13 400×g）离心30 s，倒掉废液，将吸附柱CB3放入收集管中。

（8）重复操作步骤7。

（9）将吸附柱A放回收集管中，12 000 r/min（~13 400×g）离心2 min，倒掉废液。将吸附柱 A置于室温放置数分钟，以彻底晾干吸附材料中残余的漂洗液。注意：这一步的目的是将吸附柱中残余的漂洗液去除，漂洗液中乙醇的残留会影响后续的酶反应（酶切、PCR等）实验。

（10）将吸附柱A转入一个干净的离心管中，向吸附膜的中间部位悬空滴加50~200 µl洗脱缓冲液TE，室温放置2~5 min，12 000 r/min（~13 400×g）离心2 min，将溶液收集到离心管中。注意：洗脱缓冲液体积不应少于50 µl，体积过小影响回收效率。洗脱液的pH值对于洗脱效率有很大影响。若用ddH$_2$O做洗脱液应保证其pH值在7.0~8.5范围内，pH值低于7.0会降低洗脱效率；且DNA产物应保存在−20℃，以防DNA降解。为增加基因组DNA的得率，可将离心得到的溶液再加入吸附柱A中，室温放置2 min，12 000 r/min（~13 400×g）离心2 min。

2. 中草药基因组DNA提取注意事项

对于新鲜植物组织，试剂盒法往往可以提取质量较好的基因组DNA；对于一些低温烘干或晒干方式处理过的植物药材，DNA通常会有不同程度的降解，需要注意一些细节来保证后续条形码序列扩增的成功；而对于炒、蒸、煮等方式炮制过的药材，由于DNA降解严重，无法进行总DNA的提取，因此该技术并不适用于这类药材。植物类药材不同部位提取的注意事项如下，可根据实际情况进行调整：

（1）根、根茎、茎木、皮类：通常该类组织中多酚、多糖含量高，在研磨时极易氧化成醌类，使DNA溶液带有一定颜色，且在纯化过程中很难去除，影响后续的PCR反应，所以在提取根及根茎类药材DNA时一定要注意多酚、多糖的去除。提取此类药材DNA时水浴时间一般为90 min，对于质地坚硬的根、根茎类和茎木类药材，可以延长水浴时间并降低水浴温度，如56℃水浴8~12 h，使得DNA充分释放到缓冲液中。此外，根茎类药材由于富含纤维和淀粉等贮藏物质，需加大样品量才能提取到足量DNA，可用大体积离心管（5 ml或15 ml）抽提。皮类中药材组织中富含薄壁组织和纤维等，加液氮不易研磨成细粉，需适当增加样品量，同时应增加β-巯基乙醇和PVP的使用量。

（2）叶、花、全草类：该类药材一般采用试剂盒法均能成功提取其DNA，对于保存时间较久的叶、花、全草类药材可适当增加水浴时间，同时适当降低水浴温度，如56℃水浴

8~12 h等。

（3）果实、种子类：果实及种子类中药材中多富含油脂，研磨时易被氧化，且易黏着在研钵壁上，损失较大，提取时需增加样品量。另外，对研磨后的材料可用丙酮浸提，去除脂溶性酚类化合物。

3. DNA的检测

提取的基因组DNA质量与样品的保存、提取操作等因素有关，在进行PCR扩增前应进行质量检测，以保证后续实验的顺利进行。检测内容主要包括浓度、纯度以及完整性测定。

DNA在OD260处有显著吸收峰，常用紫外分光光度法检测DNA的浓度及纯度。OD260/OD280比值在1.8左右，表示提取的DNA纯度较高。对基因组DNA进行琼脂糖凝胶电泳以检测其完整性，如果DNA降解，电泳图中出现拖尾或弥散现象，降解越严重，相应的拖尾或弥散现象也越严重。但是一般来说，中药材中提取的DNA即使有少许降解，也不影响后续的PCR反应，DNA条形码鉴定研究仍然可以进行。

三、PCR扩增

1. PCR反应原理

聚合酶链式反应（polymerase chain reaction，PCR）是一种体外酶促合成反应，用来扩增特定 DNA 片段的方法，可在短时间内获得数百万个特异DNA 序列拷贝。PCR过程为：高温条件下DNA模板变性解链，在退火温度下引物与DNA单链相结合，延伸温度时4 种 dNTPs在DNA聚合酶的作用下沿着5'-3'方向不断加入引物链，从而产生单链模板的互补链，完成一个循环反应。DNA 的产量则随着循环次数呈指数增加。

2. PCR反应体系及条件

PCR 反应的原理较为简单，但具体的反应条件的摸索又是复杂的，如退火温度、延伸时间以及循环数等，针对不同的反应体系应该摸索适当的反应条件。在DNA条形码研究中，因其引物的通用性，往往在大多数物种中都可以很好地将相应条形码基因片段扩增出来，但在个别一些物种中应用常用的体系或条件无法扩增出条带或获得的测序峰图质量较差，此时应具体物种具体分析。

ITS2和*psbA-trnH*条形码通用引物及相应PCR条件见表1，表中同时列出其他常用植物DNA条形码引物及扩增条件信息。25 μl扩增体系如下，可根据实际情况进行调整：

2xTaq PCR Mix	12.5 μl
正向引物（2.5 μM）	1.0 μl
反向引物（2.5 μM）	1.0 μl
dd H₂O	8.5 μl
模板（基因组DNA<0.1 μg）	2.0μl

表1 植物DNA条形码通用引物序列及扩增条件

序列名称	引物名称	引物序列 (5'–3')	PCR 反应条件
ITS2	S2F	ATGCGATACTTGGTGTGAAT	94℃，5 min 94℃，30 s；56℃，30 s；72℃，45 s. 40个循环 72℃，10 min
	S3R	GACGCTTCTCCAGACTACAAT	
psbA-trnH	fwd PA	GTTATGCATGAACGTAATGCTC	94℃，5 min 94℃，1 min；55℃，1 min；72℃， 1.5 min. 30 个循环 72℃，7min
	rev TH	CGCGCATGGTGGATTCACAATCC	
ITS	5a fwd	CCTTATCATTTAGAGGAAGGAG	94℃，5 min 94℃，1 min；50℃，1 min；72℃， 1.5 min+3s/ 循环 . 30 个循环 72℃，7min
	4 rev	TCCTCCGCTTATTGATATGC	
	5F	GGAAGTAAAAGTCGTAACAAGG	94℃，5 min 94℃，1 min；50℃，1 min；72℃， 1.5 min+3s/ 循环 . 30 个循环 72℃，7 min
	4R	TCCTCCGCTTATTGATATGC	
matK	3F_KIM	CGTACAGTACTTTTGTGTTTACGAG	94℃，1 min 94℃，30 s；52℃，20 s；72℃，50 s. 35 个循环 72℃，5 min
	1R_KIM	ACCCAGTCCATCTGGAAATCTTGGTTC	
rbcL	1f	ATGTCACCACAAACAGAAAC	95℃，2 min 94℃，1 min；55℃，30 s；72℃， 1 min. 34 个循环 72℃，7 min
	724r	TCGCATGTACCTGCAGTAGC	
	rbcLa_F	ATGTCACCACAAACAGAGACTAAAGC	95℃，4 min 94℃，30 s；55℃，1 min；72℃， 1 min. 35 个循环 72℃，10 min
	rbcLa_R	GTAAAATCAAGTCCRCG	

3. 电泳检测

扩增得到的PCR产物先进行琼脂糖凝胶电泳检测。电泳后拍照，对条带大小合适、单一、明亮的样品进行测序。

4. 测序

使用DNA测序仪对目的条带进行双向测序，PCR扩增引物作为测序引物，测序原理同Sanger测序法。

四、序列拼接

为确保DNA条形码序列的准确可靠，需要进行正反向测序或重复测序，然后通过拼接获得DNA条形码序列。拼接前需对测序结果进行规范化命名，不仅便于数据管理、减少不必要的错误，且可以提高拼接效率，有利于大规模数据拼接。拼接时，首先去除测序结果两端的低质量部分，并对剩余部分进行质量评估，如果满足质量要求，方可用于序列拼接。具体方法：以20 bp的窗口分别从序列5′端和3′端进行滑动，如果窗口内碱基Q值小于20的数目多于2个，窗口停止滑动。测序结果的剩余部分需大于150 bp，且平均Q值大于等于30。常用序列拼接软件包括Unix平台的Phrap、Cap3等软件和Windows平台的Sequncer、CodonCode Aligner、Genious、DNA star等。为确保DNA条形码的可靠性，需去除测序结果两端信号弱或重叠峰区域，序列方向应与PCR扩增正向引物方向一致，获得相应的DNA序列。

五、物种鉴定

1. 相似性搜索法

该方法是目前各大数据库进行搜索查询的主流方法，将查询序列与参考数据库进行比较，通过两两序列局部比对或者搜索短的核苷酸字符串来查询数据库中与之最匹配的序列。相似搜索算法通常使用相似度得分来评价序列的相似性，而参考序列的性质和匹配长度等信息可以通过概率值反映出来，比如E-value。其中最常用的相似性算法是Basic Local Alignment Search Tool（BLAST）法。中草药DNA条形码鉴定常用数据库为中药材DNA条形码鉴定系统（http://www.tcmbarcode.cn/china/）和NCBI核酸比对数据库（https://blast.ncbi.nlm.nih.gov/Blast.cgi）。

2. 距离法

该方法是将查询序列与参考序列进行两两比对，当参考序列与查询序列有最小的两两比对距离时，则可对结果进行判定。三种用于两两比对的方法是点矩阵法、动态规划算法和字符方法，比对完成后，参考序列与查询序列之间的遗传距离可基于多个核酸替换模型。其中用于条形码计算的常用模型是Kimura-2-parameters（K2P）模型。

3. 建树法

该方法是通过物种系统进化关系重建来达到物种鉴定的目的。建树的目的并不是利用条形码进行系统发育树重建，而是为了检验每个物种的单系性，即同一物种的不同个体能否紧密聚类到一起。此方法是基于统计学中等级聚类算法，用于建立集群的各种等级。目前生物学中常用建树方法有邻接法（neighbor-joining，NJ）、最大简约法（maximum parsimony，MP）、最大似然法（maximum likelihood，ML）以及算术平均数的非加权成组配对法（unweighted pair group method with arithmetic mean，UPGMA）。

第二节 岭南中草药 DNA 条形码鉴定研究实例

1. 耳草属岭南药材的分子鉴定研究

据《中国植物志》记载，耳草属植物主要分布于长江以南各省区，其中以广东省居多。耳草属植物在岭南民间多作为中草药来防病治病。同属药材常因药材形态特征相似，难以从外观上准确快速鉴定，造成严重的混伪品误用现象。本研究对9 种耳草属常用药材基原植物进行基因组DNA 的提取、PCR 扩增以及产物的双向测序获得ITS2 序列，对该9种耳草属植物进行鉴定。结果表明，9 种耳草属植物65 条序列长度范围为208-224 bp，共有92 个碱基变异位点，种内遗传距离（0.002）明显小于种间遗传距离（0.202）。NJ 和ML 聚类树结果基本一致（图1和图2），除耳草与金毛耳草关系较近在NJ 树上难以区分外，其余7 个物种种内样本分别聚在一支，表现出单系性。因此，ITS2 序列基本能够准确的鉴定广东耳草属药材，可作为耳草属药材基原植物鉴定的候选条形码序列。

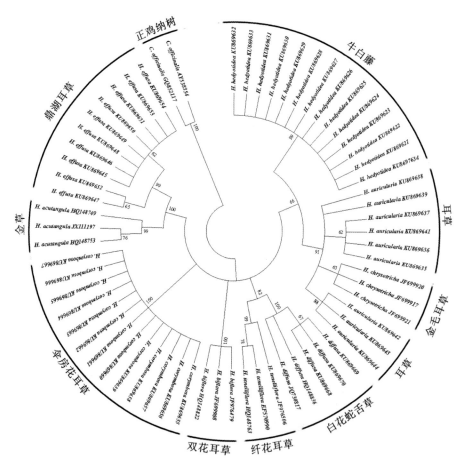

图1 基于ITS2 序列的9 种耳草属药材的NJ 树

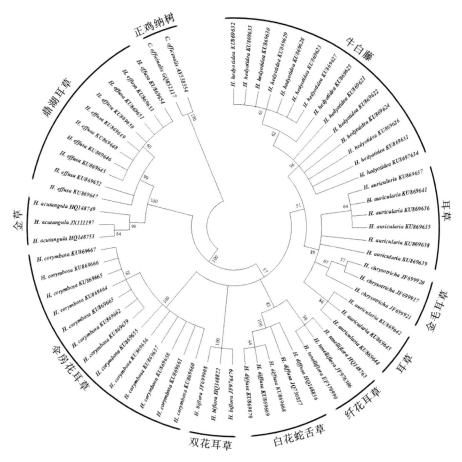

图2　基于ITS2 序列的9 种耳草属药材ML 树

2. 岭南特色药材广东海桐皮、木棉花及其混淆品的分子鉴定

木棉科植物木棉具有重要的药用价值，其树皮、花分别以广海桐皮、木棉花之名收载于现行《广东省中药材标准》中。广东海桐皮，原载于《生草药性备要》中，在广东历来作为海桐皮使用，有清热利湿、活血、消肿的功效，为与其他地区习用海桐皮区别，故以广东海桐皮命名。据调查，全国称之为海桐皮的植物种类来源较多。同名药材来源的多样性容易混淆使用并使得临床疗效不确定。因此，对海桐皮快速、准确的鉴定与并建立相应的质量标准对其临床用药安全有效具有重要的指导意义。本研究搜集广东海桐皮及其混淆品9个物种样本，使用ITS2基因片段对其进行鉴定。结果表明，9个物种的ITS2序列长度范围为224~237 bp，物种的种内遗传距离（0.000~0.017）明显小于种间遗传距离（0.045~0.820），NJ和ML聚类树显示（图3和4），各物种样本独聚一支，表现出单系性。因此，ITS2 序列能够有效鉴别植物海桐皮、木棉花与其混淆品，为其基原植物鉴定提供依据。

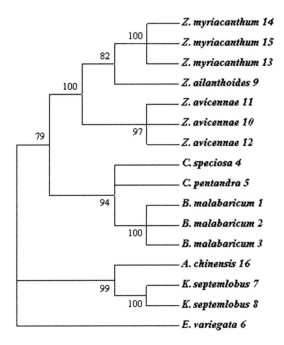

图3　基于ITS2 序列的南药材海桐皮、木棉花与其混淆品NJ 树

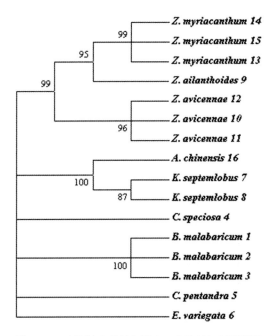

图4　基于ITS2 序列的南药材海桐皮、木棉花与其混淆品ML 树

3. 广东络石藤及其混淆品的DNA条形码鉴定

络石藤是一种常见中药，始载于《神农本草经》，被列为上品。因地方用药习惯不同，不同地区将不同的药材用作络石藤，如广东地区则一直以广东络石藤代替络石藤使用，贵州部分地区将地瓜藤用作络石藤，南方大部分省区也习惯将薜荔藤作为络石藤药用。本研究提取该几类药材的基因组DNA，扩增ITS2基因，对PCR产物双向测序，以获得的序列进行物种鉴定。研究结果显示，5个物种的ITS2序列长度各不相同，在220~243 bp之间。遗传距离分析表明，5个物种的最大种内遗传距离为0.038，最小种间遗传距离为0.113，最大种内遗传距离大于最小种间遗传距离。同时5个物种的不同样品在两种聚类树上显示出单系性，5个物种可以区分开来（图5、图6）。因此，ITS2序列可以用于中药络石藤及其习用品的分子鉴定，为准确区分广东络石藤等几类混用药材提供新的技术手段。

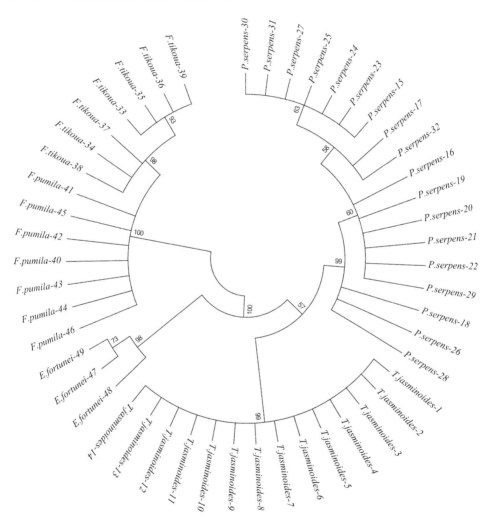

图5　基于ITS2序列构建的中药络石藤及其易混品的NJ树

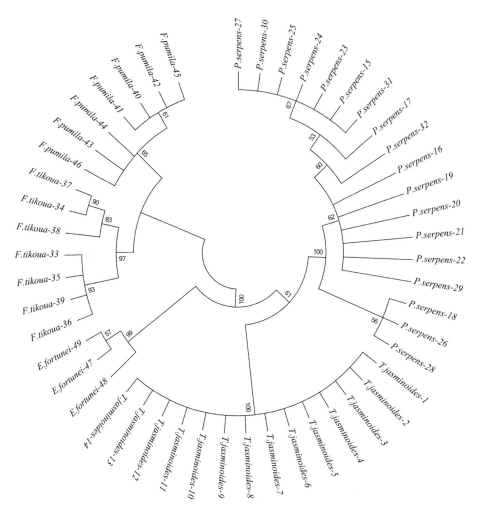

图6 基于ITS2序列构建的中药络石藤及其易混品的ML树

4. 岭南药材余甘子及其混淆品的ITS2分子鉴定

大戟科叶下珠属植物余甘子具有重要的药用价值，其果实为中药余甘子，余甘子树皮以"紫荆皮"之名收录于《北京市中药饮片炮制规范》2008 版等地方标准，部分研究者认为其为紫荆皮的正品。然而，由于历史和地区习俗等多种原因，历代草本和各地方标准对紫荆皮的基原植物记载均不相同，存在严重的"一名多药"现象，给监管带来难题。本研究共收集余甘子及其市场常见混淆品共9个物种，应用ITS2 条形码技术对其进行鉴别。研究结果显示，余甘子ITS2 序列长度为208 bp，与其他物种间各物种间变异位点较多，遗传距离较大，为0.174~0.823。聚类树结果显示，余甘子基原植物独聚一支，与其他混淆品能够容易区分（图7、图8）。因此，采用ITS2 序列能够有效鉴别余甘子及其混淆品基原植物，可为保证临床用药真实安全提供技术支撑。

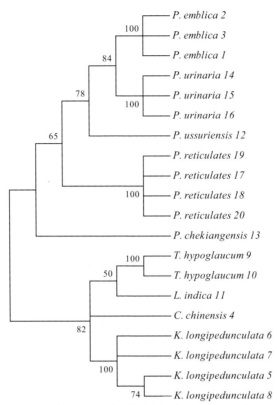

图7　基于ITS2序列的余甘子与其混淆品NJ树

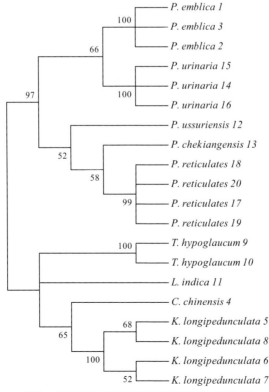

图8　基于ITS2序列的余甘子与其混淆品ML树

5. 板蓝根与南板蓝根及其混淆品的分子鉴定

中药板蓝根使用历史悠久。作为清热解毒的中药代表，板蓝根不论过去还是现在，需求量均较大，而且呈逐年上升的态势。经过漫长的历史时期，由于入药植物来源复杂，本草著作记录不详等原因，板蓝根基原植物的使用一直较为混乱。《中华人民共和国药典》1985年版收录板蓝根的基原植物为十字花科植物菘蓝，1995年版又添加南板蓝根，确定其基原植物为爵床科植物马蓝。但在实际应用中，尤其是岭南地区，常常将南板蓝根当作板蓝根使用，此外，蓼蓝和大青也常被用作南板蓝根，与马蓝一同混用。为了提高中药疗效的稳定性，保证临床用药的安全、精准和有效，有必要对板蓝根和南板蓝根及其混淆品进行准确的鉴定。本研究测定了菘蓝、马蓝、蓼蓝和大青四种植物的ITS2序列，序列分析结果显示4个物种的ITS2序列长度各不相同，长度在191~235 bp之间。与数据库下载的序列一同进行分析发现，在同一物种内，ITS2虽然有一定的位点变异，但是种内遗传距离（最大值为0.028）远低于种间遗传距离（最小值为0.362），在NJ图上也可明显的区分为4大簇（图9）。因此，ITS2序列可用于中药板蓝根和南板蓝根及其易混品蓼蓝和大青的区分鉴定。

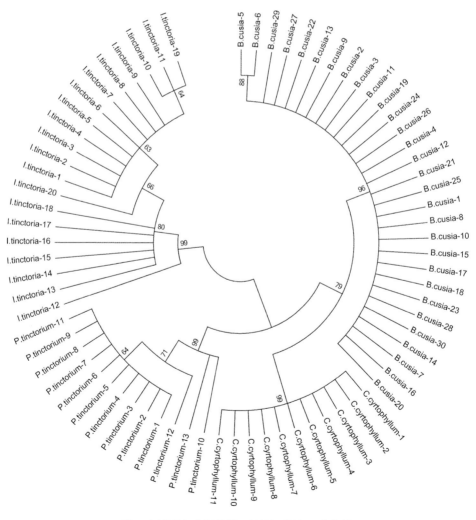

图9 板蓝根与南板蓝根及其易混品的NJ进化树

6. 南药溪黄草及其混淆品的DNA分子鉴定研究

溪黄草药材在临床上应用广泛，但因基原植物较多，民间鉴定方法较为粗糙，且差异性大，造成该药材市场较为混乱。不同植物间化学成分及功效具有一定的差异性，同时传统的鉴定主观性强、重复性差，尤其是难以区分近缘物种，为了更好地确保中药溪黄草的质量，有必要建立一种快速准确有效的鉴定方法。本研究应用ITS2条形码技术对溪黄草药材及其基原物种、伪品、近缘物种进行鉴定。研究结果显示，溪黄草ITS2序列长度为217 bp，与其他物种间遗传距离为0.005~0.121。聚类树结果显示，溪黄草基原植物独聚一支，与其他混淆品能够很好地区分开来（图10、图11）。因此，ITS2序列能够有效鉴别植物溪黄草及其混淆品，为其基原植物鉴定提供依据，保证临床用药真实安全。

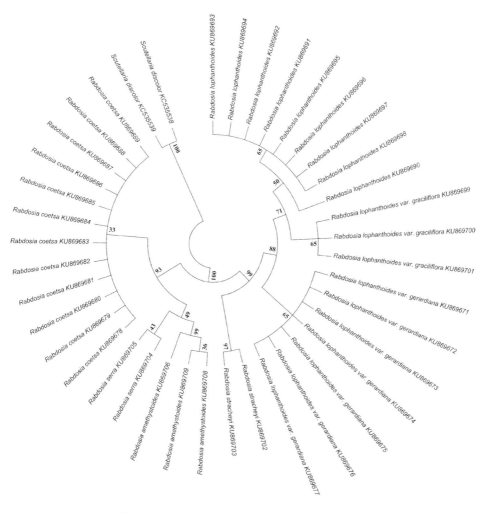

图10 基于ITS2序列构建的溪黄草及其混淆品NJ树

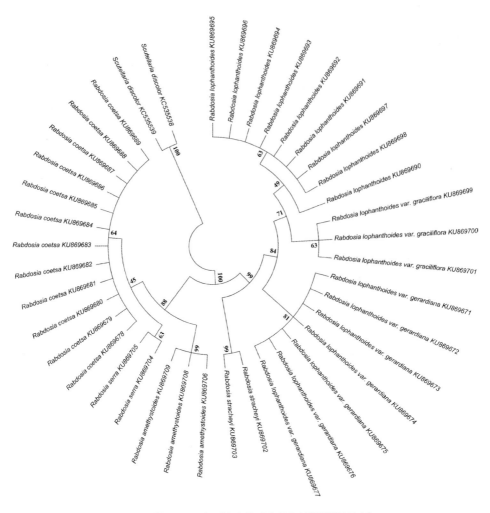

图11　基于ITS2序列构建的溪黄草及其混淆品ML树

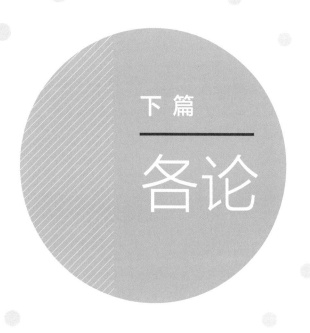

下 篇

各论

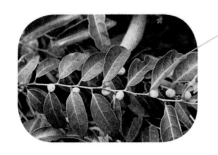

001 艾胶算盘子

Glochidion lanceolarium (Roxb.) Voigt

本品隶属于大戟科Euphorbiaceae算盘子属Glochidion。

别名 大叶算盘子、艾胶树。

植物形态 本品为常绿灌木或乔木，通常高1~3 m，稀7~12 m；除子房和蒴果外，全株均无毛。叶片革质，椭圆形、长圆形或长圆状披针形；托叶三角状披针形。花簇生于叶腋内，雌雄花分别着生于不同的小枝上或雌花1~3朵生于雄花束内；雄花：萼片6，倒卵形或长倒卵形，黄色，雄蕊5~6；雌花：萼片6，3片较大，3片较小，大的卵形，小的狭卵形；子房圆球状，6~8室。蒴果近球状，边缘具6~8条纵沟。花期4~9月，果期7月至翌年2月。

入药部位 根、茎、叶入药。

功能主治 散瘀消炎。

茎、叶 用于跌打损伤，牙龈炎，口腔炎。

根 用于黄疸。

材料来源 植物叶片采自广东省鼎湖山。

DNA提取及序列扩增 取干燥植物样本叶片约30 mg，按照标准流程进行DNA提取和序列扩增。

ITS2序列特征 6条艾胶算盘子ITS2序列比对后长度为204 bp，有3处变异位点，为第78位点的G/A变异、第166位点和第199位点的T/C变异，序列的GC含量为54.90%~55.39%。主导单倍型序列如下：

ITS2序列二级结构

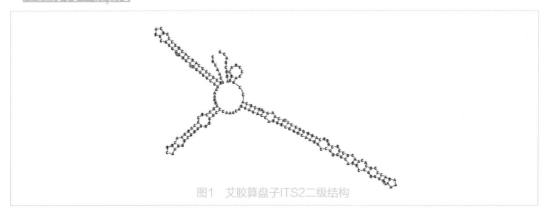

图1 艾胶算盘子ITS2二级结构

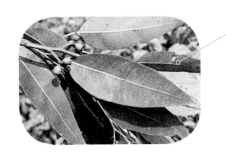

002 桉
Eucalyptus robusta Smith

本品隶属于桃金娘科Myrtaceae桉属
Eucalyptus
别名 桉树、蚊仔树。

植物形态 本品为密荫大乔木，高20 m；树皮宿存，深褐色，有不规则斜裂沟；嫩枝有棱。幼态叶对生，叶片厚革质，卵形；成熟叶卵状披针形，厚革质，不等侧。伞形花序粗大，有花4~8朵，总梗压扁；花梗短。蒴果卵状壶形，果瓣3~4，深藏于萼管内。花期4~9月。

入药部位 叶入药。

功能主治 疏风解热，抑菌消炎，防腐止痒。预防流行性感冒，流行性脑脊髓膜炎，用于上呼吸道感染，咽喉炎，支气管炎，肺炎，急、慢性肾盂肾炎，肠炎，痢疾，丝虫病。外用治烧、烫伤，蜂窝组织炎，乳腺炎，疖肿，丹毒，水田皮炎，皮肤湿疹，脚癣，皮肤消毒。

材料来源 植物叶片采自广东省乐昌市。

DNA提取及序列扩增 取干燥植物样本叶片约30 mg，按照标准流程进行DNA提取和序列扩增。

ITS2序列特征 3条桉ITS2序列比对后长度为215 bp，有5处变异位点，为第17位点的C/T变异，第29位点的C/T变异，第35位点的C/A变异，第39位点的G/C变异和第83位点的C/A变异，序列的GC含量为62.33%~63.26%。主导单倍型序列如下：

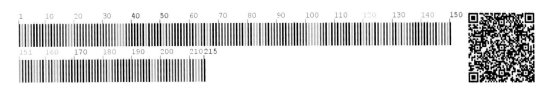

ITS2序列二级结构

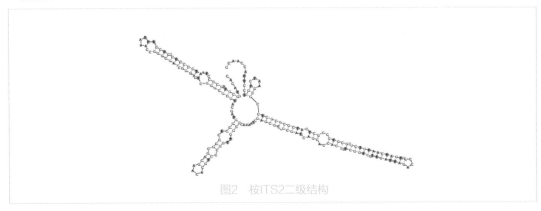

图2 桉ITS2二级结构

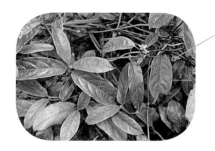

003 巴戟天
Morinda officinalis How

本品隶属于茜草科Rubiaceae巴戟天属Morinda。
别名　鸡肠风、鸡眼藤、黑藤钻、兔仔肠、三角藤、糠藤。

植物形态　本品为藤本；肉质根不定位肠状缢缩。叶薄或稍厚，纸质，干后棕色，长圆形，卵状长圆形或倒卵状长圆形，边全缘，中脉线状隆起，多少被刺状硬毛或弯毛；托叶顶部截平，干膜质，易碎落。花序3~7伞形排列于枝顶；头状花序具花4~10朵；花（2~）3（~4）基数；花冠白色，近钟状；雄蕊与花冠裂片同数。聚花核果扁球形或近球形；核果具分核（2~）3（~4）；分核三棱形，内面具种子1；种子熟时黑色，略呈三棱形，无毛。花期5~7月，果熟期10~11月。

入药部位　根入药。

功能主治　补肾壮阳，强筋骨。用于肾虚阳痿，小腹冷痛，风寒湿痹，腰膝酸软，神经衰弱，宫寒不孕，早泄遗精，子宫寒凉，月经不调。

材料来源　植物叶片采自广东省广州市华南植物园、广州市岭南中药园。

DNA提取及序列扩增　取干燥植物样本叶片约30 mg，按照标准流程进行DNA提取和序列扩增。

ITS2序列特征　9条巴戟天ITS2序列比对后长度为235 bp，没有变异位点，序列的GC含量为69.79%。主导单倍型序列如下：

ITS2序列二级结构

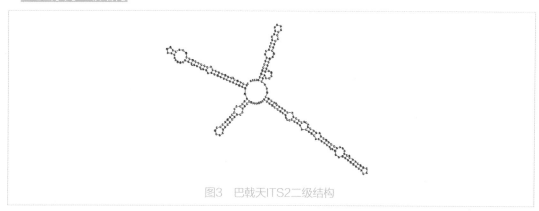

图3　巴戟天ITS2二级结构

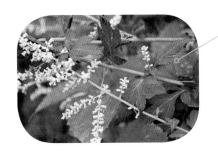

004 白苞蒿
Artemisia lactiflora Wall. ex DC.

本品隶属于菊科Compositae蒿属Artemisia。
别名　鸭脚艾、四季菜、甜菜子、刘寄奴、
白花蒿。

植物形态　本品为多年生草本。主根明显，侧根细而长；根状茎短。茎通常单生，直立，稀2至少数集生，高50~150（~200）cm。叶薄纸质或纸质；基生叶与茎下部叶二回或一至二回羽状全裂；中部叶二回或一至二回羽状全裂，边缘常有细裂齿或锯齿或近全缘，叶柄基部具细小的假托叶；上部叶与苞片叶，羽状深裂或全裂。头状花序长圆形，数枚排成密穗状花序，在分枝上排成复穗状花序，而在茎上端组成圆锥花序；总苞片3~4层，半膜质或膜质；雌花3~6朵；两性花4~10朵。瘦果倒卵形或倒卵状长圆形。花果期8~11月。

入药部位　全草入药。

功能主治　理气活血，调经利湿，解毒消肿。用于月经不调，闭经，慢性肝炎，肝硬化，肾炎水肿，白带，荨麻疹、腹胀、疝气。外用治跌打损伤，外伤出血，烧、烫伤，疮疡，湿疹。

材料来源　植物叶片采自广东省广州华南植物园，药材样本购自广州市岭南中药饮片有限公司。

DNA提取及序列扩增　取干燥植物样本叶片约30 mg，按照标准流程进行DNA提取和序列扩增。

ITS2序列特征　20条白苞蒿ITS2序列比对后长度为225 bp，有6处变异位点，为第30位点的T/C变异，第110位点的T/C变异，第119位点的G/A变异，第161位点的A/C变异，第162位点的T/C变异和第164位点的T/C变异，序列的GC含量为53.78%~55.56%。主导单倍型序列如下：

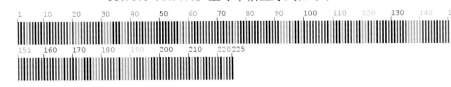

ITS2序列二级结构

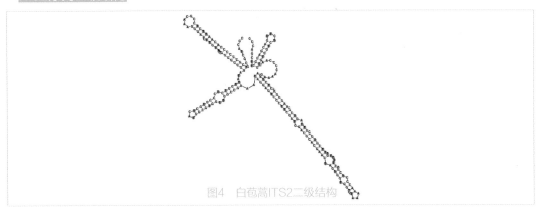

图4　白苞蒿ITS2二级结构

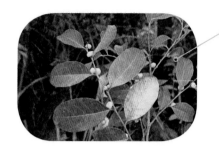

005 白背算盘子
Glochidion wrightii Benth.

本品隶属于大戟科Euphorbiaceae算盘子属Glochidion。

植物形态　本品为灌木或乔木，高1~8 m；全株无毛。叶片纸质，长圆形或长圆状披针形，常呈镰刀状弯斜，顶端渐尖，基部急尖，两侧不相等，上面绿色，下面粉绿色，干后灰白色；侧脉每边5~6条。雌花或雌雄花同簇生于叶腋内；雄花：花梗长2~4 mm；萼片长圆形，黄色；雄蕊3，合生；雌花：几无花梗；萼片卵形、椭圆形或长圆形；子房圆球状，3~4室，花柱合生呈圆柱状。蒴果扁球状，红色，顶端有宿存的花柱。花期5~9月，果期7~11月。

入药部位　叶入药。

功能主治　清热利湿，活血止痛。用于湿热泻痢，咽喉肿痛，疮疖肿痛，蛇伤，跌打损伤。

材料来源　植物叶片采自广东省鼎湖山脉。

DNA提取及序列扩增　取干燥植物样本叶片约30 mg，按照标准流程进行DNA提取和序列扩增。

ITS2序列特征　4条白背算盘子ITS2序列比对后长度为204 bp，有3处变异位点，为第80位点的C/T变异，第91位点的T/C变异，第186的A/C变异，序列的GC含量为53.92%~55.39%。主导单倍型序列如下：

ITS2序列二级结构

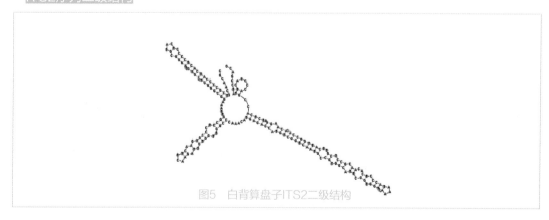

图5　白背算盘子ITS2二级结构

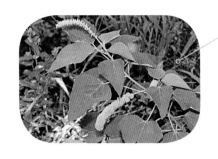

006 白背叶

Mallotus apelta (Lour.) Muell. Arg.

本品隶属于大戟科Euphorbiaceae野桐属Mallotus。

别名 野桐、叶下白。

植物形态 本品为灌木或小乔木，高1~3（~4）m；小枝、叶柄和花序均密被淡黄色星状柔毛和散生橙黄色颗粒状腺体。叶互生，卵形或阔卵形，稀心形，边缘具疏齿，上面干后黄绿色或暗绿色，无毛或被疏毛，下面被灰白色星状绒毛，散生橙黄色颗粒状腺体。花雌雄异株，雄花序为开展的圆锥花序或穗状，多朵簇生于苞腋；雌花序穗状，稀有分枝。蒴果近球形，密被软刺，黄褐色或浅黄色；种子近球形，褐色或黑色，具皱纹。花期6~9月，果期8~11月。

入药部位 根、叶入药。

功能主治 根 柔肝活血，健脾化湿，收敛固脱。

叶 消炎止血。外用治中耳炎，疖肿，跌打损伤，外伤出血。

根 用于慢性肝炎，肝脾肿大，子宫脱垂，脱肛，白带，妊娠水肿。

材料来源 植物叶片采自广东省乐昌市和广州华南植物园。

DNA提取及序列扩增 取干燥植物样本叶片约30 mg，按照标准流程进行DNA提取和序列扩增。

ITS2序列特征 6条白背叶ITS2序列比对后长度为222 bp，没有变异位点，序列的GC含量为55.41%。主导单倍型序列如下：

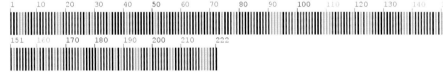

ITS2序列二级结构

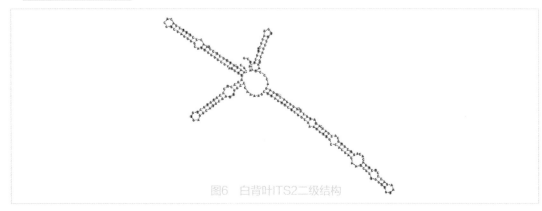

图6 白背叶ITS2二级结构

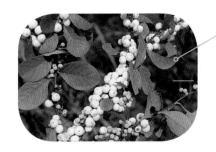

007 白饭树
Flueggea virosa (Roxb. ex Willd.) Voigt

本品隶属于大戟科Euphorbiaceae白饭树属Flueggea

别名　鱼眼木、白倍子。

植物形态　本品为灌木，高1~6 m；小枝具纵棱槽，有皮孔；全株无毛。叶片纸质，椭圆形、长圆形、倒卵形或近圆形，全缘；托叶披针形，边缘全缘或微撕裂。雌雄异株；苞片鳞片状；雄花：萼片5，卵形；雄蕊5；退化雌蕊通常3深裂，顶端弯曲；雌花：簇生，有时单生；萼片与雄花的相同。蒴果浆果状，近圆球形，成熟时果皮淡白色，不开裂；种子栗褐色，具光泽，有小疣状凸起及网纹，种皮厚，种脐略圆形，腹部内陷。花期3~8月，果期7~12月。

入药部位　全株入药。

功能主治　清热解毒，消肿镇痛，止痒。用于寒热疬症，跌打，湿疹，疮疖。

材料来源　植物叶片采自广东省乐昌市及广州市龙洞。

DNA提取及序列扩增　取干燥植物样本叶片约30 mg，按照标准流程进行DNA提取和序列扩增。

ITS2序列特征　5条白饭树ITS2序列比对后长度为211 bp，没有变异位点，序列的GC含量为57.82%。主导单倍型序列如下：

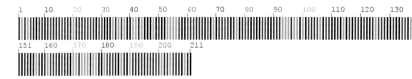

ITS2序列二级结构

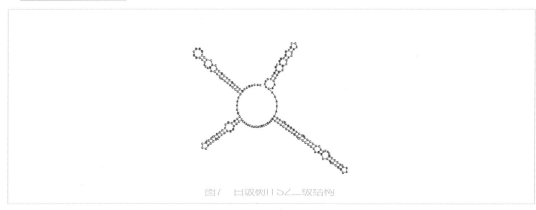

图7　白饭树ITS2二级结构

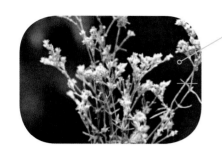

008 白鼓钉
Polycarpaea corymbosa (L.) Lam.

本品隶属于石竹科Caryophyllaceae白鼓
钉属Polycarpaea
别名　星色草、白头翁。

植物形态　本品为一年生草本，高15~35 cm，多少被白色柔毛。茎直立，单生，中上部分枝，被伏柔毛。叶假轮生状，叶片狭线形或针形，顶端急尖；托叶卵状披针形，干膜质，白色，透明。花密集成聚伞花序，多数；苞片披针形，透明，膜质，长于花梗；萼片披针形，白色，透明，膜质；花瓣宽卵形，顶端钝。蒴果卵形，褐色；种子肾形，扁，褐色。花期7~8月，果期9~10月。

入药部位　全草入药。

功能主治　味淡，性凉。清热去湿，用于湿热痢疾，肠胃炎。

材料来源　植物叶片采自广东省乐昌市，药材样本购自康美药业。

DNA提取及序列扩增　取干燥植物样本叶片约30 mg，按照标准流程进行DNA提取和序列扩增。

ITS2序列特征　10条白鼓钉ITS2序列比对后长度为208 bp，没有变异位点，序列的GC含量为58.65%。主导单倍型序列如下：

ITS2序列二级结构

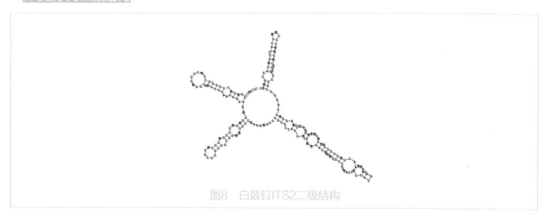

图8　白鼓钉ITS2二级结构

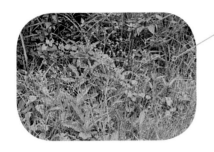

009 白花地胆草
Elephantopus tomentosus L.

本品隶属于菊科Compositae地胆草属Elephantopus。
别名 毛地胆草、高地胆草、羊耳草、白花蛤仔头。

植物形态 本品为根状茎粗壮，斜升或平卧，具纤维状根；茎直立，高0.8~1 m，或更高，多分枝，具棱条，被白色开展的长柔毛，具腺点；叶散生于茎上，具有小尖的锯齿，稀近全缘，上面皱而具疣状突起，被疏或较密短柔毛，下面被密长柔毛和腺点；头状花序在茎枝顶端密集成团球状复头状花序，复头状花序排成疏伞房状；总苞长圆形；总苞片绿色，或有时顶端紫红色；花冠白色；瘦果长圆状线形，被短柔毛；冠毛污白色。花期8月至翌年5月。

入药部位 全草入药。

功能主治 清热解毒，利尿消肿。抗癌。用于产后头痛，月经痛，喉痛，麻疹。

材料来源 植物叶片采自广东省乐昌市。

DNA提取及序列扩增 取干燥植物样本叶片约30 mg，按照标准流程进行DNA提取和序列扩增。

ITS2序列特征 8条白花地胆草ITS2序列比对后长度为225 bp，没有变异位点，序列的GC含量为52.00%。主导单倍型序列如下：

ITS2序列二级结构

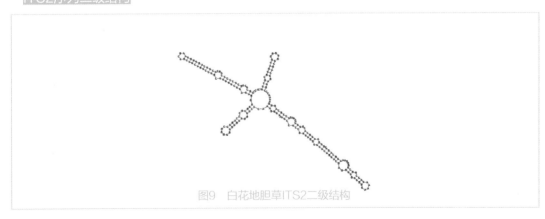

图9 白花地胆草ITS2二级结构

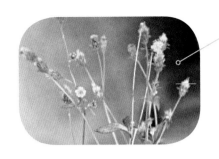

010 白花鬼针草
Bidens pilosa L. var. *radiata* Sch.-Bip.

本品隶属于菊科Compositae鬼针草属Bidens。
别名 鬼针草。

植物形态 本品为一年生草本，茎直立，高30~100 cm。茎下部叶较小，3裂或不分裂，通常在开花前枯萎，中部叶具无翅的柄，三出，小叶3枚，很少为具5（~7）小叶的羽状复叶，两侧小叶椭圆形或卵状椭圆形。头状花序，总苞基部被短柔毛。头状花序边缘具舌状花5~7枚，舌片椭圆状倒卵形，白色，长5~8 mm，宽3.5~5 mm，先端钝或有缺刻。无舌状花，盘花筒状。瘦果黑色，条形，略扁，具棱，上部具稀疏瘤状突起及刚毛，顶端芒刺3~4枚，具倒刺毛。

入药部位 全草入药。

功能主治 清热解毒，祛风活血。用于上呼吸道感染，咽喉肿痛，急性阑尾炎，急性黄疸型传染性肝炎，消化不良，风湿关节疼痛，疟疾。外用治疮疖，毒蛇咬伤，跌打肿痛。

材料来源 植物叶片采自广东省广州华南植物园。

DNA提取及序列扩增 取干燥植物样本叶片约30 mg，按照标准流程进行DNA提取和序列扩增。

ITS2序列特征 7条白花鬼针草ITS2序列比对后长度为226 bp，有5处变异位点，为第40位点、第41位点和第42位点的碱基缺失，第169位点和第184位点的G/T变异，序列的GC含量为54.71%~54.87%。主导单倍型序列如下：

*psbA-trnH*序列特征 7条白花鬼针草*psbA-trnH*序列比对后长度为431 bp，有1处变异位点，为第70位点的A碱基插入，序列的GC含量为28.48%~29.07%。主导单倍型序列如下：

ITS2序列二级结构

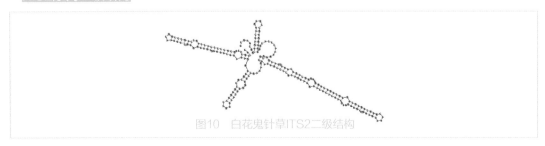

图10 白花鬼针草ITS2二级结构

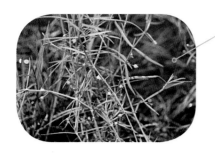

011 白花蛇舌草
Hedyotis diffusa Willd.

本品隶属于茜草科Rubiaceae耳草属 Hedyotis。
别名 蛇舌草、蛇舌癀、蛇针草、蛇总管、二叶律、蛇脷草。

植物形态 本品为一年生无毛纤细披散草本，高20~50 cm；茎稍扁，从基部开始分枝。叶对生，无柄，膜质，线形。花4数，单生或双生于叶腋；花梗略粗壮，罕无梗或偶有花梗；萼管球形，具缘毛；花冠白色，管形。蒴果膜质，扁球形，成熟时顶部室背开裂；种子每室约10粒，具棱，干后深褐色，有深而粗的窝孔。花期春季。

入药部位 全草入药。

功能主治 清热解毒，利尿消肿，活血止痛。用于肺热喘咳，扁桃腺炎，咽喉炎，阑尾炎，痢疾，盆腔炎，恶性肿瘤，阑尾炎，肝炎，泌尿系统感染，支气管炎，扁桃体炎，喉炎，跌打损伤。外用治疮疖痈肿，毒蛇咬伤。

材料来源 植物叶片采自广东省鼎湖、广州华南植物园。

DNA提取及序列扩增 取干燥植物样本叶片约30 mg，按照标准流程进行DNA提取和序列扩增。

ITS2序列特征 4条白花蛇舌草ITS2序列比对后长度为214 bp，有1处变异位点，为第94位点的T/C变异，序列的GC含量为65.89%~66.36%。主导单倍型序列如下：

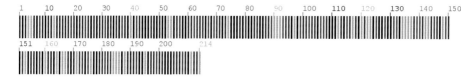

ITS2序列二级结构

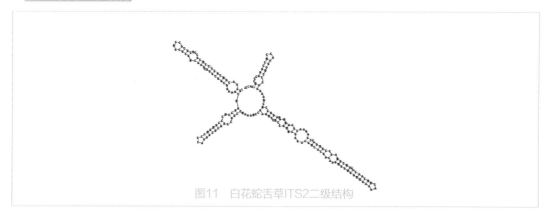

图11 白花蛇舌草ITS2二级结构

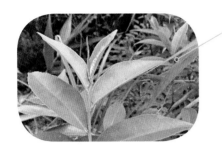

012 白花酸藤果
Embelia ribes Burm. f.

本品隶属于紫金牛科Myrsinaceae酸藤子属Embelia。
别名 牛尾藤、小种楠藤、羊公板仔、碎米果。

植物形态 本品为攀缘灌木或藤本，长3~6 m；枝条无毛，老枝有明显的皮孔。叶片坚纸质，倒卵状椭圆形或长圆状椭圆形，全缘，两面无毛，背面有时被薄粉，中脉隆起；叶柄两侧具狭翅。圆锥花序，顶生；小苞片钻形或三角形；花萼基部连合，萼片三角形；花瓣淡绿色或白色，分离，椭圆形或长圆形；雄蕊在雄花中着生于花瓣中部，花药卵形或长圆形。果球形或卵形，红色或深紫色，无毛。花期1~7月，果期5~12月。

入药部位 根、果实入药。

功能主治 活血调经，清热利湿，消肿解毒。用于闭经，痢疾，腹泻，小儿头疮，皮肤瘙痒，跌打损伤，外伤出血，毒蛇咬伤。

材料来源 植物叶片采自广东省乐昌市。

DNA提取及序列扩增 取干燥植物样本叶片约30 mg，按照标准流程进行DNA提取和序列扩增。

ITS2序列特征 5条白花酸藤果ITS2序列比对后长度为217 bp，没有变异位点，序列的GC含量为62.21%。主导单倍型序列如下：

ITS2序列二级结构

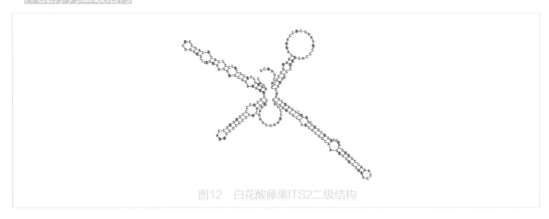

图12 白花酸藤果ITS2二级结构

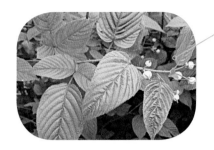

013 白花悬钩子
Rubus leucanthus Hance

本品隶属于蔷薇科Rosaceae悬钩子属Rubus。

别名 泡藤。

植物形态 本品为攀缘灌木，高1~3 m；枝紫褐色，无毛，疏生钩状皮刺。小叶生于枝上部或花序基部的有时为单叶，革质，卵形或椭圆形；托叶钻形，无毛。伞房状花序，生于侧枝顶端；萼片卵形，顶端急尖并具短尖头，在花果时均直立开展；花瓣长卵形或近圆形，白色，具爪；雄蕊多数，花丝较宽扁；花托中央突起部分近球形。果实近球形，红色，无毛，萼片包于果实；核较小，具洼穴。花期4~5月，果期6~7月。

入药部位 根入药。

功能主治 利湿止泻。用于腹泻，赤痢，烫伤，崩漏。

材料来源 植物叶片采自广东省乐昌市及广州市龙洞。

DNA提取及序列扩增 取干燥植物样本叶片约30 mg，按照标准流程进行DNA提取和序列扩增。

ITS2序列特征 4条白花悬钩子ITS2序列比对后长度为211 bp，没有变异位点，序列的GC含量为56.40%。主导单倍型序列如下：

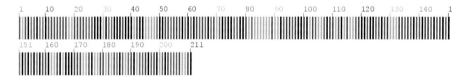

ITS2序列二级结构

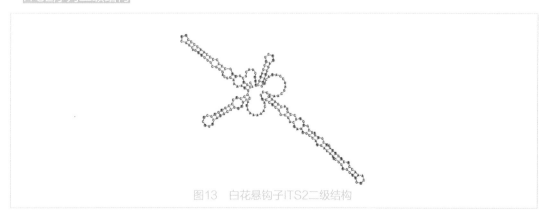

图13 白花悬钩子ITS2二级结构

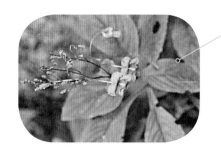

014 白接骨
Asystasiella neesiana (Wall.) Lindau

本品隶属于爵床科Acanthaceae白接骨属
Asystasiella。
别名　接骨丹、玉接骨、橡皮草。

植物形态　本品为草本，具白色，富黏液，竹节形根状茎；茎高达1米；略呈4棱形。叶卵形至椭圆状矩圆形，边缘微波状至具浅齿，基部下延成柄，叶片纸质，两面凸起，疏被微毛。总状花序或基部有分，顶生；花单生或对生；苞片2；花萼裂片5，主花轴和花萼被有柄腺毛；花冠淡紫红色，漏斗状，外疏生腺毛，花冠筒细长，裂片5，略不等；雄蕊2强，着生花冠喉部。蒴果上部具4粒种子，下部实心细长似柄。

入药部位　全草、根状茎入药。

功能主治　清热解毒，散瘀止血，利尿。用于肺结核，咽喉肿痛，糖尿病，腹水。外用治外伤出血，扭伤，疖肿。

材料来源　植物叶片采自广东省乐昌市。

DNA提取及序列扩增　取干燥植物样本叶片约30 mg，按照标准流程进行DNA提取和序列扩增。

ITS2序列特征　3条白接骨ITS2序列比对后长度为238 bp，有2处变异位点，为第57位点和第87位点的T/C变异，序列的GC含量为73.95%~74.37%。主导单倍型序列如下：

ITS2序列二级结构

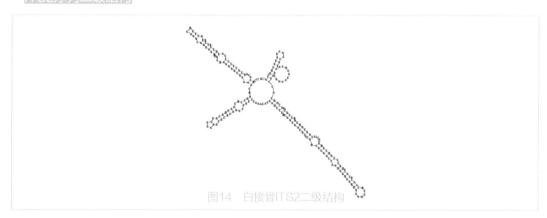

图14　白接骨ITS2二级结构

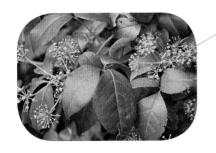

015 白簕

Eleutherococcus trifoliatus (Linnaeus) S. Y. Hu

本品隶属于五加科Araliaceae五加属
Eleutherococcus。
别名　白簕、白簕根、三叶五加、三加皮、
刺三加。

植物形态　本品为灌木，高1~7 m；枝软弱铺散，常依持他物上升，老枝灰白色，新枝黄棕色，疏生下向刺；刺基部扁平，先端钩曲。小叶片纸质，稀膜质，椭圆状卵形至椭圆状长圆形，稀倒卵形，先端尖至渐尖，基部楔形，网脉不明显。伞形花序组成顶生复伞形花序或圆锥花序；总花梗无毛；花梗细长；花黄绿色；萼边缘有三角形小齿；花瓣三角状卵形；雄蕊5；子房2室；花柱2，基部或中部以下合生。果实扁球形，黑色。花期8~11月，果期9~12月。

入药部位　全株入药。

功能主治　清热解毒，祛风除湿，散瘀止痛。用于黄疸，肠炎，胃痛，风湿性关节炎，腰腿痛。外用治跌打损伤，疮疖肿毒，湿疹。

材料来源　植物叶片采自广东省广州龙洞及岭南中药园。

DNA提取及序列扩增　取干燥植物样本叶片约30 mg，按照标准流程进行DNA提取和序列扩增。

ITS2序列特征　6条白簕ITS2序列比对后长度为231 bp，没有变异位点，序列的GC含量为63.64%。主导单倍型序列如下：

ITS2序列二级结构

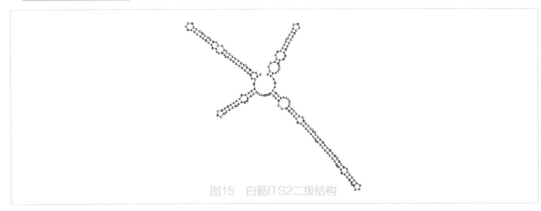

图15　白簕ITS2二级结构

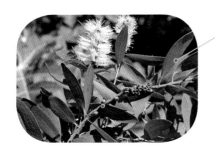

016 白干层
Melaleuca leucadendron L.

本品隶属于桃金娘科Myrtaceae白干层属
Melaleuca。
别名　千层皮、千层纸、玉树。

植物形态　本品为乔木，高18 m；树皮灰白色，厚而松软，呈薄层状剥落；嫩枝灰白色。叶互生，叶片革质，披针形或狭长圆形，两端尖，基出脉3~5（~7）条，香气浓郁；叶柄极短。花白色，密集于枝顶成穗状花序，花序轴常有短毛；萼管卵形，有毛或无毛，萼齿5，圆形；花瓣5，卵形；雄蕊，常5~8枚成束；花柱线形，比雄蕊略长。蒴果近球形。花期每年多次。

入药部位　枝、叶入药。

功能主治　祛风解表，散瘀。用于感冒发热，风湿骨痛，肠炎腹泻。

材料来源　植物叶片采自广东省广州龙洞及华南植物园。

DNA提取及序列扩增　取干燥植物样本叶片约30 mg，按照标准流程进行DNA提取和序列扩增。

ITS2序列特征　5条白干层ITS2序列比对后长度为212 bp，有4处变异位点，为第17位点的G/T变异，第128位点的G/A变异，第181位点的T/C变异，第189位点的T/C变异，序列的GC含量为54.72%。主导单倍型序列如下：

ITS2序列二级结构

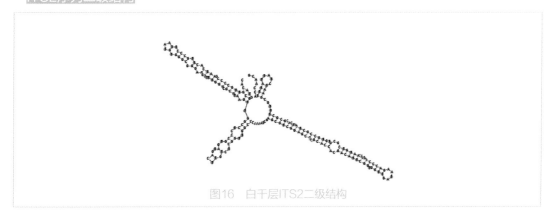

图16　白干层ITS2二级结构

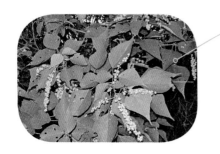

017 白楸

Mallotus paniculatus (Lam.) Muell. Arg.

本品隶属于大戟科Euphorbiaceae野桐属 Mallotus。

别名 白背叶、白鹤叶、白面戟、白面风、白桃叶。

植物形态 本品为乔木或灌木，高3~15 m；树皮灰褐色，近平滑；小枝被褐色星状绒毛。叶互生，生于花序下部的叶常密生，卵形、卵状三角形或菱形，边缘波状或近全缘。花雌雄异株，总状花序或圆锥花序，分枝广展，顶生；苞片卵状披针形；花蕾卵形或球形；花萼裂片卵形。苞片卵形；花萼裂片长卵形；花柱基部稍合生。蒴果扁球形，具分果爿，被褐色星状绒毛和疏生钻形软刺，具毛；种子近球形，深褐色，常具皱纹。花期7~10月，果期11~12月。

入药部位 叶入药。

功能主治 清热，利湿，止痛，解毒，止血。用于淋浊，胃痛，口疮，痔疮，溃疡，跌打损伤，蛇咬伤，外伤出血。

材料来源 植物叶片采自广东省乐昌市。

DNA提取及序列扩增 取干燥植物样本叶片约30 mg，按照标准流程进行DNA提取和序列扩增。

ITS2序列特征 5条白楸ITS2序列比对后长度为222 bp，有4处变异位点，为第2位点的A/G变异，第6位点、第151位点和第161位点的T/C变异，序列的GC含量为54.59%~56.76%。主导单倍型序列如下：

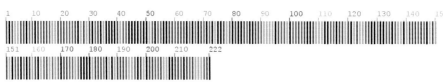

ITS2序列二级结构

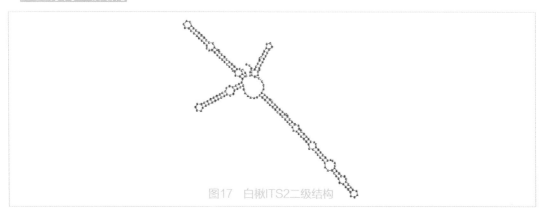

图17 白楸ITS2二级结构

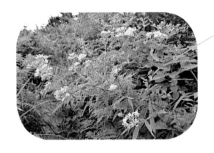

018 白头婆
Eupatorium japonicum Thunb.

本品隶属于菊科Compositae泽兰属Eupatorium。

别名 单叶佩兰、圆梗泽兰、尖尾风、山兰。

植物形态 本品为多年生草本，高50~200 cm。根茎短，有多数细长侧根。茎直立，被白色皱波状短柔毛。叶对生，有叶柄，质地稍厚；全部茎叶两面粗涩，被皱波状长或短柔毛及黄色腺点。头状花序在茎顶或枝端排成紧密的伞房花序。花白色或带红紫色或粉红色，外面有效稠密的黄色腺点。瘦果淡黑褐色，椭圆状，5棱，被多数黄色腺点。花果期6~11月。

入药部位 全草入药。

功能主治 活血祛瘀，消肿止痛。用于跌打瘀肿，闭经，产后腹痛，胃痛，泌尿系统感染。

材料来源 植物叶片采自广东省乐昌市。

DNA提取及序列扩增 取干燥植物样本叶片约30 mg，按照标准流程进行DNA提取和序列扩增。

ITS2序列特征 4条白头婆ITS2序列比对后长度为218 bp，有1处变异位点，为第182位点的T/C变异，序列的GC含量为56.42%~56.88%。主导单倍型序列如下：

ITS2序列二级结构

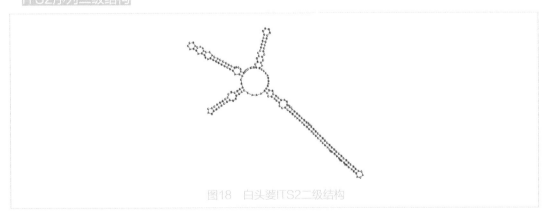

图18 白头婆ITS2二级结构

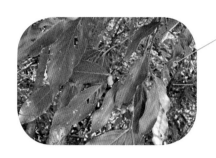

019 白颜树
Gironniera subaequalis Planch.

本品隶属于榆科Ulmaceae白颜树属 Gironniera。
别名 大叶白颜树。

植物形态 本品为乔木，高10~20 m，稀达30 m，胸径25~50 cm，稀达100 cm；树皮灰或深灰色；小枝疏生黄褐色长粗毛。叶革质，椭圆形或椭圆状矩圆形，边缘近全缘，仅在顶部疏生浅钝锯齿；托叶对成，外面被长糙伏毛，脱落后在枝上留有一环托叶痕。雌雄异株，聚伞花序成对腋生，成总状；雄花花被片5，宽椭圆形，边缘膜质，外面被糙毛。核果阔卵状或阔椭圆状，两侧具2钝棱，具宿存的花柱及花被。花期2~4月，果期7~11月。

入药部位 叶入药。

功能主治 清凉，止血，止痛。用于跌打瘀肿，刀伤出血。

材料来源 植物叶片采自广东省鼎湖。

DNA提取及序列扩增 取干燥植物样本叶片约30 mg，按照标准流程进行DNA提取和序列扩增。

ITS2序列特征 8条白颜树ITS2序列比对后长度为222 bp，没有变异位点，序列的GC含量为68.92%。主导单倍型序列如下：

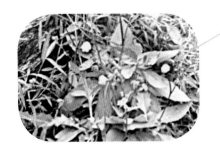

020 白子菜
Gynura divaricata (L.) DC.

本品隶属于菊科Compositae菊三七属Gynura。

别名　白背三七、白东枫、玉枇杷、三百棒、厚面皮、鸡菜。

植物形态　本品为多年生草本，高30~60 cm，茎直立，木质，稍带紫色。叶质厚，叶片卵形，椭圆形或倒披针形，边缘具粗齿，上面绿色，下面带紫色。头状花序常在茎或枝端排成疏伞房状圆锥花序，常呈叉状分枝。总苞钟状。小花橙黄色，有香气，略伸出总苞。瘦果圆柱形，褐色，具10条肋，被微毛；冠毛白色，绢毛状。花果期8~10月。

入药部位　全草入药。

功能主治　清热解毒，舒筋接骨，凉血止血。用于支气管肺炎，小儿高热，百日咳，目赤肿痛，风湿性关节痛，崩漏。外用治跌打损伤，骨折，外伤出血，乳腺炎，疮疡疖肿，浇烫伤。

材料来源　植物叶片采自广东省广州华南植物园。

DNA提取及序列扩增　取干燥植物样本叶片约30 mg，按照标准流程进行DNA提取和序列扩增。

ITS2序列特征　3条白子菜ITS2序列比对后长度为227 bp，没有变异位点，序列的GC含量为51.10%。主导单倍型序列如下：

ITS2序列二级结构

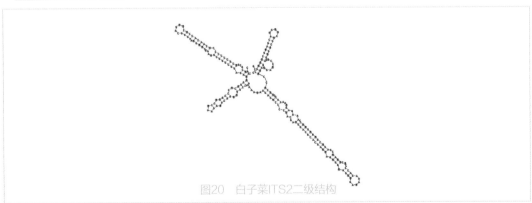

图20　白子菜ITS2二级结构

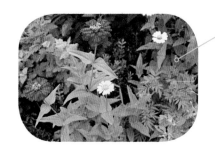

021 百日菊
Zinnia elegans Jacq.

本品隶属于菊科Compositae百日菊属
Zinnia。
别名 鱼尾菊。

植物形态 本品为一年生草本。茎直立，高30~100 cm，被糙毛或长硬毛。叶宽卵圆形或长圆状椭圆形，基部抱茎，下面被密短糙毛。头状花序，单生枝端。总苞宽钟状，多层，边缘黑色。舌状花深红色、玫瑰色、紫堇色或白色，舌片先端齿裂或全缘。管状花黄色或橙色，先端裂片卵状披针形，上被黄褐色密茸毛。雌花瘦果倒卵圆形，腹面正中和两边缘各有1棱，被密毛；管状花瘦果倒卵状楔形，顶端有短齿。花期6~9月，果期7~10月。

入药部位 全草入药。

功能主治 清热利湿，解毒消肿。用于温热痢疾，淋证，乳痈，疮疡疖肿。

材料来源 植物叶片采自广东省乐昌市。

DNA提取及序列扩增 取干燥植物样本叶片约30 mg，按照标准流程进行DNA提取和序列扩增。

ITS2序列特征 4条百日菊ITS2序列比对后长度为227 bp，没有变异位点，序列的GC含量为50.22%。主导单倍型序列如下：

ITS2序列二级结构

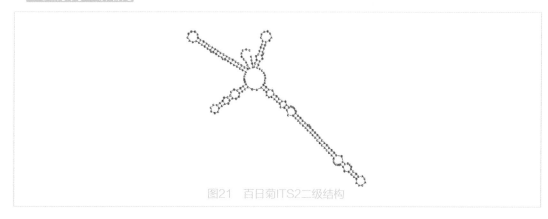

图21 百日菊ITS2二级结构

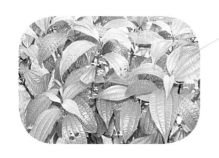

022　柏拉木
Blastus cochinchinensis Lour.

本品隶属于野牡丹科Melastomataceae
柏拉木属Blastus。
别名　野锦香。

植物形态　本品为灌木，高0.6~3 m；茎圆柱形，分枝多，幼时密被黄褐色小腺点。叶片纸质或近坚纸质，披针形、狭椭圆形至椭圆状披针形，全缘或具极不明显的小浅波状齿，叶面被疏小腺点，背面密被小腺点。伞状聚伞花序，腋生，密被小腺点；花萼钟状漏斗形，密被小腺点，裂片4（~5），广卵形；花瓣4（~5），白色至粉红色，卵形；雄蕊4（~5），花药粉红色，呈屈膝状。蒴果椭圆形，4裂，为宿存萼所包；宿存萼被腺点。花期6~8月，果期10~12月。

入药部位　根入药。

功能主治　消肿解毒，收敛止血。用于产后流血不止，月经过多，肠炎腹泻，跌打损伤，外伤出血，疮疡溃烂。

材料来源　植物叶片采自广东省鼎湖。

DNA提取及序列扩增　取干燥植物样本叶片约30 mg，按照标准流程进行DNA提取和序列扩增。

ITS2序列特征　4条柏拉木ITS2序列比对后长度为232 bp，有1处变异位点，为第225位点的A/C变异，序列的GC含量为61.21%~61.64%。主导单倍型序列如下：

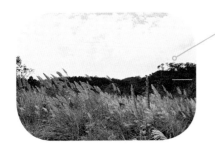

023 斑茅
Saccharum arundinaceum Retz.

本品隶属于禾本科Gramineae甘蔗属Saccharum。

植物形态　本品为多年生高大丛生草本。秆粗壮，高2~4（~6）m，直径1~2cm，具多数节，无毛。叶舌膜质，顶端截平；叶片宽大，线状披针形，边缘锯齿状粗糙。圆锥花序大型，每节着生2~4枚分枝，分枝2~3回分出；总状花序轴节间与小穗柄细线形；无柄与有柄小穗狭披针形；两颖草质或稍厚，第一颖沿脊微粗糙；第二颖具3（~5）脉，脊粗糙；第一外稃具1~3脉；第二外稃披针形；顶端短芒；第二内稃长圆形。颖果长圆形。花果期8~12月。

入药部位　根入药。

功能主治　活血通经，通窍利水。用于跌打损伤，筋骨风痛，经闭，月经不调，水肿，蛊胀。

材料来源　植物叶片采自广东省鼎湖。

DNA提取及序列扩增　取干燥植物样本叶片约30 mg，按照标准流程进行DNA提取和序列扩增。

ITS2序列特征　7条斑茅ITS2序列比对后长度为220 bp，有4处变异位点，为第208位点的A/G变异，第211和第215位点的G/C变异，第213位点的T/C变异，序列的GC含量为70.35%~72.27%。主导单倍型序列如下：

ITS2序列二级结构

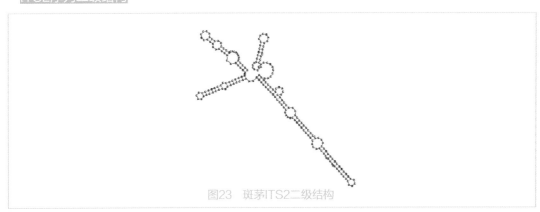

图23　斑茅ITS2二级结构

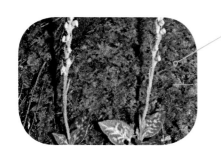

024 斑叶兰

Goodyera schlechtendaliana Rchb. f.

本品隶属于兰科Orchidaceae斑叶兰属Goodyera。
别名 小叶青、小花斑叶兰。

植物形态 本品为植株高15~35 cm。根状茎伸长，茎状，匍匐，具节。茎直立，绿色，具4~6枚叶。叶片卵形或卵状披针形，上面绿色，具白色不规则的点状斑纹，背面淡绿色，先端急尖，基部近圆形或宽楔形，具柄，叶柄基部扩大成抱茎的鞘。总状花序具几朵至20余朵疏生近偏向一侧的花；花较小，白色或带粉红色；花瓣菱状倒披针形，无毛，先端钝或稍尖；唇瓣卵形，基部凹陷呈囊状，内面具多数腺毛，前部舌状；蕊柱短。花期8~10月。

入药部位 全草入药。

功能主治 清肺止咳，解毒消肿，止痛。用于肺结核咳嗽，支气管炎。外用治毒蛇咬伤，痈疖疮疡。

材料来源 植物叶片采自广东省乐昌市。

DNA提取及序列扩增 取干燥植物样本叶片约30 mg，按照标准流程进行DNA提取和序列扩增。

ITS2序列特征 7条斑叶兰ITS2序列比对后长度为256 bp，没有变异位点，序列的GC含量为50.00%。主导单倍型序列如下：

ITS2序列二级结构

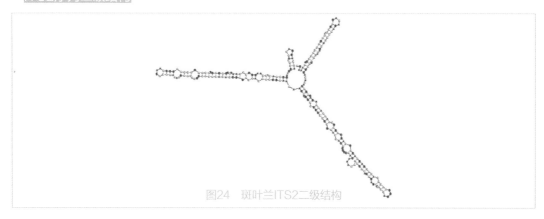

图24 斑叶兰ITS2二级结构

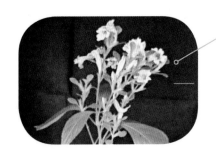

025 板蓝
Baphicacanthus cusia (Nees) Bremek.

本品隶属于爵床科Acanthaceae板蓝属Baphicacanthus。
别名　马蓝、板蓝根、大青根。

植物形态　本品为草本，多年生一次性结实，茎直立或基部外倾。稍木质化，高约1 m，通常成对分枝，幼嫩部分和花序均被锈色、鳞片状毛，叶柔软，纸质，椭圆形或卵形，顶端短渐尖，基部楔形，边缘有稍粗的锯齿，两面无毛，干时黑色；侧脉每边约8条，两面均凸起；叶柄长1.5~2 cm。穗状花序直立；苞片对生；蒴果无毛；种子卵形，长3.5 mm。花期11月。

入药部位　全草入药。

功能主治　凉血，清热解毒。用于温毒发斑，风热感冒，咽喉肿痛，流行性感冒，流行性腮腺炎，流行性乙型脑炎，流行性脑脊髓膜炎，急性传染性肝炎，咽喉肿痛，丹毒。

材料来源　植物叶片采自广东省乐昌市、广州市岭南中药园。

DNA提取及序列扩增　取干燥植物样本叶片约30 mg，按照标准流程进行DNA提取和序列扩增。

ITS2序列特征　4条板蓝ITS2序列比对后长度为233 bp，没有变异位点，序列的GC含量为73.82%。主导单倍型序列如下：

ITS2序列二级结构

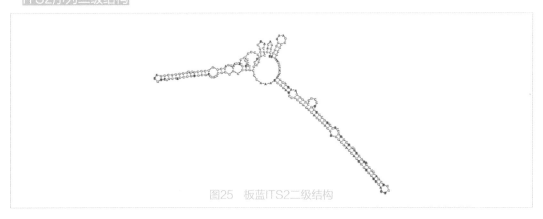

图25　板蓝ITS2二级结构

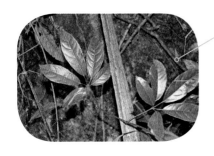

026 扁担藤

Tetrastigma planicaule (Hook.) Gagnep.

本品隶属于葡萄科Vitaceae崖爬藤属Tetrastigma。

别名　扁藤、大芦藤、铁带藤、扁茎崖爬藤、过江扁龙。

植物形态　本品为木质大藤本，茎扁压，深褐色。小枝圆柱形或微扁，有纵棱纹。卷须不分枝，相隔2节间断与叶对生。小叶长圆披针形、披针形、卵披针形，顶端渐尖或急尖，基部楔形，锯齿不明显或细小；网脉突出。花序腋生，稀与叶对生；花蕾卵圆形；萼浅碟形；花瓣卵状三角形；花丝丝状，花药黄色，卵圆形，败育；花盘明显，子房阔圆锥形，花柱不明显。果实近球形，多肉质，有种子；种子长椭圆形，顶端圆形，基部急尖。花期4~6月，果期8~12月。

入药部位　全株入药。

功能主治　祛风除湿，舒筋活络。用于风湿骨痛，腰肌劳损，跌打损伤，半身不遂。

材料来源　植物叶片采自广东省鼎湖山、广州市岭南中药园。

DNA提取及序列扩增　取干燥植物样本叶片约30 mg，按照标准流程进行DNA提取和序列扩增。

ITS2序列特征　5条扁担藤ITS2序列比对后长度为251 bp，没有变异位点，序列的GC含量为64.14%。主导单倍型序列如下：

ITS2序列二级结构

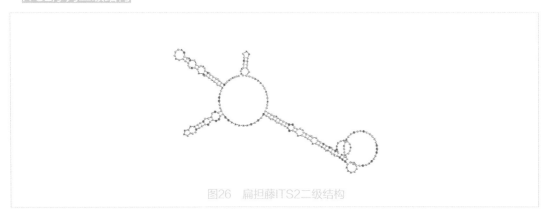

图26　扁担藤ITS2二级结构

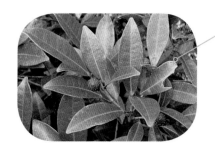

027 变叶榕
Ficus variolosa Lindl. ex Benth.

本品隶属于桑科Moraceae榕属 Ficus。

植物形态 本品为灌木或小乔木，光滑，高3~10 m，树皮灰褐色；小枝节间短。叶薄革质，狭椭圆形至椭圆状披针形，全缘；托叶长三角形。榕果成对或单生叶腋，球形，表面有瘤体，顶部苞片脐状突起，基生苞片3，卵状三角形，基部微合生；瘿花子房球形，花柱短，侧生；雌花生另一植株榕果内壁，花被片3~4，子房肾形。瘦果表面有瘤体。花期12月至翌年6月。

入药部位 根入药。

功能主治 补脾健胃，祛风去湿。用于脾虚泄泻，跌打，风湿痹痛，四肢无力，疲劳过度等。

材料来源 植物叶片采自广东省鼎湖。

DNA提取及序列扩增 取干燥植物样本叶片约30 mg，按照标准流程进行DNA提取和序列扩增。

ITS2序列特征 5条变叶榕ITS2序列比对后长度为240 bp，没有变异位点，序列的GC含量为69.58%。主导单倍型序列如下：

ITS2序列二级结构

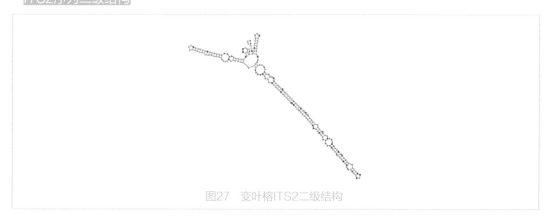

图27 变叶榕ITS2二级结构

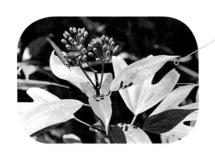

028 变叶树参
Dendropanax proteus (Champ.) Benth.

本品隶属于五加科Araliaceae树参属
Dendropanax。
别名 三层楼、白半枫荷。

植物形态 本品为直立灌木，高2~3 m。叶片革质、纸质或薄纸质，无腺点，叶形变异很大，叶片分裂或不分裂。伞形花序单生或聚生，有花十数朵或更多；总花梗粗壮；萼边缘有4~5个小齿；花瓣4~5，卵状三角形；雄蕊与花瓣同数，花丝甚短；子房4~5室；花柱合生成短柱状。果实球形，平滑，花柱宿存。花期8~9月，果期9~10月。

入药部位 根入药。

功能主治 祛风除湿，活血通络。用于风湿痹痛，腰肌劳损，跌打瘀积肿痛，产后风瘫，疮毒。

材料来源 植物叶片采自广东省乐昌市。

DNA提取及序列扩增 取干燥植物样本叶片约30 mg，按照标准流程进行DNA提取和序列扩增。

ITS2序列特征 3条变叶树参ITS2序列比对后长度为230 bp，没有变异位点，序列的GC含量为64.78%。主导单倍型序列如下：

ITS2序列二级结构

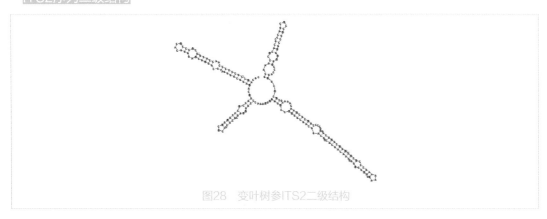

图28 变叶树参ITS2二级结构

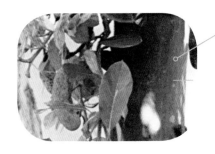

029 波罗蜜
Artocarpus heterophyllus Lam.

本品隶属于桑科Moraceae波罗蜜属
Artocarpus。
别名 树婆罗。

植物形态 本品为常绿乔木，高10~20 m，胸径达30~50 cm；老树常有板状根；树皮黑褐色；托叶抱茎环状，遗痕明显。叶革质，螺旋状排列，椭圆形或倒卵形，表面墨绿色，干后浅绿或淡褐色；托叶抱茎，卵形。花雌雄同株，花序生老茎或短枝上。聚花果幼时浅黄色，成熟时黄褐色；核果长椭圆形。花期2~3月。

入药部位 果实入药。

功能主治 止渴解烦，醒酒，益气；生津，止渴，助消化。

材料来源 植物叶片采自广东省广州龙洞。

DNA提取及序列扩增 取干燥植物样本叶片约30 mg，按照标准流程进行DNA提取和序列扩增。

ITS2序列特征 3条波罗蜜ITS2序列比对后长度为244 bp，没有变异位点，序列的GC含量为57.79%。主导单倍型序列如下：

ITS2序列二级结构

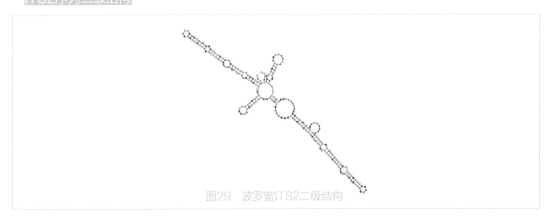

图29 波罗蜜ITS2二级结构

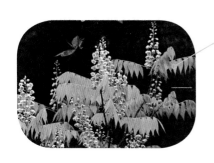

030 伯乐树
Bretschneidera sinensis

本品隶属于伯乐树科Bretschneideraceae
伯乐树属Bretschneidera。
别名　南华木、山桃树、钟萼木。

植物形态　本品为乔木，高10~20 m；树皮灰褐色。羽状复叶通常长25~45 cm，总轴有疏短柔毛或无毛；小叶纸质或革质，狭椭圆形，菱状长圆形，长圆状披针形或卵状披针形，全缘，顶端渐尖或急短渐尖，基部钝圆或短尖，楔形，叶面绿色，无毛，叶背粉绿色或灰白色，有短柔毛；叶脉明显。总花梗、花梗、花萼外面有短绒毛；花淡红色；花萼顶端具短的5齿，花瓣阔匙形或倒卵楔形，无毛；花丝基部有小柔毛；子房有柔毛，花柱有柔毛。果椭圆球形，近球形或阔卵形，被小柔毛；种子椭圆球形，平滑。花期3~9月，果期5月至翌年4月。

入药部位　树皮入药。

功能主治　祛风活血，用于筋骨疼痛。

材料来源　植物叶片采自广东省广州龙洞。

DNA提取及序列扩增　取干燥植物样本叶片约30 mg，按照标准流程进行DNA提取和序列扩增。

ITS2序列特征　3条伯乐树ITS2序列比对后长度为225 bp，没有变异位点，序列的GC含量为52.00%。主导单倍型序列如下：

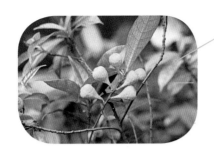

031　舶梨榕
Ficus pyriformis Hook. et Arn.

本品隶属于桑科Moraceae榕属Ficus。

植物形态　本品为灌木，高1~2 m；小枝被糙毛。叶纸质，倒披针形至倒卵状披针形，全缘稍背卷，背面微被柔毛和细小疣点；托叶披针形，红色。榕果单生叶腋，梨形，无毛，有白斑；雄花生内壁口部，花被片3~4，披针形，雄蕊2，花药卵圆形；瘿花花被片4，线形，子房球形，花柱侧生；雌花生于另一植株榕果内壁，花被片3~4，子房肾形，花柱侧生，细长。瘦果表面有瘤体。花期12月至翌年6月。

入药部位　茎入药。

功能主治　清热止痛，利水通淋。用于小便淋沥，尿路感染，水肿，胃脘痛，腹痛。

材料来源　植物叶片采自广东省鼎湖山。

DNA提取及序列扩增　取干燥植物样本叶片约30 mg，按照标准流程进行DNA提取和序列扩增。

ITS2序列特征　7条舶梨榕ITS2序列比对后长度为240 bp，有1处变异位点，为第20位点的碱基C插入，序列的GC含量为69.46%~69.58%。主导单倍型序列如下：

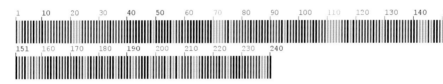

ITS2序列二级结构

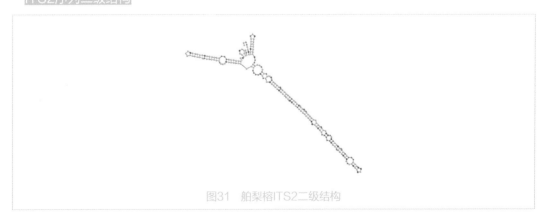

图31　舶梨榕ITS2二级结构

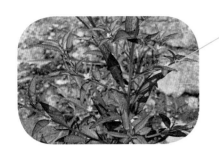

032 草龙
Ludwigia hyssopifolia (G. Don) Exell

本品隶属于柳叶菜科Onagraceae丁香蓼属Ludwigia。
别名 化骨溶、假木瓜。

植物形态 本品为一年生直立草本；茎高60~200 cm，常棱形，多分枝，幼枝及花序被微柔毛。叶披针形至线形，先端渐狭或锐尖，基部狭楔形；托叶三角形。花腋生，萼片卵状披针形；花瓣黄色，倒卵形或近椭圆形，先端钝圆，基部楔形；雄蕊淡绿黄色；花盘稍隆起；花柱淡黄绿色；柱头头状。蒴果近无梗，幼时近四棱形，熟时近圆柱状，被微柔毛，果皮薄。种子在下部排成1列，牢固地嵌入在硬内果皮里，近椭圆状，淡褐色，表面有纵横条纹，腹面有纵形种脊。花果期几乎四季。

入药部位 全草入药。

功能主治 清热解毒，去腐生肌。用于感冒发热，咽喉肿痛，口腔炎，口腔溃疡，痈疮疖肿。

材料来源 植物叶片采自广东省广州市龙洞、岭南中药园。

DNA提取及序列扩增 取干燥植物样本叶片约30 mg，按照标准流程进行DNA提取和序列扩增。

ITS2序列特征 5条草龙ITS2序列比对后长度为220 bp，没有变异位点，序列的GC含量为53.18%。主导单倍型序列如下：

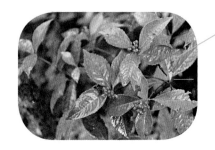

033 草珊瑚
Sarcandra glabra (Thunb.) Nakai

本品隶属于金粟兰科Chloranthaceae草珊瑚属Sarcandra。
别名　肿节风、接骨莲、九节茶、竹节茶。

植物形态　本品为常绿半灌木，高50~120 cm；茎与枝均有膨大的节。叶革质，椭圆形、卵形至卵状披针形，顶端渐尖，基部尖或楔形，边缘具粗锐锯齿；叶柄基部合生成鞘状；托叶钻形。穗状花序顶生，多少成圆锥花序状；苞片三角形；花黄绿色；雄蕊1枚，肉质，棒状至圆柱状，花药2室；子房球形或卵形，无花柱，柱头近头状。核果球形，熟时亮红色。花期6月，果期8~10月。

入药部位　全草入药。

功能主治　清热解毒，通经接骨。用于流行性感冒，流行性乙型脑炎，咽喉炎，麻疹肺炎，小儿肺炎，大叶性肺炎，细菌性痢疾，急性阑尾炎，疮疡肿毒，骨折，跌打损伤，风湿性关节痛，癌症。

材料来源　植物叶片采自广东省乐昌市、广州市岭南中药园及华南植物园。

DNA提取及序列扩增　取干燥植物样本叶片约30 mg，按照标准流程进行DNA提取和序列扩增。

ITS2序列特征　6条草珊瑚ITS2序列比对后长度为215 bp，有1处变异位点，为第30位点的C/T变异，序列的GC含量为57.21%~57.67%。主导单倍型序列如下：

ITS2序列二级结构

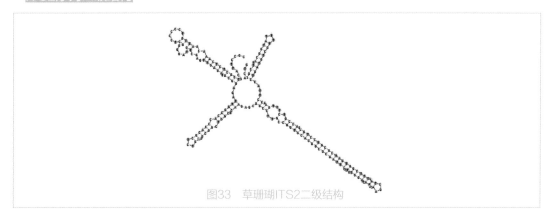

图33　草珊瑚ITS2二级结构

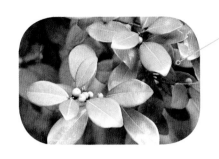

034 豺皮樟

Litsea rotundifolia Hemsl. var. oblongifolia
(Nees) Allen

本品隶属于樟科Lauraceae木姜子属Litsea。
别名　圆叶木姜子。

植物形态　本品为常绿灌木或小乔木，高可达3 m，树皮灰色或灰褐色，常有褐色斑块。预芽卵圆形，鳞片外面被丝状黄色短柔毛。叶散生，宽卵圆形至近圆形，先端钝圆或短渐尖，基部近圆，薄革质，上面绿色，光亮，无毛，下面粉绿色，无毛。伞形花序；花被筒杯状，被柔毛；花被裂片6，倒卵状圆形，能育雄蕊9；退化雌蕊细小，无毛。果球形，成熟时灰蓝黑色。花期8~9月，果期9~11月。

入药部位　根、叶入药。

功能主治　祛风除湿，行气止痛，活血通经。用于风湿关节炎，跌打损伤，腰腿痛，痛经，胃痛，腹泻，水肿。

材料来源　植物叶片采自广东省乐昌市。

DNA提取及序列扩增　取干燥植物样本叶片约30 mg，按照标准流程进行DNA提取和序列扩增。

ITS2序列特征　5条豺皮樟ITS2序列比对后长度为244 bp，有1处变异位点，为第144位点的T/C变异，序列的GC含量为66.80%。主导单倍型序列如下：

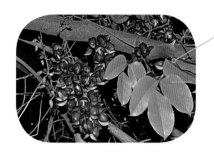

常春油麻藤
Mucuna sempervirens Hemsl.

本品隶属于豆科Leguminosae黧豆属Mucuna。

植物形态 本品为常绿木质藤本，长可达25 m。老茎直径超过30 cm，树皮有皱纹，幼茎有纵棱和皮孔。羽状复叶具3小叶；托叶脱落；小叶纸质或革质，顶生小叶椭圆形，长圆形或卵状椭圆形。总状花序生于老茎上，每节上有3花，无香气或有臭味；花冠深紫色，干后黑色，圆形。果木质，带形，种子间缢缩，近念珠状；带红色，褐色或黑色，包围着种子的3/4。花期4~5月，果期8~10月。

入药部位 藤茎入药。

功能主治 活血调经，补血舒筋。用于月经不调，痛经，闭经，产后血虚，贫血，风湿痹痛，四肢麻木，跌打损伤。

材料来源 植物叶片采自广东省乐昌市。

DNA提取及序列扩增 取干燥植物样本叶片约30 mg，按照标准流程进行DNA提取和序列扩增。

ITS2序列特征 5条常春油麻藤ITS2序列比对后长度为212 bp，有12处变异位点，为第9位点、第85位点、第97位点、第129位点、第179位点、第180位点和第186位点的T/C变异，第10位点、第68位点、第94位点、第147位点的G/A变异和第166位点的C/A变异，序列的GC含量为65.57%~71.23%。主导单倍型序列如下：

ITS2序列二级结构

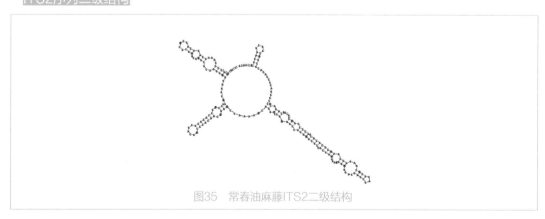

图35 常春油麻藤ITS2二级结构

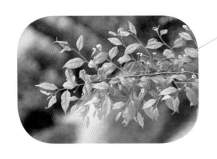

036 秤星树

Ilex asprella (Hook. et Am.) Champ. ex Benth.

本品隶属于冬青科Aquifoliaceae冬青属Ilex。
别名　岗梅、秤星树、点称星、土甘草、山梅根、假青梅。

植物形态　本品为落叶灌木，高达3 m；具长枝和宿短枝，长枝纤细，栗褐色，无毛，具淡色皮孔，短枝多皱，具宿存的鳞片和叶痕。叶膜质，在长枝上互生，在缩短枝上，1~4枚簇生枝顶，卵形或卵状椭圆形，边缘具锯齿，叶面绿色，被微柔毛，背面淡绿色，无毛。雄花序2或3花呈束状或单生于叶腋或鳞片腋内，雌花序单生于叶腋或鳞片腋内。果球形，熟时变黑色，具纵条纹及沟。花期3月，果期4~10月。

入药部位　根、茎入药。

功能主治　清热解毒，生津止渴。用于感冒，高热烦渴，扁桃体炎，咽喉炎，气管炎，百日咳，肠炎，痢疾，传染性肝炎，野蕈、砒霜中毒。为凉茶主要原料；叶外用治跌打损伤，痈疖肿毒。

材料来源　植物叶片采自广东省广州龙洞及华南植物园。

DNA提取及序列扩增　取干燥植物样本叶片约30 mg，按照标准流程进行DNA提取和序列扩增。

ITS2序列特征　5条秤星树ITS2序列比对后长度为241 bp，有4处变异位点，为第11位点的T/C变异，第19位点的A/G变异，第44位点的A/G变异和第108位点的G/T变异，序列的GC含量为62.66%~64.32%。主导单倍型序列如下：

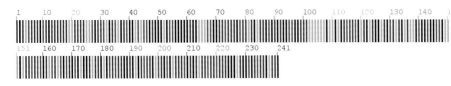

ITS2序列二级结构

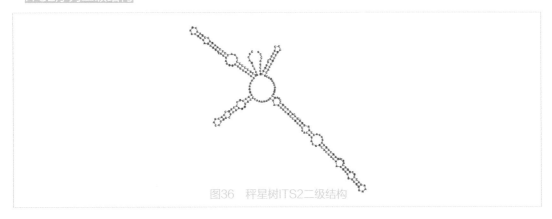

图36　秤星树ITS2二级结构

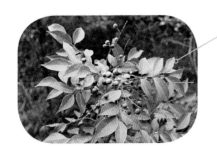

齿叶黄皮
Clausena dunniana Levl.

本品隶属于芸香科Rutaceae黄皮属
Clausena。

植物形态 本品为冬季落叶小乔木，高2~5 m。小枝、叶轴、小叶背面中脉及花序轴均有凸起的油点。小叶卵形至披针形，顶部急尖或渐尖，常钝头，基部两侧不对称，叶边缘有圆或钝裂齿，两面无毛。花序顶生；花蕾圆球形；花梗无毛；花萼裂片及花瓣均4数；萼裂片宽卵形；花瓣长圆形；雄蕊花丝顶部针尖，中部屈膝状；子房近圆球形，花盘细小。果近圆球形，初时暗黄色，后变红色，熟透时蓝黑色，有种子。花期6~7月，果期10~11月。

入药部位 根、叶入药。

功能主治 疏风解表，行气散瘀，除湿消肿。用于感冒，麻疹，哮喘，水肿，胃痛，风湿痹痛，湿疹，扭伤骨折。

材料来源 植物叶片采自广东省广州华南植物园。

DNA提取及序列扩增 取干燥植物样本叶片约30 mg，按照标准流程进行DNA提取和序列扩增。

ITS2序列特征 5条齿叶黄皮ITS2序列比对后长度为227 bp，有1处变异位点，为第154位点的A/T变异，序列的GC含量为73.57%。主导单倍型序列如下：

ITS2序列二级结构

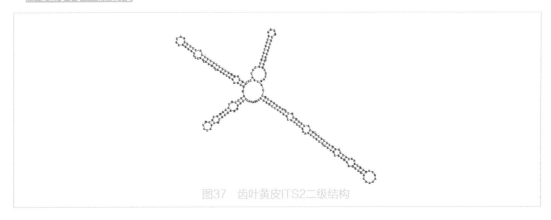

图37 齿叶黄皮ITS2二级结构

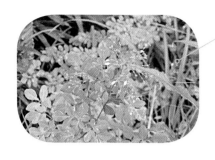

038 臭节草

Boenninghausenia albiflora (Hook.) Reichb.

本品隶属于芸香科Rutaceae石椒草属 Boenninghausenia。

别名 松风草、白虎草、臭草、岩椒草、大叶石椒。

植物形态 本品为常绿草本，分枝甚多，枝、叶灰绿色，稀紫红色。叶薄纸质，小裂片倒卵形、菱形或椭圆形，背面灰绿色，老叶常变褐红色。花序有花甚多，花枝纤细，基部有小叶；花瓣白色，有时顶部桃红色，长圆形或倒卵状长圆形，有透明油点。分果；种子肾形，褐黑色，表面有细瘤状凸休。花果期7~11月。

入药部位 全草入药。

功能主治 解表截疟，活血散瘀，解毒。用于疟疾，感冒发热，支气管炎，跌打损伤。外用治外伤出血，痈疽疮疡。

材料来源 植物叶片采自广东省乐昌市。

DNA提取及序列扩增 取干燥植物样本叶片约30 mg，按照标准流程进行DNA提取和序列扩增。

ITS2序列特征 3条臭节草ITS2序列比对后长度为217 bp，没有变异位点，序列的GC含量为69.59%。主导单倍型序列如下：

ITS2序列二级结构

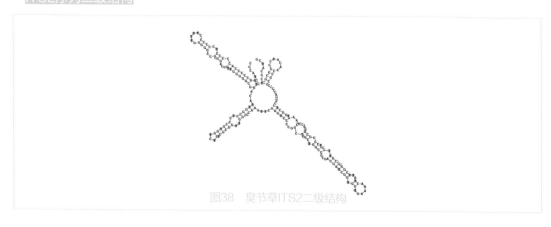

图38 臭节草ITS2二级结构

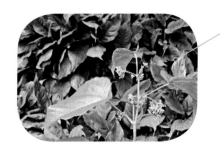

039 刺果藤
Byttneria grandifolia DC.

本品隶属于梧桐科Sterculiaceae刺果藤属Byttneria。

植物形态 本品为木质大藤本，小枝的幼嫩部分略被短柔毛。叶广卵形、心形或近圆形，顶端钝或急尖，基部心形，上面几无毛，下面被白色星状短柔毛，基生脉5条；叶柄被毛。花小，淡黄白色；萼片卵形，被短柔毛，顶端急尖；花瓣与萼片互生；具药的雄蕊5枚，与退化雄蕊互生；子房5室，每室有胚珠两个。蒴果圆球形或卵状圆球形，具短而粗的刺，被短柔毛；种子长圆形，成熟时黑色。花期春夏季。

入药部位 根、茎入药。

功能主治 补血，祛风，消肿，接骨。用于风湿骨痛，跌打骨折。

材料来源 植物叶片采自广东省乐昌市。

DNA提取及序列扩增 取干燥植物样本叶片约30 mg，按照标准流程进行DNA提取和序列扩增。

ITS2序列特征 5条刺果藤ITS2序列比对后长度为220 bp，有1处变异位点，为203位点的A/C变异，序列的GC含量为70.00%~70.45%。主导单倍型序列如下：

ITS2序列二级结构

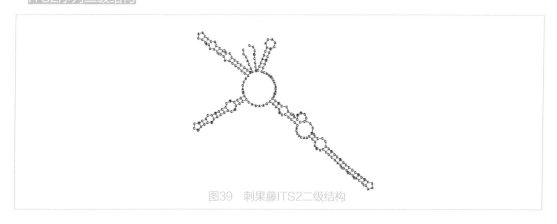

图39 刺果藤ITS2二级结构

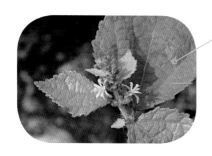

040 刺蒴麻
Triumfetta rhomboidea Jack.

本品隶属于椴树科Tiliaceae刺蒴麻属
Triumfetta。

植物形态　本品为亚灌木；嫩枝被灰褐色短茸毛。叶纸质，生于茎下部的阔卵圆形，先端常
3裂，基部圆形；生于上部的长圆形；上面有疏毛，下面有星状柔毛，基出脉3~5
条，两侧脉直达裂片尖端，边缘有不规则的粗锯齿。聚伞花序数枝腋生，花序柄
及花柄均极短；萼片狭长圆形，顶端有角，被长毛；花瓣比萼片略短，黄色，边
缘有毛；雄蕊10枚；子房有刺毛。果球形，不开裂，被灰黄色柔毛，具勾针刺，
有种子2~6颗。花期夏秋季间。

入药部位　全株入药。

功能主治　解表清热，利尿散结。用于风热感冒，泌尿系统结石。

材料来源　植物叶片采自广东省乐昌市及广州市龙洞。

DNA提取及序列扩增　取干燥植物样本叶片约30 mg，按照标准流程进行DNA提取和序列扩增。

ITS2序列特征　3条刺蒴麻ITS2序列比对后长度为225 bp，没有变异位点，序列的GC含量为
58.67%。主导单倍型序列如下：

ITS2序列二级结构

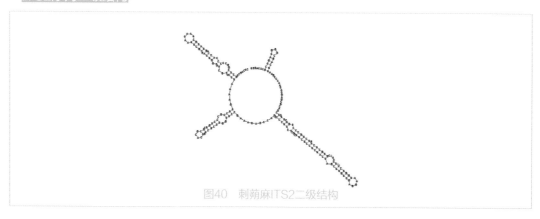

图40　刺蒴麻ITS2二级结构

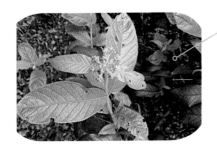

041 大果巴戟
Morinda cochinchinensis DC.

本品隶属于茜草科Rubiaceae巴戟天属Morinda。

别名 毛鸡眼藤。

植物形态 本品为木质藤本；幼枝圆或略呈4棱柱形，密被锈黄色长柔毛。叶对生，纸质，椭圆形、长圆形或倒卵状长圆形；托叶管状，膜质。顶生头状花序3~18排列成伞形；头状花序具花5~15朵；每花通常具1~2片钻形或丝状苞片；花冠白色，檐部基部至中部密具长髯毛；雄蕊4~5。聚花核果由（1~）2~8个核果组成，近球形或长圆球形或不规则形，外面被柔毛；核果具4分核；分核三棱形，具种子1；种子角质，胚直，具胚乳。花期5~7月，果期7~11月。

入药部位 根入药。

功能主治 祛风，止咳。用于咳嗽。

材料来源 植物叶片采自广东省鼎湖山。

DNA提取及序列扩增 取干燥植物样本叶片约30 mg，按照标准流程进行DNA提取和序列扩增。

ITS2序列特征 5条大果巴戟ITS2序列比对后长度为235 bp，没有变异位点，序列的GC含量为69.79%。主导单倍型序列如下：

ITS2序列二级结构

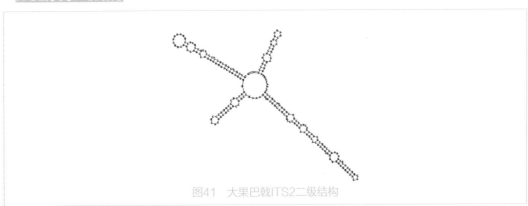

图41 大果巴戟ITS2二级结构

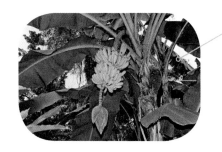

042　大蕉
Musa xparadisiaca L.

本品隶属于芭蕉科Musaceae芭蕉属
Musa。

植物形态　本品为植株丛生，高3~7 m，具匍匐茎，假茎厚而粗重，多少被白粉。叶直立或上举，长圆形，叶面深绿，叶背淡绿，被白粉，基部近心形或耳形，近对称，先端锐尖或尖，叶柄甚伸长，叶翼闭合。穗状花序下垂，苞片卵形或卵状披针形，脱落，外面呈紫红色，内面深红色。花被片黄白色，为透明蜡质，具光泽，长圆形或近圆形，先端具小突尖、锥尖或卷曲成一囊。果序由果束组成。果长圆形，果身直或微弯曲，棱角明显，果柄通常伸长，果肉细腻，紧实，未成熟前味涩，成熟时味甜或略带酸味，无种子或具少数种子。剑头芽假茎红色。

入药部位　根、花蕾、果实入药。

功能主治　利尿消肿，安胎。

　　根　用于疮痈，急性肝炎。

　　花蕾　用于高血压，子宫脱垂。

　　果　通便，用于便秘。

材料来源　植物叶片采自广东省广州华南植物园。

DNA提取及序列扩增　取干燥植物样本叶片约30 mg，按照标准流程进行DNA提取和序列扩增。

ITS2序列特征　3条大蕉ITS2序列比对后长度为222 bp，有1处变异位点，为第20位点的T/A变异，序列的GC含量为70.72%。主导单倍型序列如下：

ITS2序列二级结构

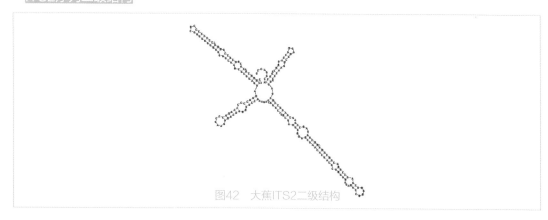

图42　大蕉ITS2二级结构

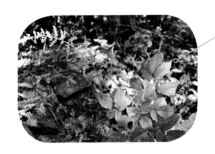

043 大落新妇

Astilbe grandis Stapf ex Wils.

本品隶属于虎耳草科Saxifragaceae落新妇属Astilbe。

植物形态 本品为多年生草本，高0.4~1.2 m。根状茎粗壮。茎通常不分枝，被褐色长柔毛和腺毛。二至三回三出复叶至羽状复叶；叶腋近旁具长柔毛；小叶片卵形、狭卵形至长圆形，先端短渐尖至渐尖，边缘有重锯齿，基部心形、偏斜圆形至楔形。圆锥花序顶生；下部第一回分枝与花序轴成斜上；小苞片狭卵形，全缘或具齿；萼片卵形、阔卵形至椭圆形；花瓣白色或紫色；雄蕊10；雌蕊心皮2，仅基部合生，子房半下位。幼果长约5 mm。花果期6~9月。

入药部位 根状茎入药。

功能主治 散瘀止痛，祛风除湿。用于跌打损伤，劳伤，筋骨酸痛，慢性关节炎，手术后止痛，胃痛，肠炎，毒蛇咬伤。

材料来源 植物叶片采自广东省乐昌市。

DNA提取及序列扩增 取干燥植物样本叶片约30 mg，按照标准流程进行DNA提取和序列扩增。

ITS2序列特征 4条大落新妇ITS2序列比对后长度为250 bp，没有变异位点，序列的GC含量为62.00%。主导单倍型序列如下：

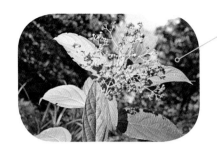

044 大青
Clerodendrum cyrtophyllum Turcz.

本品隶属于马鞭草科Verbenaceae大青属Clerodendrum。

别名 大青木、大青叶、猪尿青、白花鬼灯笼。

植物形态 本品为灌木或小乔木，高1~10 m；幼枝被短柔毛，枝黄褐色。叶片纸质，椭圆形、卵状椭圆形、长圆形或长圆状披针形，通常全缘，背面常有腺点。伞房状聚伞花序，生于枝顶或叶腋；苞片线形；花小，有桔香味；萼杯状；花冠白色，外面疏生细毛和腺点。果实球形或倒卵形，绿色，成熟时蓝紫色。花果期6月至次年2月。

入药部位 根、叶入药。

功能主治 清热利湿，瘀血解毒。用于流行性脑脊髓膜炎、流行性乙型脑炎，感冒头痛，麻疹并发肺炎，流行性腮腺炎，扁桃体炎，传染性肝炎，痢疾，尿路感染。

材料来源 植物叶片采自广东省乐昌市及广州市岭南中药园。

DNA提取及序列扩增 取干燥植物样本叶片约30 mg，按照标准流程进行DNA提取和序列扩增。

ITS2序列特征 6条大青ITS2序列比对后长度为223 bp，有1处变异位点，为第41位点的碱基G插入，序列的GC含量为56.50%~56.70%。主导单倍型序列如下：

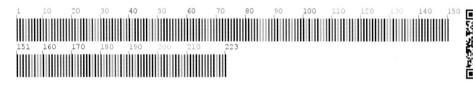

ITS2序列二级结构

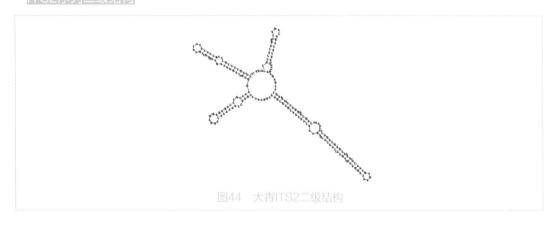

图44 大青ITS2二级结构

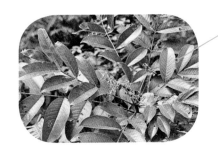

045 大叶臭花椒

Zanthoxylum myriacanthum Wall. ex Hook. f.

本品隶属于芸香科Rutaceae花椒属 *Zanthoxylum*。

别名 驱风通、雷公木、刺椿木。

植物形态 本品为落叶乔木，高稀达15 m，胸径约25 cm；茎干有鼓钉状锐刺，花序轴及小枝顶部有较多劲直锐刺，叶轴及小叶无刺。叶有小叶7~17片；小叶对生，宽卵形，卵状椭圆形，或长圆形，位于叶轴基部的有时近圆形，油点多且大，叶缘有浅而明显的圆裂齿，齿缝有一大油点。花序顶生，多花；萼片及花瓣均5片；花瓣白色；雄花的雄蕊5枚；萼片宽卵形；心皮3、稀2个或4个。分果瓣红褐色，油点多。花期6~8月，果期9~11月。

入药部位 茎、枝、叶入药。

功能主治 祛风除湿，活血散瘀，消肿止痛。茎：用于风湿骨痛，感冒风寒，小儿麻痹后遗症；烧、烫伤。枝：用于风湿骨痛，感冒风寒，小儿麻痹后遗症。叶：用于跌打骨折，外伤出血，毒蛇咬伤。

材料来源 植物叶片采自广东省鼎湖。

DNA提取及序列扩增 取干燥植物样本叶片约30 mg，按照标准流程进行DNA提取和序列扩增。

ITS2序列特征 4条大叶臭花椒ITS2序列比对后长度为224 bp，有1处变异位点，为第44位点的T/G变异，第109位点的A/G变异，序列的GC含量为72.32%~72.77%。主导单倍型序列如下：

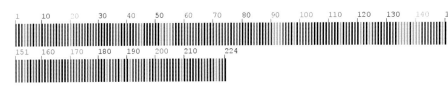

ITS2序列二级结构

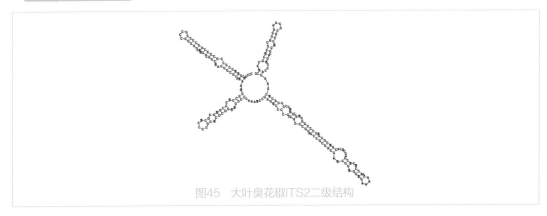

图45 大叶臭花椒ITS2二级结构

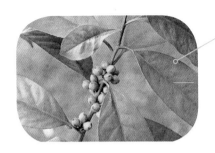

046 大叶冬青
Ilex latifolia Thunb.

本品隶属于冬青科Aquifoliaceae冬青属Ilex。
别名 苦登茶、大叶茶。

植物形态 本品为常绿大乔木，高达20 m，胸径60 cm，全体无毛；树皮灰黑色；分枝粗壮，具纵棱及槽，黄褐色或褐色，光滑，具明显隆起、阔三角形或半圆形的叶痕。叶片厚革质，长圆形或卵状长圆形，边缘具疏锯齿，齿尖黑色，叶面深绿色，具光泽，背面淡绿色。花淡黄绿色，4基数。雄花假圆锥花序的每个分枝具3~9花，呈聚伞花序状；雌花花序的每个分枝具1~3花。果球形，成熟时红色，宿存柱头薄盘状，基部宿存花萼盘状，伸展，外果皮厚，平滑。分核4，轮廓长圆状椭圆形，具不规则的皱纹和尘穴，背面具明显的纵脊，内果皮骨质。花期4月，果期9~10月。

入药部位 叶入药。

功能主治 清热解毒，止渴生津。用于斑痧肚痛，病后烦渴，疟疾，并作凉茶配料。

材料来源 植物叶片采自广东省乐昌市及华南植物园及岭南中药园。

DNA提取及序列扩增 取干燥植物样本叶片约30 mg，按照标准流程进行DNA提取和序列扩增。

ITS2序列特征 5条大叶冬青ITS2序列比对后长度为236 bp，没有变异位点，序列的GC含量为60.17%。主导单倍型序列如下：

ITS2序列二级结构

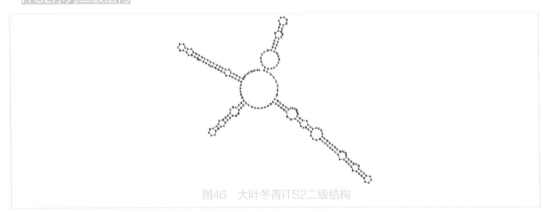

图46 大叶冬青ITS2二级结构

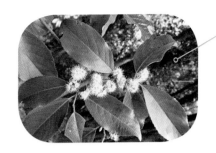

047 大叶桂樱
Laurocerasus zippeliana (Miq.) Yü et Lu

本品隶属于蔷薇科Rosaceae桂樱属Laurocerasus。

植物形态 本品为常绿乔木，高10~25 m；小枝灰褐色至黑褐色，具明显小皮孔，无毛。叶片革质，宽卵形至椭圆状长圆形或宽长圆形，叶边具稀疏或稍密粗锯齿，齿顶有黑色硬腺体；叶柄有1对扁平的基腺；托叶线形，早落。总状花序单生或2~4个簇生于叶腋；花萼外面被短柔毛；萼筒钟形；萼片卵状三角形，先端圆钝；花瓣近圆形，白色；雄蕊约20~25。果实长圆形或卵状长圆形，顶端急尖并具短尖头。花期7~10月，果期冬季。

入药部位 叶入药。

功能主治 用于全身瘙痒，鹤膝风，跌打损伤。

材料来源 植物叶片采自广东省鼎湖山。

DNA提取及序列扩增 取干燥植物样本叶片约30 mg，按照标准流程进行DNA提取和序列扩增。

ITS2序列特征 5条大叶桂樱ITS2序列比对后长度为211 bp，有1处变异位点，为第5位点的C/T变异，序列的GC含量为64.93%~65.40%。主导单倍型序列如下：

ITS2序列二级结构

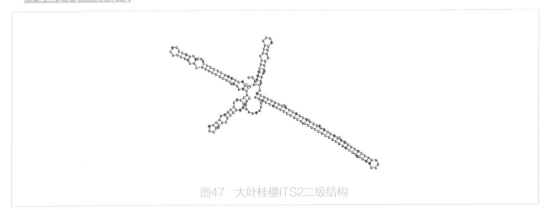

图47　大叶桂樱ITS2二级结构

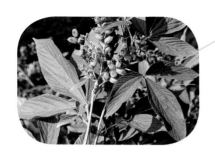

048 大叶千斤拔
Flemingia macrophylla (Willd.) Prain

本品隶属于豆科Leguminosae千斤拔属Flemingia。

植物形态 本品为直立灌木，高0.8~2.5 m。幼枝有明显纵棱，密被紧贴丝质柔毛。叶具指状3小叶；托叶大，披针形，具腺纹，常早落；叶柄具狭翅；小叶纸质或薄革质，顶生小叶宽披针形至椭圆形；基出脉2~3。总状花序常数个聚生于叶腋；花萼钟状；花冠紫红色，旗瓣长椭圆形，翼瓣狭椭圆形，龙骨瓣长椭圆形；雄蕊二体。荚果椭圆形，褐色，先端具小尖喙；种子1~2颗，球形光亮黑色。花期6~9月，果期10~12月。

入药部位 根入药。

功能主治 壮筋骨，强腰肾，祛风湿。用于风湿性关节炎，腰腿痛，腰肌劳损，白带，跌打损伤。

材料来源 植物叶片采自广东省鼎湖山、广州市龙洞。

DNA提取及序列扩增 取干燥植物样本叶片约30 mg，按照标准流程进行DNA提取和序列扩增。

ITS2序列特征 5条大叶千斤拔ITS2序列比对后长度为210 bp，有5处变异位点，为第97位点和第106位点的C/G变异，第103位点的T/C变异，第153位点的T/G变异，第170位点的A/G变异，序列的GC含量为60.00%~61.43%。主导单倍型序列如下：

ITS2序列二级结构

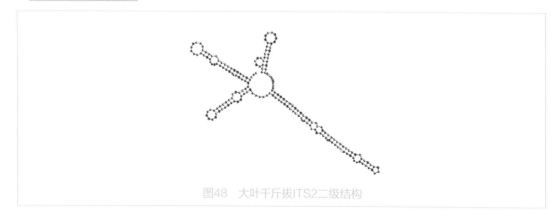

图48 大叶千斤拔ITS2二级结构

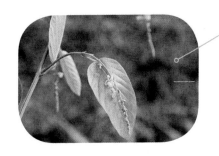

049 大叶山蚂蝗
Desmodium gangeticum (L.) DC.

本品隶属于豆科Leguminosae山蚂蝗属 Desmodium。
别名　粘草、粘人草、粘波波大叶山蚂蝗。

植物形态　本品为直立或近直立亚灌木，高可达1 m。茎柔弱，稍具棱，被稀疏柔毛，分枝多。叶具单小叶；托叶狭三角形或狭卵形；小叶纸质，长椭圆状卵形，有时为卵形或披针形，全缘；小托叶钻形。总状花序顶生和腋生；花萼宽钟状，被糙伏毛，裂片披针形；花冠绿白色，旗瓣倒卵形，翼瓣长圆形，龙骨瓣狭倒卵形；雄蕊二体。荚果密集，腹缝线稍直，背缝线波状，有荚节6~8，被钩状短柔毛。花期4~8月，果期8~9月。

入药部位　全草入药。

功能主治　祛瘀，消肿。用于跌打损伤，骨折。

材料来源　植物叶片采自广东省鼎湖山。

DNA提取及序列扩增　取干燥植物样本叶片约30 mg，按照标准流程进行DNA提取和序列扩增。

ITS2序列特征　4条大叶山蚂蝗ITS2序列比对后长度为217 bp，没有变异位点，序列的GC含量为65.44%。主导单倍型序列如下：

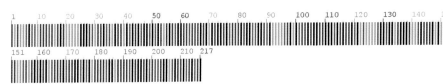

ITS2序列二级结构

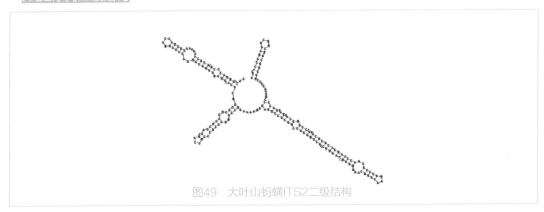

图49　大叶山蚂蝗ITS2二级结构

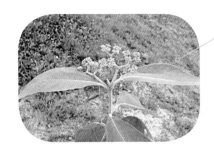

050 大叶紫珠
Callicarpa macrophylla Vahl

本品隶属于马鞭草科Verbenaceae紫珠属Callicarpa。
别名　紫珠草、大风叶。

植物形态　本品为灌木，稀小乔术，高3~5 m；小枝近四方形，密生灰白色粗糠状分枝茸毛，稍有臭味。叶片长椭圆形、卵状椭圆形或长椭圆状披针形，边缘具细锯齿，表面被短毛。聚伞花序，5~7次分歧，被毛与小枝同；苞片线形；萼杯状；花冠紫色，疏生星状毛。果实球形，有腺点和微毛。花期4~7月，果期7~12月。

入药部位　根、叶入药。

功能主治　散瘀止血，消肿止痛。

叶　用于吐血，咯血，衄血，便血。外用治外伤出血。

根　用于跌打肿痛，风湿骨痛。

材料来源　植物叶片采自广东省乐昌市、广州市岭南中药园。

DNA提取及序列扩增　取干燥植物样本叶片约30 mg，按照标准流程进行DNA提取和序列扩增。

ITS2序列特征　5条大叶紫珠ITS2序列比对后长度为227 bp，有2处变异位点，为第17位点和第37位点的T/C变异，序列的GC含量为70.48%~71.37%。主导单倍型序列如下：

ITS2序列二级结构

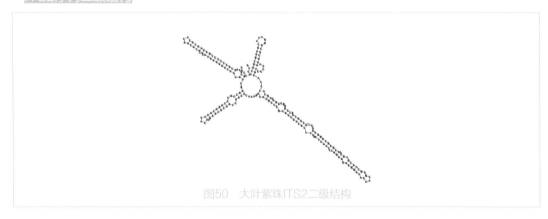

图50　大叶紫珠ITS2二级结构

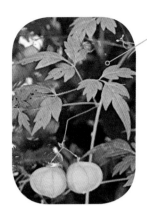

051 倒地铃

Cardiospermum halicacabum L.

本品隶属于无患子科Sapindaceae倒地铃属
Cardiospermum。
别名 假苦瓜、包袱草、灯笼草、风船葛。

植物形态 本品为草质攀缘藤本，长约1~5 m；茎、枝绿色，有直槽，棱上被柔毛。二回三出复叶，三角形；小叶近无柄，薄纸质，顶生的斜披针形或近菱形，顶端渐尖，边缘有疏锯齿或羽状分裂。圆锥花序少花，卷须螺旋状；萼片外面圆卵形，内面长椭圆形；花瓣乳白色，倒卵形；雄蕊（雄花）花丝被疏而长的柔毛；子房（雌花）倒卵形或有时近球形，被短柔毛。蒴果梨形、陀螺状倒三角形或有时近长球形，褐色；种子黑色，有光泽，种脐心形，鲜时绿色，干时白色。花期夏秋，果期秋季至初冬。

入药部位 全草入药。

功能主治 凉血解毒，散瘀消肿。用于跌打损伤，疮疖痈肿，湿疹，毒蛇咬伤。

材料来源 植物叶片采自广东省华南植物园。

DNA提取及序列扩增 取干燥植物样本叶片约30 mg，按照标准流程进行DNA提取和序列扩增。

ITS2序列特征 3条倒地铃ITS2序列比对后长度为241 bp，没有变异位点，序列的GC含量为60.58%。主导单倍型序列如下：

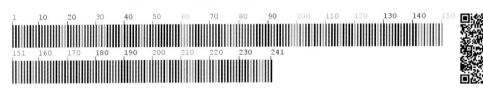

ITS2序列二级结构

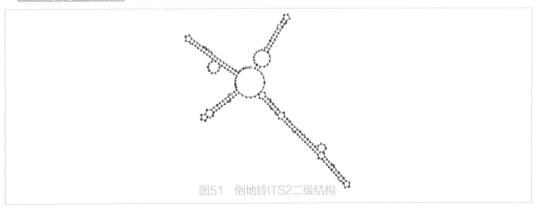

图51 倒地铃ITS2二级结构

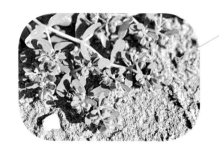

052 地锦
Euphorbia humifusa Willd. ex Schlecht.

本品隶属于大戟科Euphorbiaceae大戟属 Euphorbia。

植物形态　本品为一年生草本。根纤细，常不分枝。茎匍匐，自基部以上多分枝，被柔毛或疏柔毛。叶对生，矩圆形或椭圆形，边缘常于中部以上具细锯齿；叶面绿色，叶背淡绿色，有时淡红色，两面被疏柔毛。花序单生于叶腋；蒴果三棱状卵球形，成熟时分裂为3个分果爿。种子三棱状卵球形，灰色。花果期5~10月。

入药部位　全草入药。

功能主治　清热解毒，利湿退黄，通经活血，止血消肿。用于湿热痢疾，黄疸，咯血，吐血，血淋，便血，崩漏，乳汁不下，小儿疳积，跌打损伤，疮疡肿毒，毒蛇咬伤，烧、烫伤。

材料来源　植物叶片采自广东省乐昌市。

DNA提取及序列扩增　取干燥植物样本叶片约30 mg，按照标准流程进行DNA提取和序列扩增。

ITS2序列特征　13条地锦ITS2序列比对后长度为210 bp，没有变异位点，序列的GC含量为55.71%。主导单倍型序列如下：

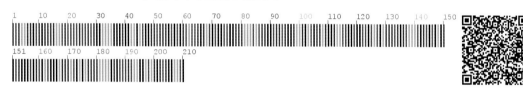

ITS2序列二级结构

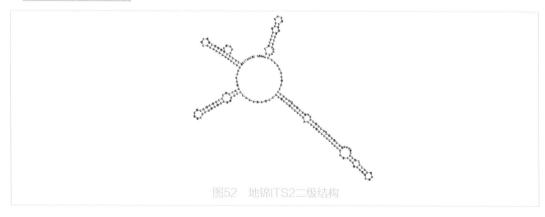

图52　地锦ITS2二级结构

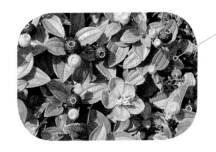

053 地菍

Melastoma dodecandrum Lour.

本品隶属于野牡丹科Melastomataceae
野牡丹属Melastoma。
别名　铺地菍、地茄子。

植物形态　本品为小灌木，长10~30 cm；茎匍匐上升，逐节生根，分枝多，披散，幼时被糙
伏毛，以后无毛。叶片坚纸质，卵形或椭圆形，全缘或具密浅细锯齿，叶面通常
仅边缘被糙伏毛。聚伞花序，顶生，有花（1~）3朵，基部有叶状总苞2；花瓣淡
紫红色至紫红色，菱状倒卵形。果坛状球状，肉质；宿存萼被疏糙伏毛。花期5~7
月，果期7~9月。

入药部位　全草入药。

功能主治　清热解毒，祛风利湿，补血止血。预防流行性脑脊髓膜炎，用于肠炎，痢疾，肺
脓肿，盆腔炎，子宫出血，贫血，白带，腰腿痛，风湿骨痛，外伤出血，蛇咬伤。

材料来源　植物叶片采自广东省乐昌市。

DNA提取及序列扩增　取干燥植物样本叶片约30 mg，按照标准流程进行DNA提取和序列扩增。

ITS2序列特征　6条地菍ITS2序列比对后长度为224 bp，没有变异位点，序列的GC含量为
69.20%。主导单倍型序列如下：

ITS2序列二级结构

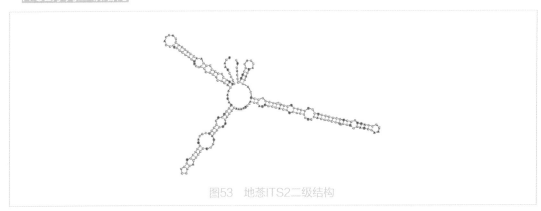

图53　地菍ITS2二级结构

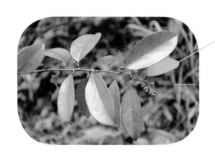

054 丁公藤
Erycibe obtusifolia Benth.

本品隶属于旋花科Convolvulaceae丁公
藤属Erycibe。
别名 包公藤。

植物形态 本品为高大木质藤本，长约12 m；小枝干后黄褐色，明显有棱，不被毛。叶革质，椭圆形或倒长卵形。聚伞花序腋生和顶生，顶生的排列成总状；花萼球形，萼片近圆形；花冠白色，全缘或浅波状，无齿。浆果卵状椭圆形，长约1.4 cm。

入药部位 藤茎入药。

功能主治 祛风除湿，消肿止痛。用于风湿痹痛，半身不遂，跌打肿痛。

材料来源 植物叶片采自广东省鼎湖。

DNA提取及序列扩增 取干燥植物样本叶片约30 mg，按照标准流程进行DNA提取和序列扩增。

ITS2序列特征 4条丁公藤ITS2序列比对后长度为223 bp，没有变异位点，序列的GC含量为76.68%。主导单倍型序列如下：

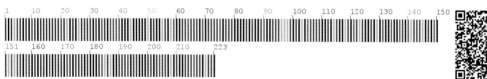

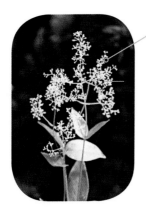

055 鼎湖耳草
Hedyotis effusa Hance

本品隶属于茜草科Rubiaceae耳草属Hedyotis。

植物形态 直立无毛草本，基部木质，高0.5~1 m或过之；茎柔弱，灰紫色，圆柱形，褐灰色。叶对生，纸质，卵状披针形；叶柄短；托叶阔三角形或截平，全缘。花序顶生，为二歧分枝的聚伞花序，圆锥式排列；总花梗纤细；花4数，具花梗；萼管卵形；花冠漏斗形。蒴果近球形，成熟时开裂为两个果爿；种子具棱，细小。花期7~9月。

入药部位 全草入药。

功能主治 活血化瘀。用于跌打损伤。外用鲜品捣烂敷患处。

材料来源 植物叶片采自广东省鼎湖。

DNA提取及序列扩增 取干燥植物样本叶片约30 mg，按照标准流程进行DNA提取和序列扩增。

ITS2序列特征 10条鼎湖耳草ITS2序列比对后长度为208 bp，有2处变异位点，为第20位点的碱基缺失和第165位点的A/C突变，序列的GC含量为67.31%~67.63%。主导单倍型序列如下：

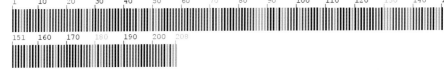

ITS2序列二级结构

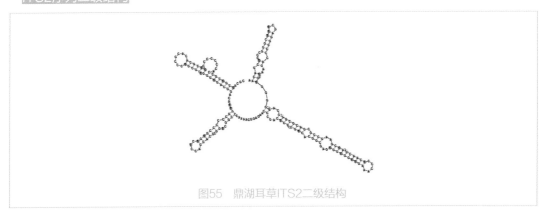

图55 鼎湖耳草ITS2二级结构

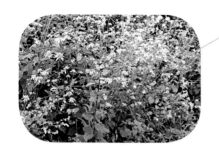

056 东风菜
Doellingeria scaber (Thunb.) Nees

本品隶属于菊科Compositae东风菜属
Doellingeria。
别名 盘龙草、山蛤芦、土苍术、白云草。

植物形态 本品为根状茎粗壮。茎直立，高100~150 cm，上部有斜升的分枝，被微毛。基部叶叶片心形，边缘有具小尖头的齿；中部叶较小，卵状三角形，有具翅的短柄；上部叶小，矩圆披针形或条形；全部叶两面被微糙毛，网脉显明。头状花序呈圆锥伞房状排列。总苞半球形；总苞片约3层。舌状花约10个；管状花檐部钟状。瘦果倒卵圆形或椭圆形。冠毛污黄白色，有多数微糙毛。花期6~10月；果期8~10月。

入药部位 全草入药。

功能主治 清热解毒，祛风止痛。用于毒蛇咬伤，风湿性关节炎，跌打损伤，感冒头痛，目赤肿痛，咽喉肿痛。外用治疮疖，毒蛇咬伤。

材料来源 植物叶片采自广东省乐昌市。

DNA提取及序列扩增 取干燥植物样本叶片约30 mg，按照标准流程进行DNA提取和序列扩增。

ITS2序列特征 3条东风菜ITS2序列比对后长度为221 bp，没有变异位点，序列的GC含量为53.39%。主导单倍型序列如下：

ITS2序列二级结构

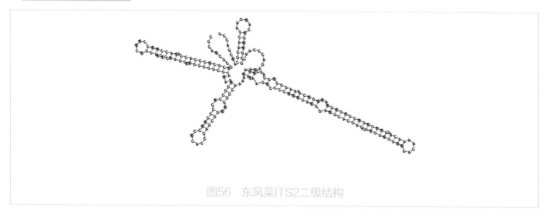

图56 东风菜ITS2二级结构

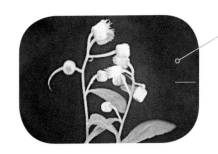

057 东风草
Blumea megacephala (Randeria) Chang et Tseng

本品隶属于菊科Compositae艾纳香属 Blumea。
别名 大头艾纳香、白花九里明、华艾纳香。

植物形态 本品为攀援状草质藤本或基部木质。茎圆柱形，多分枝，有明显的沟纹。叶片卵形、卵状长圆形或长椭圆形，边缘有疏细齿或点状齿，上面被疏毛或后脱毛，有光泽，干时常变淡黑色，中脉在上面明显，在下面凸起；小枝上部的叶较小，椭圆形或卵状长圆形。头状花序疏散；总苞半球形；线状长圆形；花托平。花黄色，雌花多数，细管状，檐部裂片顶端浑圆；两性花花冠管状，檐部裂片三角形。瘦果圆柱形。冠毛白色，糙毛状。花期8~12月。

入药部位 全草入药。

功能主治 祛风除湿，活血调经，用于风湿骨痛，跌打肿痛，产后血崩，月经不调、疮疖。

材料来源 植物叶片采自广东省乐昌市。

DNA提取及序列扩增 取干燥植物样本叶片约30 mg，按照标准流程进行DNA提取和序列扩增。

ITS2序列特征 5条东风草ITS2序列比对后长度为228 bp，有1处变异位点，为第139位点的T/C变异，序列的GC含量为50.44~50.88%。主导单倍型序列如下：

ITS2序列二级结构

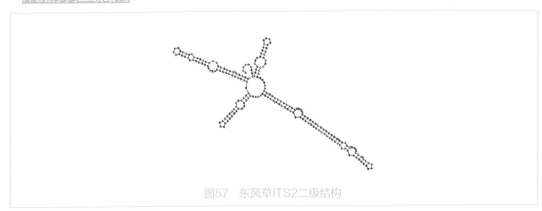

图57 东风草ITS2二级结构

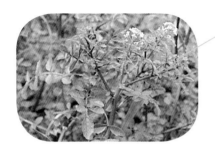

058 豆瓣菜

Nasturtium officinale R. Br.

本品隶属于十字花科Cruciferae豆瓣菜属Nasturtium。
别名　西洋菜、凉菜、水田芥。

植物形态　本品为多年生水生草本，高20~40 cm，全体光滑无毛。茎匍匐或浮水生，多分枝，节上生不定根。单数羽状复叶，小叶片宽卵形、长圆形或近圆形，钝头或微凹，近全缘或呈浅波状，基部截平，小叶柄细而扁，叶柄基部成耳状。总状花序顶生，花多数；萼片长卵形，边缘膜质，基部略呈囊状；花瓣白色，倒卵形或宽是形。长角果圆柱形而扁；果柄纤细，开展或微弯；花柱短。种子卵形，红褐色，表面具网纹。花期4~5月，果期6~7月。

入药部位　全草入药。

功能主治　清热利尿，润燥止咳及抗坏血病。用于气管炎，肺热咳嗽，皮肤瘙痒等。

材料来源　植物叶片采自广东省乐昌市。

DNA提取及序列扩增　取干燥植物样本叶片约30 mg，按照标准流程进行DNA提取和序列扩增。

ITS2序列特征　5条豆瓣菜ITS2序列比对后长度为189 bp，没有变异位点，序列的GC含量为54.50%。主导单倍型序列如下：

ITS2序列二级结构

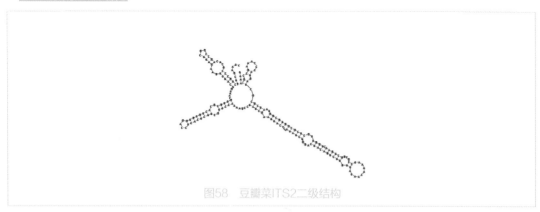

图58　豆瓣菜ITS2二级结构

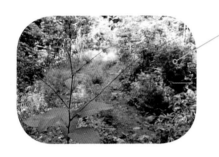

059 短毛金线草

Antenoron filiforme (Thunb.) Rob. et
Vaut. var. **neofiliforme** (Nakai) A. J. Li

本品隶属于蓼科Polygonaceae金线草属
Antenoron。
别名 蓼子七。

植物形态 本品为多年生草本。根状茎粗壮，直立，高50~80 cm。叶椭圆形或长椭圆形，顶端短渐尖或急尖，基部楔形，全缘，两面均具糙伏毛；叶柄具糙伏毛，具托叶鞘。总状花序呈穗状，苞片漏斗状，花被4深裂，红色，花被片卵形，结果时稍增大。瘦果卵形，双凸镜状，褐色，包于宿存花被内。花期7~8月，果期9~10月。

入药部位 全草入药。

功能主治 凉血止血，祛瘀止痛。用于吐血，肺结核咯血，子宫出血，淋巴结结核，胃痛，痢疾，跌打损伤，骨折，风湿痹痛，腰痛。

材料来源 植物叶片采自广东省乐昌市。

DNA提取及序列扩增 取干燥植物样本叶片约30 mg，按照标准流程进行DNA提取和序列扩增。

ITS2序列特征 4条短毛金线草ITS2序列比对后长度为247 bp，没有变异位点，序列的GC含量为66.40%。主导单倍型序列如下：

ITS2序列二级结构

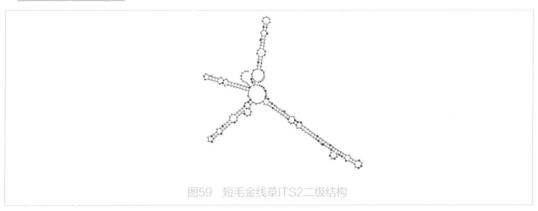

图59　短毛金线草ITS2二级结构

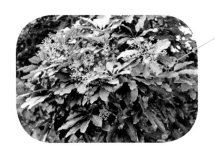

060 鹅掌柴

Schefflera heptaphylla (Linn.) Frodin

本品隶属于五加科Araliaceae鹅掌柴属Schefflera。
别名 鸭脚木、鸭母树、伞托树。

植物形态 本品为乔木或灌木，高2~15 m，胸径可达30 cm以上；小枝粗壮，干时有皱纹。叶有小叶6~9，最多至11；小叶片纸质至革质，椭圆形、长圆状椭圆形或倒卵状椭圆形，稀椭圆状披针形。圆锥花序顶生，主轴和分枝幼时密生星状短柔毛，后毛渐脱稀；分枝斜生，有总状排列的伞形花序几个至十几个，间或有单生花1~2；伞形花序有花10~15朵；花白色。果实球形，黑色，有不明显的棱；宿存花柱很粗短，柱头头状。花期11~12月，果期12月。

入药部位 根皮、根、叶入药。

功能主治 清热解毒，止痒消肿散瘀。

根皮 用于感冒发热，咽喉肿痛，风湿骨痛，跌打损伤。

叶 用于过敏性皮炎，湿疹。

材料来源 植物叶片采自广东省广州龙洞及华南植物园。

DNA提取及序列扩增 取干燥植物样本叶片约30 mg，按照标准流程进行DNA提取和序列扩增。

ITS2序列特征 5条鹅掌柴ITS2序列比对后长度为231 bp，没有变异位点，序列的GC含量为59.74%。主导单倍型序列如下：

ITS2序列二级结构

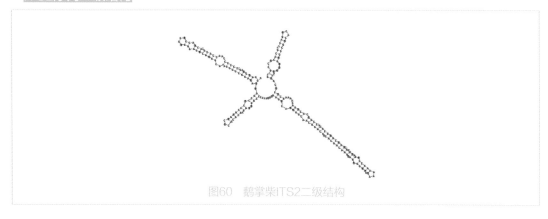

图60 鹅掌柴ITS2二级结构

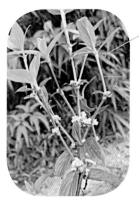

061 耳草
Hedyotis auricularia L.

本品隶属于茜草科Rubiaceae耳草属Hedyotis。
别名 鲫鱼胆草、节节花。

植物形态 本品为多年生、近直立或平卧的粗壮草本，高30~100 cm；小枝被短硬毛，幼时近方柱形，老时呈圆柱形，通常节上生根。叶对生，近革质，披针形或椭圆形，上面平滑或粗糙，下面常被粉末状短毛。聚伞花序腋生，密集成头状。花冠白色，裂片4。果球形，种子每室2-6粒，种皮干后黑色，有小窝孔。花期3~8月。

入药部位 全草入药。

功能主治 凉血消肿，清热解毒。用于感冒发热，肺热咳嗽，喉痛，急性结膜炎，肠炎，痢疾；蛇咬伤，跌打损伤，疮疖痈肿，乳腺炎，湿疹。

材料来源 植物叶片采自广东省乐昌市。

DNA提取及序列扩增 取干燥植物样本叶片约30 mg，按照标准流程进行DNA提取和序列扩增。

ITS2序列特征 9条耳草ITS2序列比对后长度为217 bp，有4处变异位点，为第156位点的T/C变异，第187位点的G/C变异，第196位点的G/A变异和第210位点的C/A变异，序列的GC含量为67.28%~68.20%。主导单倍型序列如下：

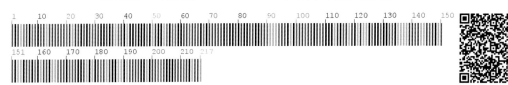

ITS2序列二级结构

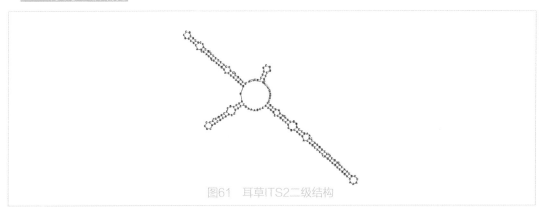

图61 耳草ITS2二级结构

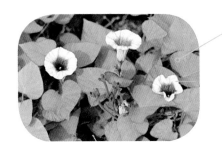

062 番薯
Ipomoea batatas (L.) Lam.

本品隶属于旋花科Convolvulaceae番薯属Ipomoea。
别名　白薯、红薯、甘薯、地瓜。

植物形态　本品为一年生草本，地下部分具圆形、椭圆形或纺锤形的块根，块根的形状、皮色和肉色因品种或土壤不同而异。茎平卧或上升，偶有缠绕，多分枝，圆柱形或具棱，绿或紫色，茎节易生不定根。叶片形状、颜色差异大，通常为宽卵形、裂片宽卵形、三角状卵形或线状披针形；叶柄长短不一。聚伞花序腋生，花序梗稍粗壮；苞片小，披针形；萼片长圆形或椭圆形，不等长；花冠粉颜色多样，钟状或漏斗状；雄蕊及花柱内藏；子房2~4室。开花习性差异较大。蒴果卵形或扁圆形。种子1~4粒。番薯属于异花授粉，有时只见开花不见结果。

入药部位　根、藤入药。

功能主治　补中，生津，止血，排脓，用于胃及十二指肠溃疡出血，崩漏，无名肿毒。

材料来源　植物叶片采自广东省广州市龙洞及华南植物园。

DNA提取及序列扩增　取干燥植物样本叶片约30 mg，按照标准流程进行DNA提取和序列扩增。

ITS2序列特征　5条番薯ITS2序列比对后长度为221 bp，没有变异位点，序列的GC含量为69.68%。主导单倍型序列如下：

ITS2序列二级结构

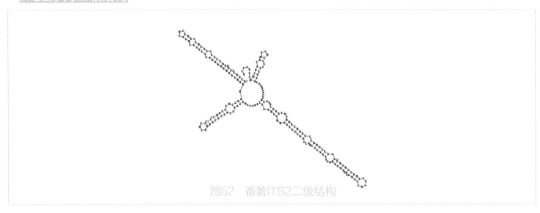

图62　番薯ITS2二级结构

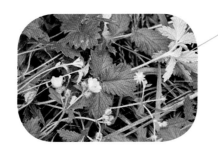

063 翻白草
Potentilla discolor Bge.

本品隶属于蔷薇科Rosaceae委陵菜属
Potentilla。

植物形态　本品为多年生草本。根粗壮，下部常肥厚呈纺锤形。花茎直立，高10~45 cm，密被白色绵毛。基生叶有小叶2~4对；小叶对生或互生，长圆形或长圆披针形，边缘具圆钝锯齿，稀急尖，茎生叶1~2，有掌状3~5小叶；基生叶托叶膜质，茎生叶托叶草质，卵形或宽卵形，边缘常有缺刻状牙齿，稀全缘。聚伞花序，疏散；萼片三角状卵形，副萼片披针形；花瓣黄色，倒卵形；花柱近顶生，基部具乳头状膨大。瘦果近肾形，光滑。花果期5~9月。

入药部位　全草入药。

功能主治　凉血止血。用于肠炎，细菌性痢疾，阿米巴痢疾，吐血，衄血，便血，白带。外用治创伤，痈疖肿毒。

材料来源　植物叶片采自广东省乐昌市，药材样品购自康美药业。

DNA提取及序列扩增　取干燥植物样本叶片约30 mg，按照标准流程进行DNA提取和序列扩增。

ITS2序列特征　10条翻白草ITS2序列比对后长度为210 bp，没有变异位点，序列的GC含量为62.86%。主导单倍型序列如下：

ITS2序列二级结构

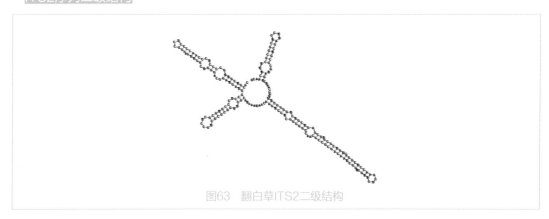

图63　翻白草ITS2二级结构

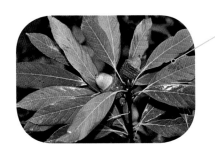

064 饭甑青冈

Cyclobalanopsis fleuryi (Hick. et A. Camus) Chun ex Q. F. Zheng

本品隶属于壳斗科Fagaceae青冈属 Cyclobalanopsis。
别名　饭甑椆。

植物形态　本品为常绿乔木，高达25 m，树皮灰白色，平滑。叶片革质，长椭圆形或卵状长椭圆形，顶端急尖或短渐尖，基部楔形，全缘或顶端有波状锯齿，幼时密被黄棕色绒毛，老时无毛，叶背粉白色。雄花序全体被褐色绒毛；雌花序轴粗壮，密被黄色绒毛，柱头略2裂。壳斗钟形或近圆筒形，内外壁被黄棕色毡状长绒毛；小苞片合生成同心环带。坚果柱状长椭圆形，密被黄棕色绒毛；果脐凸起。花期3~4月，果期10~12月。

入药部位　果实入药。

功能主治　清热解毒，收敛肺气，止咳。用于肺燥咳嗽，痰火瘰疬，湿热痢疾，小肠气。外用治跌打损伤。

材料来源　植物叶片采自广东省乐昌市。

DNA提取及序列扩增　取干燥植物样本叶片约30 mg，按照标准流程进行DNA提取和序列扩增。

ITS2序列特征　3条饭甑青冈ITS2序列比对后长度为214 bp，没有变异位点，序列的GC含量为71.03%。主导单倍型序列如下：

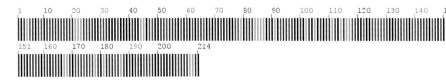

ITS2序列二级结构

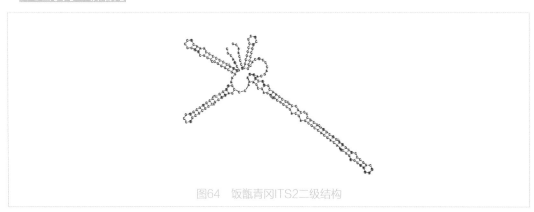

图64　饭甑青冈ITS2二级结构

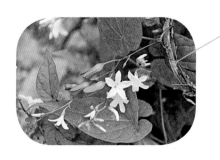

065 飞蛾藤
Dinetus racemosus (Roxb.) Buch.-Ham. ex Sweet

本品隶属于旋花科Convolvulaceae飞蛾藤属Dinetus。

植物形态 本品为攀缘灌木，茎缠绕，草质，圆柱形，高达10 m，幼时或多或少被黄色硬毛，后来具小瘤，或无毛。叶卵形，两面极疏被紧贴疏柔毛。圆锥花序腋生，或多或少宽阔地分枝，少花或多花，苞片叶状；花冠漏斗形，白色，管部带黄色。蒴果卵形，具小短尖头，无毛；种子1，卵形，暗褐色或黑色，平滑。

入药部位 全草入药。

功能主治 解表，解毒，行气活血。用于感冒风寒，食滞腹胀，无名肿毒。

材料来源 植物叶片采自广东省乐昌市。

DNA提取及序列扩增 取干燥植物样本叶片约30 mg，按照标准流程进行DNA提取和序列扩增。

ITS2序列特征 3条飞蛾藤ITS2序列比对后长度为209 bp，没有变异位点，序列的GC含量为65.55%。主导单倍型序列如下：

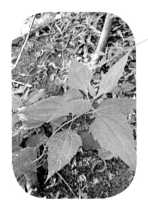

066 飞机草
Chromolaena odoratum (L.) R. King et H. Rob.

本品隶属于菊科Compositae飞机草属Chromolaena。
别名 香泽兰。

植物形态 本品为多年生草本，根茎粗壮，横走。茎直立，高1~3 m，苍白色，有细条纹；分枝粗壮，常对生，全部茎枝被茸毛或短柔毛。叶对生，卵形、三角形或卵状三角形，质地稍厚，有叶柄，两面粗涩，被长柔毛及红棕色腺点，花序下部的叶小，常全缘。头状花序在茎顶或枝端排成伞房状或复伞房状花序。花白色或粉红色。瘦果黑褐色，5棱。花果期4~12月。

入药部位 全草入药。

功能主治 散瘀消肿，止血，杀虫。用于跌打损伤，外伤出血，旱蚂蟥叮咬出血不止，疮疡肿毒。鲜叶揉碎涂下肢可防治旱蚂蟥叮咬。

材料来源 植物叶片采自广东省广州华南植物园。

DNA提取及序列扩增 取干燥植物样本叶片约30 mg，按照标准流程进行DNA提取和序列扩增。

ITS2序列特征 7条飞机草ITS2序列比对后长度为229 bp，没有变异位点，序列的GC含量为51.09%。主导单倍型序列如下：

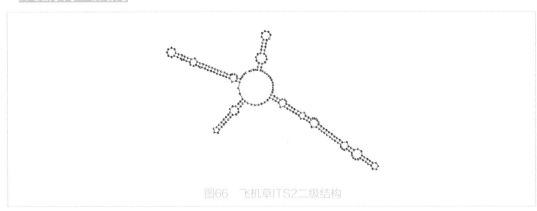

ITS2序列二级结构

图66 飞机草ITS2二级结构

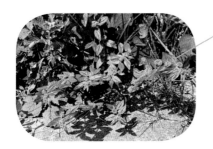

067 飞扬草
Euphorbia hirta L.

本品隶属于大戟科Euphorbiaceae大戟属Euphorbia。
别名 大飞扬、节节花。

植物形态 本品为一年生草本。根纤细。茎单一，高30~60（70）cm，被粗硬毛。叶对生，披针状长圆形、长椭圆状卵形或卵状披针形，叶背灰绿色，有时具紫色斑，两面均具柔毛。花序多数，于叶腋处密集成头状。蒴果三棱状，被短柔毛，成熟时分裂为3个分果片。种子近圆状四棱，每个棱面有数个纵槽，无种阜。花果期6~12月。

入药部位 全草入药。

功能主治 清热解毒，利湿止痒。用于细菌性痢疾，阿米巴痢疾，肠炎，肠道滴虫，消化不良，支气管炎，肾盂肾炎。外用治湿疹、皮炎、皮肤瘙痒。

材料来源 植物叶片采自广东省乐昌市及广州岭南中药园，药材样本购自康美药业。

DNA提取及序列扩增 取干燥植物样本叶片约30 mg，按照标准流程进行DNA提取和序列扩增。

ITS2序列特征 5条飞扬草ITS2序列比对后长度为209 bp，没有变异位点，序列的GC含量为60.29%。主导单倍型序列如下：

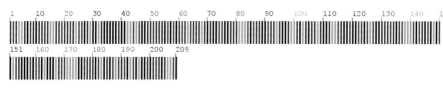

ITS2序列二级结构

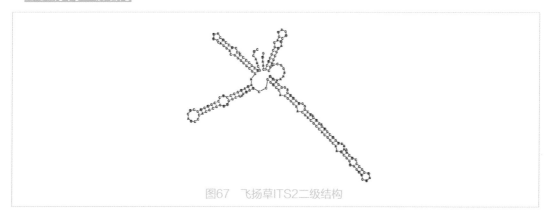

图67 飞扬草ITS2二级结构

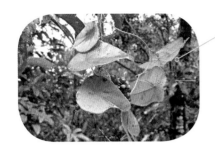

068 粪箕笃
Stephania longa Lour.

本品隶属于防己科Menispermaceae千金藤属Stephania。
别名 千金藤、田鸡草。

植物形态 本品为草质藤本，长1~4 m或稍过之，除花序外全株无毛；枝纤细，有条纹。叶纸质，三角状卵形顶端钝，有小凸尖；基部近截平或微圆。复伞形聚伞花序腋生，雄花序较纤细，被短硬毛；雄花：萼片排成2轮，楔形或倒卵形，背面被乳头状短毛；花瓣4或有时3，绿黄色，常近圆形；聚药雄蕊；雌花：萼片和花瓣均4片。核果红色；果核背部有2行小横肋，小横肋中段稍低平，胎座迹穿孔。花期春末夏初，果期秋季。

入药部位 全株入药。

功能主治 清热解毒，利尿消肿。用于肾盂肾炎，膀胱炎，慢性肾炎，肠炎，痢疾，毒蛇咬伤。外用治痈疖疮疡，化脓性中耳炎。

材料来源 植物叶片采自广东省乐昌市、广州市龙洞。

DNA提取及序列扩增 取干燥植物样本叶片约30 mg，按照标准流程进行DNA提取和序列扩增。

ITS2序列特征 5条粪箕笃ITS2序列比对后长度为192 bp，有1处变异位点，为第135位点的A/C变异，序列的GC含量为64.58%~65.10%。主导单倍型序列如下：

ITS2序列二级结构

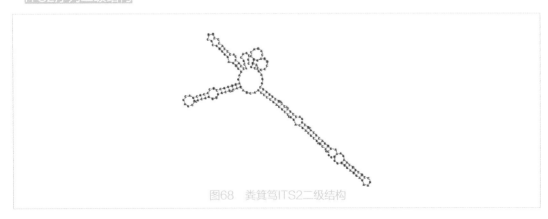

图68 粪箕笃ITS2二级结构

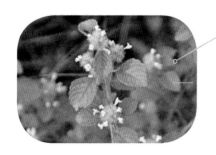

069 风轮菜
Clinopodium chinense (Benth.) O. Ktze.

本品隶属于唇形科Labiatae风轮菜属Clinopodium。
别名 断血流、九层塔、熊胆草。

植物形态 本品为多年生草本。茎基部匍匐生根，上部上升，多分枝，高可达1m，四棱形，具细条纹，密被短柔毛及腺微柔毛。叶卵圆形，边缘具大小均匀的圆齿状锯齿，坚纸质。轮伞花序多花密集，半球状，苞叶叶状，苞片针状，极细。花萼狭管状，常染紫红色。花冠紫红色，外面被微柔毛。小坚果倒卵形，黄褐色。花期5~8月，果期8~10月。

入药部位 全草入药。

功能主治 止血，疏风清热，解毒止痢。用于子宫肌瘤出血，鼻衄，牙龈出血，尿血，创伤出血，感冒，中暑，急性胆囊炎，肝炎，肠炎，痢疾，腮腺炎，乳腺炎，疔疮毒，过敏性皮炎，急性结膜炎。

材料来源 植物叶片采自广东省乐昌市。

DNA提取及序列扩增 取干燥植物样本叶片约30 mg，按照标准流程进行DNA提取和序列扩增。

ITS2序列特征 6条风轮菜ITS2序列比对后长度为243 bp，没有变异位点，序列的GC含量为73.25%。主导单倍型序列如下：

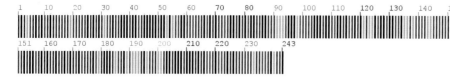

ITS2序列二级结构

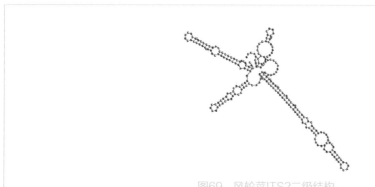

图69 风轮菜ITS2二级结构

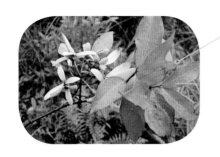

070 风筝果
Hiptage benghalensis (Linn.) Kurz

本品隶属于金虎尾科Malpighiaceae风筝果属Hiptage。
别名 红龙、狗角藤。

植物形态 本品为灌木或藤本，攀缘，长3~10 m或更长；幼嫩部分和总状花序密被淡黄褐色或银灰色柔毛。老枝无毛，锈红色或暗灰色。叶片革质，长圆形，椭圆状长圆形或卵状披针形，全缘。总状花序腋生或顶生，花梗中部以上具关节，小苞片钻状披针形；花芽球形。花大，极芳香；萼片阔椭圆形或卵形；花瓣白色，圆形或阔椭圆形，内凹，花药椭圆形；花柱拳卷状。中翅椭圆形或倒卵状披针形，背部具三角形鸡冠状附属物。花期2~4月，果期4~5月。

入药部位 老茎入药。

功能主治 敛汗涩精，固肾助阳。用于遗精，小儿盗汗，早泄阳痿，尿频，风寒痹痛。

材料来源 植物叶片采自广东省乐昌市。

DNA提取及序列扩增 取干燥植物样本叶片约30 mg，按照标准流程进行DNA提取和序列扩增。

ITS2序列特征 3条风筝果ITS2序列比对后长度为203 bp，没有变异位点，序列的GC含量为52.71%。主导单倍型序列如下：

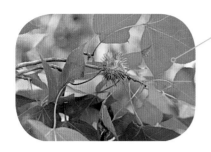

071 枫香树
Liquidambar formosana

本品隶属于金缕梅科Hamamelidaceae枫香树属Liquidambar。
别名 路路通、大叶枫、枫子树、鸡爪枫、白胶香（树脂）。

植物形态 本品为落叶乔木，高达30 m，胸径最大可达1 m，树皮灰褐色，方块状剥落；小枝干后灰色，被柔毛，略有皮孔。叶薄革质，阔卵形，掌状3裂，下面有短柔毛，或变秃净仅在脉腋间有毛，网脉明显可见，边缘有锯齿，齿尖有腺状突。雄性短穗状花序常多个排成总状，雌性头状花序有花24~43朵。头状果序圆球形，木质，蒴果下半部藏于花序轴内。种子多数，褐色，多角形或有窄翅。

入药部位 根、叶、树脂、果实入药。

功能主治 根 祛风止痛。用于风湿性关节痛、牙痛。

叶 祛风除湿，行气止痛。用于肠炎，痢疾，胃痛。外用治毒蜂螫伤，皮肤湿疹。

果（路路通） 祛风通络，利水，下乳。乳汁不通，月经不调，风湿关节痛，腰腿痛，小便不利，荨麻疹。

白胶香（枫香脂） 解毒生肌，止血止痛。用于外伤出血，跌打疼痛。

材料来源 植物叶片采自广东省乐昌市、广州岭南中药园。

DNA提取及序列扩增 取干燥植物样本叶片约30 mg，按照标准流程进行DNA提取和序列扩增。

ITS2序列特征 12条枫香树ITS2序列比对后长度为248 bp，有3处变异位点，为28位点和第36位点的T/C变异，第220位点的A/G变异，序列的GC含量为67.34%~67.74%。
主导单倍型序列如下：

ITS2序列二级结构

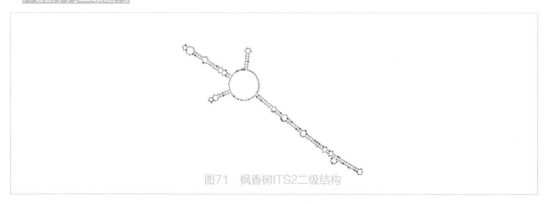

图71 枫香树ITS2二级结构

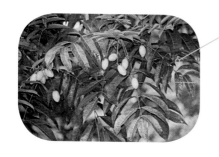

072 橄榄

Canarium album (Lour.) Raeusch.

本品隶属于橄榄科Burseraceae橄榄属Canarium。

别名 白榄、黄榄。

植物形态 本品为乔木，高10~25（~35）m，胸径可达150 cm。小枝粗5~6 mm。有托叶。小叶3~6对，纸质至革质，披针形或椭圆形（至卵形）。花序腋生，雄花序为聚伞圆锥花序，多花；雌花序为总状，具花12朵以下。果序长1.5~15 cm，具1~6果，果卵圆形至纺锤形，成熟时黄绿色。种子1~2。花期4~5月，果10~12月成熟。

入药部位 果实入药。

功能主治 清热解毒，利咽喉。用于咽喉肿痛，咳嗽，暑热烦渴，肠炎腹泻。鲜果汁：河豚、鱼、鳖中毒。

材料来源 植物叶片采自广东省鼎湖。

DNA提取及序列扩增 取干燥植物样本叶片约30 mg，按照标准流程进行DNA提取和序列扩增。

ITS2序列特征 9条橄榄ITS2序列比对后长度为233 bp，没有变异位点，序列的GC含量为69.96%。主导单倍型序列如下：

ITS2序列二级结构

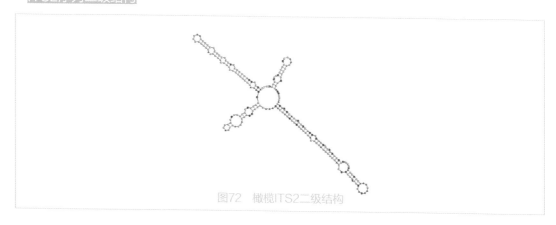

图72 橄榄ITS2二级结构

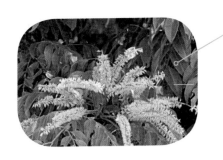

073 格木

Erythrophleum fordii Oliv.

本品隶属于豆科Leguminosae格木属
Erythrophleum。
别名 孤坟柴、赤叶木、斗登风。

植物形态 本品为乔木，通常高约10 m，有时可达30 m；嫩枝和幼芽被铁锈色短柔毛。叶互生，二回羽状复叶；羽片通常3对，对生或近对生。穗状花序排成圆锥花序；总花梗上被铁锈色柔毛；萼钟状；花瓣5，淡黄绿色，内面和边缘密被柔毛。荚果长圆形，扁平，厚革质，有网脉；种子长圆形，种皮黑褐色。花期5~6月；果期8~10月。

入药部位 种和树皮入药。

功能主治 强心，益气活血。用于心气不足所致气虚血瘀之症。慎用。

材料来源 植物叶片采自广东省乐昌市及广州市岭南中药园。

DNA提取及序列扩增 取干燥植物样本叶片约30 mg，按照标准流程进行DNA提取和序列扩增。

ITS2序列特征 3条格木ITS2序列比对后长度为192 bp，没有变异位点，序列的GC含量为79.69%。主导单倍型序列如下：

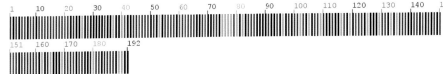

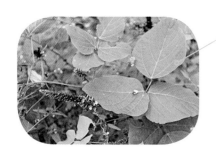

074 葛麻姆
Pueraria montana (Lour.) Merr.

本品隶属于豆科Leguminosae葛属
Pueraria。

植物形态　本品为粗壮藤本，长可达8 m，全体被黄色长硬毛，茎基部木质，有粗厚的块状根。羽状复叶具3小叶；托叶背着，卵状长圆形，具线条；小托叶线状披针形；小叶三裂，偶尔全缘，顶生小叶宽卵形，通常全缘，侧生小叶略小而偏斜。总状花序；苞片线状披针形至线形，早落；小苞片卵形；花萼钟形，裂片披针形，渐尖；旗瓣圆形，翼瓣镰状，龙骨瓣镰状长圆形。荚果长椭圆形，扁平，被褐色长硬毛。花期7~9月，果期10~12月。

入药部位　根入药。

功能主治　解肌退热，生津止渴，透发斑疹。用于感冒发热，口渴，头痛项强，疹出不透，急性胃肠炎，小儿腹泻，肠梗阻，痢疾，高血压引起的颈项强直和疼痛，心绞痛，突发性耳聋，并可解酒。

材料来源　植物叶片采自广东省鼎湖山。

DNA提取及序列扩增　取干燥植物样本叶片约30 mg，按照标准流程进行DNA提取和序列扩增。

ITS2序列特征　4条葛麻姆ITS2序列比对后长度为241 bp，有1处变异位点，为第14位点的碱基C插入，序列的GC含量为60.00%~60.17%。主导单倍型序列如下：

ITS2序列二级结构

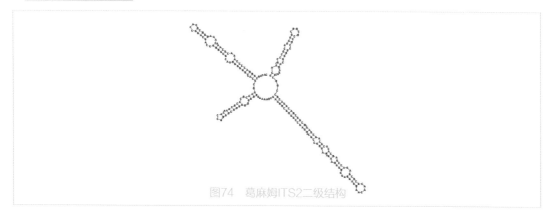

图74　葛麻姆ITS2二级结构

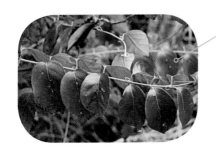

075 钩藤

Uncaria rhynchophylla (Miq.) Miq. ex Havil.

本品隶属于茜草科 Rubiaceae 钩藤属
Uncaria。
别名　双钩藤、鹰爪风、吊风根、金钩草、
倒挂刺。

植物形态　本品为藤本；嫩枝较纤细，方柱形或略有4棱角，无毛。叶纸质，椭圆形或椭圆状长圆形，干时褐色或红褐色，顶端短尖或骤尖，基部楔形至截形；侧脉脉腋窝陷有黏液毛；托叶狭三角形，外面无毛，裂片线形至三角状披针形。头状花序单生叶腋，苞片微小，或成单聚伞状排列，总花梗腋生；小苞片线形或线状匙形；花近无梗；花萼管疏被毛，萼裂片近三角形；花冠裂片卵圆形；花柱伸出冠喉外，柱头棒形。小蒴果被短柔毛，宿存萼裂片近三角形，星状辐射。花、果期5~12月。

入药部位　带钩茎枝、根入药。

功能主治　茎钩　清热，平肝，熄风，止痉。用于小儿高热，惊厥，抽搐，小儿夜啼，风热头痛，头晕目眩，高血压，神经性头痛。

　　　　　　根　祛风湿，通络。用于风湿关节痛，跌打损伤。

材料来源　植物叶片采自广东省乐昌市。

DNA提取及序列扩增　取干燥植物样本叶片约30 mg，按照标准流程进行DNA提取和序列扩增。

ITS2序列特征　6条钩藤ITS2序列比对后长度为220 bp，没有变异位点，序列的GC含量为65.00%。主导单倍型序列如下：

ITS2序列二级结构

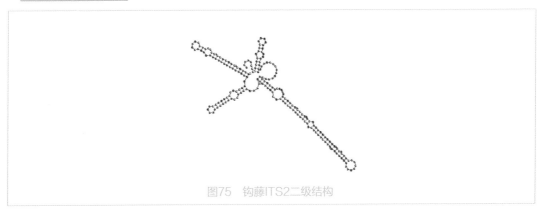

图75　钩藤ITS2二级结构

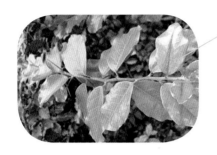

076 构棘
Maclura cochinchinensis (Lour.) Corner

本品隶属于桑科Moraceae柘属Maclura。
别名　穿破石、金蝉退壳、黄龙退壳、牵扯入石。

植物形态　本品为直立或攀缘状灌木；枝无毛，具粗壮弯曲无叶的腋生刺。叶革质，椭圆状披针形或长圆形，全缘。花雌雄异株，雌雄花序均为具苞片的球形头状花序，每花具2~4个苞片，苞片锥形，苞片常附着于花被片上。聚合果肉质，表面微被毛，成熟时橙红色，核果卵圆形，成熟时褐色，光滑。花期4~5月，果期6~7月。

入药部位　根部去除须根后入药。

功能主治　止咳化痰，祛风利湿，散瘀止痛。用于肺结核，黄疸型肝炎，肝脾肿大，胃、十二指肠溃疡，风湿性腰腿痛。外用治骨折，跌打损伤。

材料来源　植物叶片采自广东省乐昌市及广州市龙洞。

DNA提取及序列扩增　取干燥植物样本叶片约30 mg，按照标准流程进行DNA提取和序列扩增。

ITS2序列特征　6条构棘ITS2序列比对后长度为242 bp，有2处变异位点，为第186位点的G/C变异和第201位点的G/A变异，序列的GC含量为56.20%~56.61%。主导单倍型序列如下：

ITS2序列二级结构

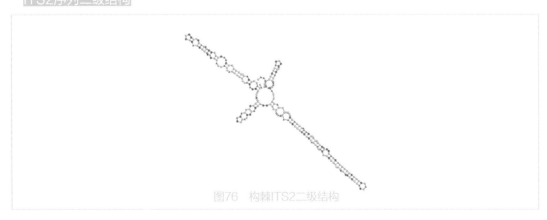

图76　构棘ITS2二级结构

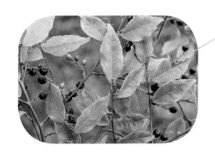

077 光叶山矾
Symplocos lancifolia Sieb. et Zucc.

本品隶属于山矾科Symplocaceae山矾属
Symplocos。
别名　刀灰树、滑叶常山。

植物形态　本品为小乔木；芽、嫩枝、嫩叶背面脉上、花序均被黄褐色柔毛。叶纸质或近膜质，干后有时呈红褐色，卵形至阔披针形，先端尾状渐尖，基部阔楔形或稍圆，边缘具稀疏浅钝锯齿。穗状花序；花萼5裂，裂片卵形，顶端圆，背面被微柔毛；花冠淡黄色，5深裂几达基部；雄蕊约25枚，花丝基部稍合生。核果近球形，顶端宿萼裂片直立。花期3~11月，果期6~12月；边开花边结果。

入药部位　全株入药。

功能主治　和肝健脾，止血生肌。用于外伤出血，吐血，咯血，疳积，眼结合膜炎。

材料来源　植物叶片采自广东省乐昌市。

DNA提取及序列扩增　取干燥植物样本叶片约30 mg，按照标准流程进行DNA提取和序列扩增。

ITS2序列特征　6条光叶山矾ITS2序列比对后长度为224 bp，有1处变异位点，为第80位点的A/G变异，序列的GC含量为57.59%~58.04%。主导单倍型序列如下：

ITS2序列二级结构

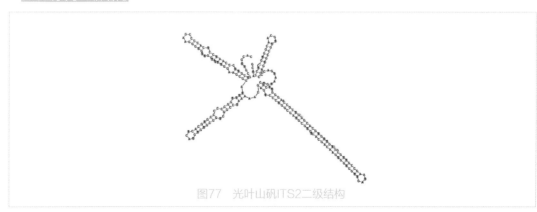

图77　光叶山矾ITS2二级结构

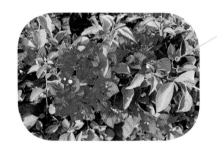

078 光叶子花
Bougainvillea glabra Choisy

本品隶属于紫茉莉科Nyctaginaceae叶子花属Bougainvillea。
别名 叶子花、簕杜鹃。

植物形态 本品为藤状灌木。茎粗壮，枝下垂，无毛或疏生柔毛；刺腋生。叶片纸质，卵形或卵状披针形，顶端急尖或渐尖，基部圆形或宽楔形，上面无毛，下面被微柔毛。花顶生枝端的3个苞片内，每个苞片上生一朵花；苞片叶状，紫色或洋红色，长圆形或椭圆形，纸质；花被管淡绿色，疏生柔毛，有棱；雄蕊6~8；花柱侧生，线形，边缘成薄片状；花盘基部合生呈环状，上部撕裂状。花期冬春间（广州、海南、昆明），北方温室栽培3~7月开花。

入药部位 花入药。

功能主治 调和气血。用于妇女赤白带下，月经不调。

材料来源 植物叶片采自广东省广州华南植物园。

DNA提取及序列扩增 取干燥植物样本叶片约30 mg，按照标准流程进行DNA提取和序列扩增。

ITS2序列特征 3条光叶子花ITS2序列比对后长度为210 bp，没有变异位点，序列的GC含量为53.81%。主导单倍型序列如下：

ITS2序列二级结构

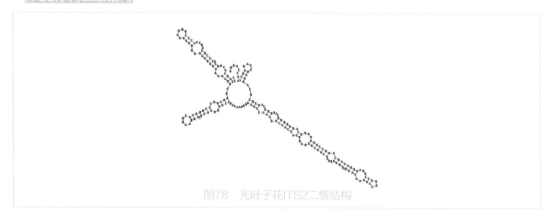

图78 光叶子花ITS2二级结构

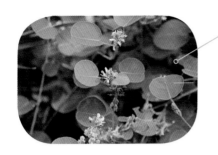

079 广东金钱草
Desmodium styracifolium (Osbeck) Merr.

本品隶属于豆科Leguminosae山蚂蝗属
Desmodium。
别名　金钱草、落地金钱、铜钱草、假地豆、
马蹄香、广金钱草。

植物形态　本品为直立亚灌木状草本，高30~100 cm。多分枝。叶通常具单小叶，有时具3小叶；托叶披针形；小叶厚纸质至近革质，圆形或近圆形至宽倒卵形，全缘；小托叶钻形或狭三角形。总状花序顶生或腋生；花密生，每2朵生于节上；花萼密被小钩状毛和混生丝状毛；花冠紫红色，旗瓣倒卵形或近圆形，翼瓣倒卵形，龙骨瓣较翼瓣长；雄蕊二体；子房线形，被毛。荚果被短柔毛和小钩状毛，腹缝线直，背缝线波状，有荚节3~6。花、果期6~9月。

入药部位　全草入药。

功能主治　清热去湿，利尿，排石。用于泌尿系统感染，泌尿系结石，胆石症，急性黄疸型肝炎。

材料来源　植物叶片采自广东省广州市华南植物园，药材样本购自康美药业。

DNA提取及序列扩增　取干燥植物样本叶片约30 mg，按照标准流程进行DNA提取和序列扩增。

ITS2序列特征　5条广东金钱草ITS2序列比对后长度为223 bp，没有变异位点，序列的GC含量为57.85%。主导单倍型序列如下：

ITS2序列二级结构

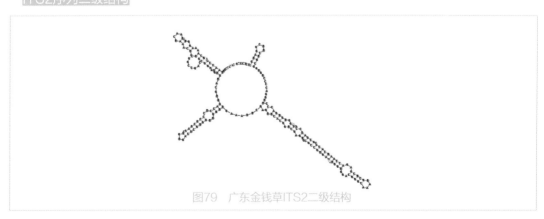

图79　广东金钱草ITS2二级结构

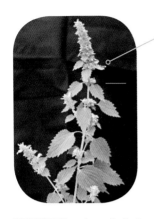

080 广防风
Anisomeles indica (L.) Kuntze

本品隶属于唇形科Labiatae广防风属Auisomeles。

植物形态　本品为草本，直立，粗壮，分枝。茎高1~2 m。叶阔卵圆形，草质；苞叶叶状。轮伞花序在主茎及侧枝的顶部排列成长穗状花序；苞片线形。花萼钟形。花冠淡紫色，全缘。雄蕊伸出，近等长。花盘平顶，具圆齿。小坚果黑色，具光泽。花期8~9月，果期9~11月。

入药部位　全草入药。

功能主治　祛风解表，理气止痛。用于感冒发热，风湿性关节痛，胃痛，胃肠炎。外用治皮肤湿疹，神经性皮炎，虫蛇咬伤，痈疮肿毒。

材料来源　植物叶片采自广州市华南植物园及岭南中药园。

DNA提取及序列扩增　取干燥植物样本叶片约30 mg，按照标准流程进行DNA提取和序列扩增。

ITS2序列特征　5条广防风ITS2序列比对后长度为225 bp，没有变异位点，序列的GC含量为68.00%。主导单倍型序列如下：

ITS2序列二级结构

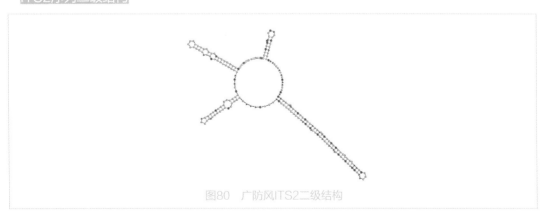

图80　广防风ITS2二级结构

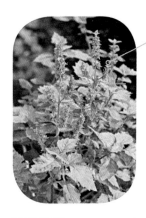

081 广藿香
Pogostemon cablin (Blanco) Bent.

本品隶属于唇形科Labiatae刺蕊草属Pogostemon。
别名 藿香。

植物形态 本品为多年生芳香草本或半灌木。茎直立，高0.3~1 m，四棱形，分枝，被绒毛。叶圆形或宽卵圆形，边缘具不规则的齿裂，草质。轮伞花序10至多花，排列成穗状花序，穗状花序顶生及腋生，密被长绒毛，具总梗，密被绒毛；苞片及小苞片线状披针形，密被绒毛。花萼筒状，外被长绒毛，内被较短的绒毛，齿钻状披针形。花冠紫色，裂片外面均被长毛。雄蕊外伸，具髯毛。花柱先端近相等2浅裂。花盘环状。花期4月。

入药部位 全草入药。

功能主治 解暑化湿，行气和胃。用于中暑发热，头痛胸闷，食欲不振，恶心，呕吐，泄泻。外用治手、足癣。

材料来源 植物叶片采自广东省广州市华南植物园、岭南中药园，药材样本购自康美药业。

DNA提取及序列扩增 取干燥植物样本叶片约30 mg，按照标准流程进行DNA提取和序列扩增。

ITS2序列特征 5条广藿香ITS2序列比对后长度为214 bp，有1处变异位点，为第42位点的T/G变异，序列的GC含量为68.22%~68.69%。主导单倍型序列如下：

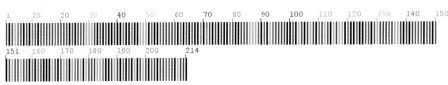

ITS2序列二级结构

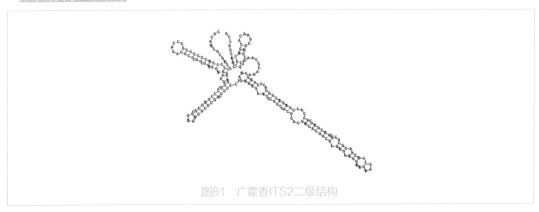

图81 广藿香ITS2二级结构

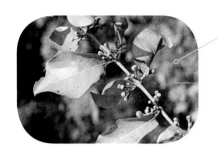

082 广寄生

Taxillus chinensis (DC) Danser

本品隶属于桑寄生科Loranthaceae钝果寄生属Taxillus。
别名　桑寄生。

植物形态　本品为灌木，高0.5~1 m；嫩枝、叶密被锈色星状毛，有时具疏生叠生星状毛，稍后粉状脱落；小枝灰褐色，具细小皮孔。叶对生或近对生，厚纸质，卵形至长卵形，顶端圆钝，基部楔形或阔楔形。伞形花序，花序和花被星状毛；苞片鳞片状；花褐色，花托椭圆状或卵球形；副萼环状；花冠花蕾时管状，稍弯，下半部膨胀，顶部卵球；药室具横隔；花盘环状；花柱线状，柱头头状。果椭圆状或近球形，成熟果浅黄色，果皮变平滑。花果期4月至翌年1月。

入药部位　全株入药。

功能主治　补肝肾，祛风湿，降血压，养血安胎。用于腰膝酸痛，风湿性关节炎，坐骨神经痛，高血压，四肢麻木，胎动不安，先兆流产。

材料来源　植物叶片采自广东省乐昌市。

DNA提取及序列扩增　取干燥植物样本叶片约30 mg，按照标准流程进行DNA提取和序列扩增。

ITS2序列特征　5条广寄生ITS2序列比对后长度为227 bp，没有变异位点，序列的GC含量为74.89%。主导单倍型序列如下：

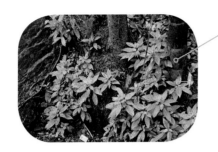

083 广州蛇根草
Ophiorrhiza cantoniensis Hance

本品隶属于茜草科Rubiaceae蛇根草属 Ophiorrhiza。

植物形态 本品为草本或亚灌木，高30~50 cm或更高；茎基部匍地，节上生根，通常仅花序和嫩枝被短柔毛。叶片纸质，通常长圆状椭圆形，全缘；托叶早落，未见。花序顶生，圆锥状或伞房状；花二型；长柱花：花冠白色或微红，近管状，喉部中部有一环白色长柔毛，裂片5，近三角形，顶端内弯呈喙状，背部有阔或稍阔的翅；雄蕊5；短柱花：雄蕊生花冠喉部下方；花柱柱头裂片披针形。蒴果僧帽状；种子很多，细小而有棱角。花期冬春，果期春夏。

入药部位 根、茎入药。

功能主治 清肺止咳，镇静安神，消肿止痛。用于劳伤咳嗽，霍乱吐泻，神志不安，月经不调，跌打损伤。

材料来源 植物叶片采自广东省鼎湖。

DNA提取及序列扩增 取干燥植物样本叶片约30 mg，按照标准流程进行DNA提取和序列扩增。

ITS2序列特征 3条广州蛇根草ITS2序列比对后长度为220 bp，没有变异位点，序列的GC含量为60.00%。主导单倍型序列如下：

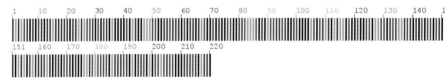

ITS2序列二级结构

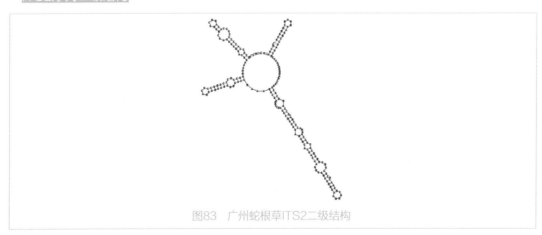

图83 广州蛇根草ITS2二级结构

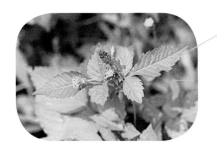

084 鬼针草

Bidens pilosa L.

本品隶属于菊科Compositae鬼针草属Bidens。

别名　刺针草、盲肠草、一包针、粘身草、婆婆针、钢叉草。

植物形态　本品为一年生草本，茎直立，高30~100 cm。茎下部叶较小，3裂或不分裂，通常在开花前枯萎，中部叶具无翅的柄，三出，小叶3枚，很少为具5（~7）小叶的羽状复叶，两侧小叶椭圆形或卵状椭圆形。头状花序，总苞基部被短柔毛。无舌状花，盘花筒状。瘦果黑色，条形，略扁，具棱，上部具稀疏瘤状突起及刚毛，顶端芒刺3~4枚，具倒刺毛。

入药部位　全草入药。

功能主治　清热解毒，祛风活血。用于流行性感冒，乙脑，上呼吸道感染，咽喉肿痛，肺炎，小儿疳积，急性阑尾炎，急性黄疸型传染性肝炎，消化不良，风湿关节疼痛，疟疾。外用治疮疖，毒蛇咬伤，跌打肿痛。

材料来源　植物叶片采自广东省广州市岭南中药园及龙洞。

DNA提取及序列扩增　取干燥植物样本叶片约30 mg，按照标准流程进行DNA提取和序列扩增。

ITS2序列特征　5条鬼针草ITS2序列比对后长度为226 bp，没有变异位点，序列的GC含量为54.87%。主导单倍型序列如下：

*psbA-trnH*序列特征　5条鬼针草*psbA-trnH*序列比对后长度为446 bp，有3处变异位点，为74位点的A/C变异，174位点的A/T变异，338位点的G/T变异，序列的GC含量为26.01%。主导单倍型序列如下：

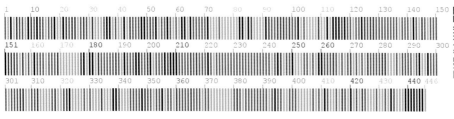

ITS2序列二级结构

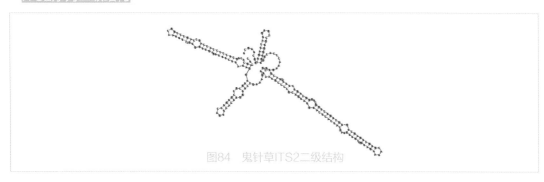

图84　鬼针草ITS2二级结构

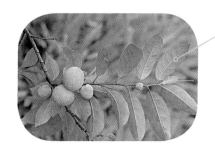

桂木

Artocarpus nitidus Trec. subsp. *lingnanensis* (Merr.) Jarr.

本品隶属于桑科Moraceae波罗蜜属 Artocarpus。

别名　假苦瓜、包袱草、灯笼草、风船葛。

植物形态　本品为乔木，高可达17 m，主干通直；树皮黑褐色，纵裂，叶互生，革质，长圆状椭圆形至倒卵椭圆形，先端短尖或具短尾，基部楔形或近圆形，全缘或具不规则浅疏锯齿，表面深绿色，背面淡绿色，两面均无毛；托叶披针形。雄花序头状，倒卵圆形至长圆形，雄花花被片2~4裂，基部联合；雌花序近头状，雌花花被管状，花柱伸出苞片外。聚花果近球形，表面粗糙被毛，成熟红色，肉质，干时褐色，苞片宿存；小核果多颗。花期4~5月。

入药部位　果实、根入药。

功能主治　果　清肺止咳，活血止血。用于肺结核咯血，支气管炎，鼻衄，吐血，咽喉肿痛。
根　健胃行气，活血祛风。用于胃炎，食欲不振，风湿痹痛，跌打损伤。

材料来源　植物叶片采自广东省华南植物园。

DNA提取及序列扩增　取干燥植物样本叶片约30 mg，按照标准流程进行DNA提取和序列扩增。

ITS2序列特征　5条桂木ITS2序列比对后长度为244 bp，没有变异位点，序列的GC含量为56.56%。主导单倍型序列如下：

ITS2序列二级结构

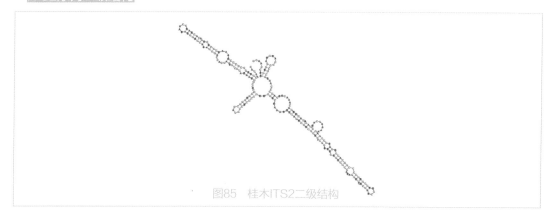

图85　桂木ITS2二级结构

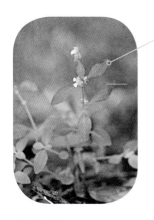

086 孩儿草
Rungia pectinata (L.) Nees

本品隶属于爵床科Acanthaceae孩儿草属Rungia。
别名 疳积草、蓝色草、土夏枯草。

植物形态 本品为一年生纤细草本；枝圆柱状，干时黄色，无毛。叶薄纸质，下部的叶长卵形，顶端钝，基部渐狭或有时近急尖，两面被紧贴疏柔毛。穗状花序密花，顶生和腋生；苞片4列，仅2列有花，有花的苞片近圆形或阔卵形，背面被长柔毛，膜质边缘，被缘毛，无花的苞片长圆状披针形，顶端具硬尖头；小苞片稍小；花萼裂片线形；花冠淡蓝色或白色，除下唇外无毛，上唇顶端骤然收狭，下唇裂片近三角形。蒴果无毛。花期早春。

入药部位 全草入药。

功能主治 清热利湿，消积导滞。用于小儿疳积，消化不良，肝炎，肠炎，感冒，喉痛，眼结膜炎，颈淋巴结结核；疖肿。

材料来源 植物叶片采自广东省乐昌市，药材样本购自康美药业。

DNA提取及序列扩增 取干燥植物样本叶片约30 mg，按照标准流程进行DNA提取和序列扩增。

ITS2序列特征 13条孩儿草ITS2序列比对后长度为235 bp，没有变异位点，序列的GC含量为73.62%。主导单倍型序列如下：

ITS2序列二级结构

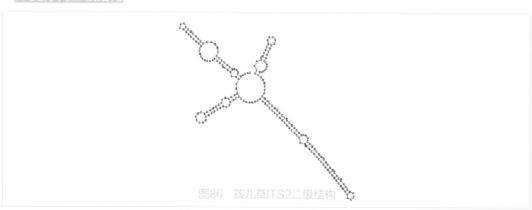

图86 孩儿草ITS2二级结构

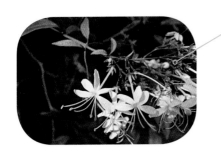

087

海南赪桐

Clerodendrum hainanense Hand.-Mazz.

本品隶属于马鞭草科Verbenaceae大青属Clerodendrum。

别名 猪迹树、羊蹄甲。

植物形态 本品为灌木，高1~4 m；幼枝略四棱形，绿色，疏被细毛或近于无毛，老枝圆柱形，淡黄褐色或灰白色，光滑无毛，皮孔显著。叶片膜质至薄纸质，倒卵状披针形、倒披针形或狭椭圆形，干后鲜绿色仍较鲜艳，背面密被淡黄色小腺点。圆锥状聚伞花序；小苞片线形或钻形；花萼裂片三角状披针形；花冠管细长，裂片倒卵形，外被细毛和腺点；雄蕊4；柱头2浅裂。果实球形，成熟时紫色。花果期9~12月。

入药部位 根、全株入药。

功能主治 清热解毒，消炎。

　　　　 根　用于小儿肺炎。

　　　　 全株　用于感冒发热，黄疸型肝炎。

材料来源 植物叶片采自广东省乐昌市。

DNA提取及序列扩增 取干燥植物样本叶片约30 mg，按照标准流程进行DNA提取和序列扩增。

ITS2序列特征 3条海南赪桐ITS2序列比对后长度为223 bp，没有变异位点，序列的GC含量为62.33%。主导单倍型序列如下：

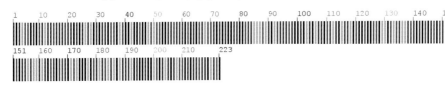

ITS2序列二级结构

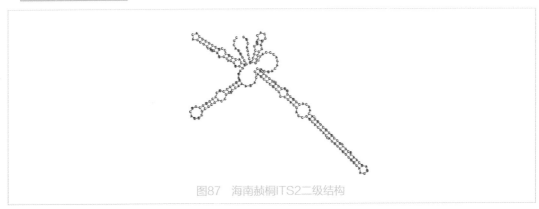

图87 海南赪桐ITS2二级结构

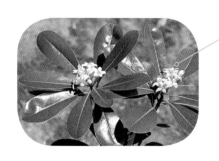

088 海桐
Pittosporum tobira (Thunb.) Ait.

本品隶属于海桐花科Pittosporaceae海桐花属Pittosporum。

植物形态 本品为常绿灌木或小乔木，高达6 m，嫩枝被褐色柔毛，有皮孔。叶聚生于枝顶，二年生，革质，嫩时上下两面有柔毛，以后变秃净，倒卵形或倒卵状披针形，上面深绿色，发亮、干后暗晦无光。伞形花序或伞房状伞形花序顶生或近顶生，密被黄褐色柔毛。花白色，有芳香，后变黄色。蒴果圆球形，有棱或呈三角形，多少有毛，3片裂开；种子多数，多角形，红色。

入药部位 叶入药。

功能主治 杀虫，解毒。用于疥疮，肿毒。外用鲜叶捣烂敷患处或煎水洗。

材料来源 植物叶片采自广东省乐昌市及广州岭南中药园。

DNA提取及序列扩增 取干燥植物样本叶片约30 mg，按照标准流程进行DNA提取和序列扩增。

ITS2序列特征 4条海桐ITS2序列比对后长度为235 bp，没有变异位点，序列的GC含量为60.85%。主导单倍型序列如下：

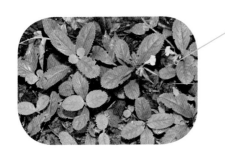

089 旱田草

Lindernia ruellioides (Colsm.) Pennell

本品隶属于玄参科Scrophulariaceae母草属Lindernia。

别名　定经草、剪席草。

植物形态　本品为一年生草本，高10~15 cm，少主茎直立，更常分枝而长蔓，节上生根，长可达30 cm，近于无毛。叶柄前端基部抱茎；叶片矩圆形、椭圆形、卵状矩圆形或圆形，边缘除基部外密生整齐而急尖的细锯齿。花为顶生的总状花序；苞片披针状条形；萼在花期仅基部联合，齿条状披针形；花冠紫红色，上唇直立，下唇开展；花柱有宽而扁的柱头。蒴果圆柱形，向顶端渐尖。种子椭圆形，褐色。花期6~9月，果期7~11月。

入药部位　全草入药。

功能主治　理气活血，消肿止痛。用于闭经，痛经，胃痛，乳腺炎，颈淋巴结结核。外用治跌打损伤，痈肿疼痛，蛇咬伤，狂犬咬伤。

材料来源　植物叶片采自广东省乐昌市。

DNA提取及序列扩增　取干燥植物样本叶片约30 mg，按照标准流程进行DNA提取和序列扩增。

ITS2序列特征　3条旱田草ITS2序列比对后长度为237 bp，没有变异位点，序列的GC含量为76.37%。主导单倍型序列如下：

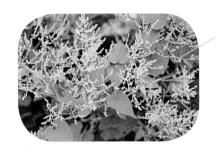

090 何首乌
Fallopia multiflora (Thunb.) Harald.

本品隶属于蓼科Polygonaceae何首乌属
Fallopia。
别名　夜交藤、马肝石、赤葛。

植物形态　本品为多年生草本。块根肥厚，长椭圆形，黑褐色。茎缠绕，长2~4 m，多分枝，具纵棱，下部木质化。叶卵形或长卵形，边缘全缘；托叶鞘膜质，偏斜，无毛。花序圆锥状，顶生或腋生；苞片三角状卵形，每苞内具2~4花；花梗下部具关节；花被5深裂，白色或淡绿色，花被片椭圆形，大小不相等，外面3片较大背部具翅；雄蕊8；花柱3，柱头头状。瘦果卵形，具3棱，黑褐色，有光泽。花期8~9月，果期9~10月。

入药部位　全草、块根入药。

功能主治　块根　补肝肾，益精血，养心安神。用于神经衰弱，贫血，须发早白，头晕，失眠，盗汗，血胆固醇过高，腰膝酸痛，遗精，白带。生用润肠，解毒散结。生用主治阴血不足之便秘，淋巴结结核，痈疖。

藤茎　养心安神，祛风湿。用于神经衰弱，失眠，多梦，全身酸痛。外用治疮癣瘙痒。

材料来源　植物叶片采自广东省广州市华南植物园，广州市岭南中药园。

DNA提取及序列扩增　取干燥植物样本叶片约30 mg，按照标准流程进行DNA提取和序列扩增。

ITS2序列特征　6条何首乌ITS2序列比对后长度为193 bp，有3处变异位点，为第88位点、第101位点的A/G变异和第130位点的T/C变异，序列的GC含量为78.24%~80.31%。主导单倍型序列如下：

ITS2序列二级结构

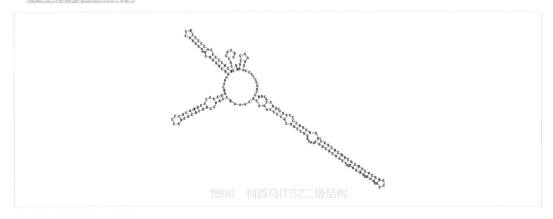

图90　何首乌ITS2二级结构

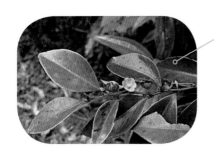

091 黑面神

Breynia fruticosa (Linn.) Hook. f.

本品隶属于大戟科Euphorbiaceae黑面神属Breynia。
别名　鬼画符、黑面叶。

植物形态　本品为灌木，高1~3 m；茎皮灰褐色；枝条上部常呈扁压状，紫红色；小枝绿色。叶片革质，卵形、阔卵形或菱状卵形，上面深绿色，下面粉绿色，干后变黑色，具有小斑点；托叶三角状披针形。花小，单生或2~4朵簇生于叶腋内，雌花位于小枝上部，雄花则位于小枝的下部，有时生于不同的小枝上；花萼钟状。蒴果圆球状。花期4~9月，果期5~12月。

入药部位　全株入药。

功能主治　清热解毒，散瘀止痛，止痒。

根　用于急性胃肠炎，扁桃体炎，支气管炎，尿路结石，产后子宫收缩疼痛，风湿性关节炎。

叶　外用治烧、烫伤，湿疹，过敏性皮炎，皮肤瘙痒，阴道炎。

材料来源　植物叶片采自广东省鼎湖及华南植物园。

DNA提取及序列扩增　取干燥植物样本叶片约30 mg，按照标准流程进行DNA提取和序列扩增。

ITS2序列特征　5条黑面神ITS2序列比对后长度为223 bp，没有变异位点，序列的GC含量为51.57%。主导单倍型序列如下：

ITS2序列二级结构

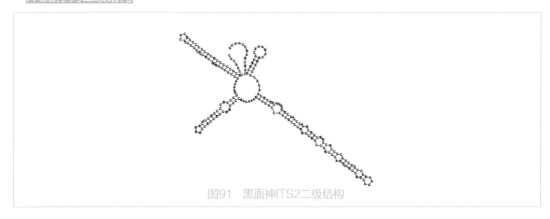

图91　黑面神ITS2二级结构

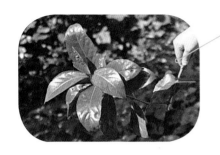

092 黑叶小驳骨
Justicia ventricosa Wall. ex Sims.

本品隶属于爵床科Acanthaceae爵床属
Jasticia。
别名 黑叶爵床、大接骨草。

植物形态 本品为多年生、直立、粗壮草本或亚灌木，高约1m，除花序外全株无毛。叶纸质，椭圆形或倒卵形，顶端短渐尖或急尖，基部渐狭，干时草黄色或绿黄色；常有颗粒状隆起；中脉粗大，在背面半透明。穗状花序顶生，密生；苞片大，覆瓦状重叠，阔卵形或近圆形，被微柔毛；萼裂片披针状线形；花冠白色或粉红色。蒴果，被柔毛。花期冬季。

入药部位 全株入药。

功能主治 活血散瘀，祛风除湿。用于骨折，跌打损伤，风湿性关节炎，腰腿痛，外伤出血。

材料来源 植物叶片采自广东省乐昌市及华南植物园。

DNA提取及序列扩增 取干燥植物样本叶片约30 mg，按照标准流程进行DNA提取和序列扩增。

ITS2序列特征 4条黑叶小驳骨ITS2序列比对后长度为229 bp，有3处变异位点，为第56位点的T/C变异，第114位点的C/T变异和第198的C/G变异，序列的GC含量为73.36%~73.80%。主导单倍型序列如下：

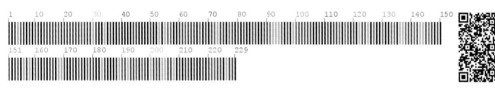

ITS2序列二级结构

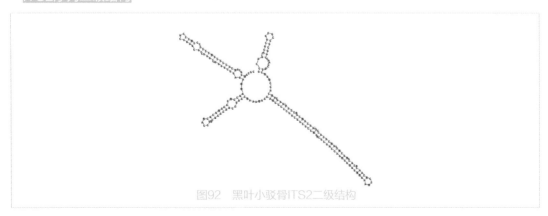

图92 黑叶小驳骨ITS2二级结构

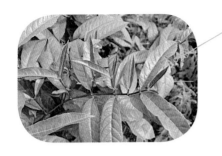

093 红背桂花
Excoecaria cochinchinensis Lour.

本品隶属于大戟科Euphorbiaceae海漆属Excoecaria。
别名 叶背红、金琐玉。

植物形态 本品为常绿灌木，高达1 m；枝无毛，具多数皮孔。叶对生，纸质，叶片狭椭圆形或长圆形，边缘有疏细齿，腹面绿色，背面紫红或血红色。花单性，雌雄异株，聚集成腋生，雄花序长1~2 cm，雌花序由3~5朵花组成，略短于雄花序。蒴果球形，基部截平，顶端凹陷；种子近球形。花期几乎全年。

入药部位 全株入药。

功能主治 通经活络，止痛。用于麻疹，腮腺炎，扁桃体炎，心绞痛，肾绞痛，腰肌劳损。

材料来源 植物叶片采自广东省广州龙洞及岭南中药园。

DNA提取及序列扩增 取干燥植物样本叶片约30 mg，按照标准流程进行DNA提取和序列扩增。

ITS2序列特征 4条红背桂花ITS2序列比对后长度为226 bp，没有变异位点，序列的GC含量为64.16%。主导单倍型序列如下：

ITS2序列二级结构

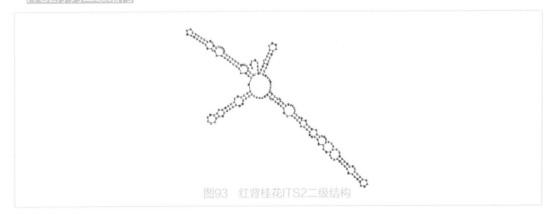

图93 红背桂花ITS2二级结构

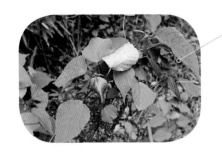

094 红背山麻杆
Alchornea trewioides (Benth.) Muell. Arg.

本品隶属于大戟科Euphorbiaceae山麻杆属Alchornea。
别名　红背叶。

植物形态　本品为灌木，高1~2 m；小枝被灰色微柔毛，后变无毛。叶薄纸质，阔卵形，上面无毛，下面浅红色；小托叶披针形；托叶钻状。雌雄异株，雄花序穗状，苞片三角形，雄花簇生于苞腋；花梗中部具关节；雌花序总状，顶生，苞片狭三角形，小苞片披针形；雄花：花萼花蕾时球形，无毛，萼片长圆形；雌花：萼片披针形，被短柔毛；子房球形。蒴果球形，果皮平坦，被微柔毛；种子扁卵状，种皮浅褐色，具瘤体。花期3~5月，果期6~8月。

入药部位　根、叶入药。

功能主治　清热利湿，散瘀止血。用于痢疾，小便不利，血尿，尿路结石，红崩，白带，腰腿痛，跌打肿痛。外用治外伤出血，荨麻疹，湿疹。

材料来源　植物叶片采自广东省乐昌市。

DNA提取及序列扩增　取干燥植物样本叶片约30 mg，按照标准流程进行DNA提取和序列扩增。

ITS2序列特征　6条红背山麻杆ITS2序列比对后长度为217 bp，有2处变异位点，为第67位点的T/A变异，第168位点的A/G变异，序列的GC含量为57.60%~58.06%。主导单倍型序列如下：

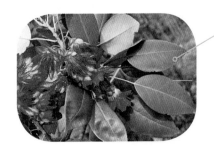

095 红花荷

Rhodoleia championii Hook. f.

本品隶属于金缕梅科Hamamelidaceae红花荷属Rhodoleia。
别名 红苞木。

植物形态 本品为常绿乔木高12 m，嫩枝颇粗壮，无毛，干后皱缩，暗褐色。叶厚革质，卵形，先端钝或略尖，基部阔楔形，有三出脉，上面深绿色，发亮，下面灰白色，无毛，干后有多数小瘤状突起。头状花序常弯垂；有鳞状小苞片，总苞片卵圆形；萼筒短；花瓣匙形，红色；花丝无毛；子房无毛。头状果序，有蒴果5个；蒴果卵圆形，无宿存花柱，果皮薄木质，干后上半部4片裂开；种子扁平，黄褐色。花期3~4月。

入药部位 叶入药。

功能主治 活血止血。用于刀伤出血。

材料来源 植物叶片采自广东省乐昌市、广州市龙洞。

DNA提取及序列扩增 取干燥植物样本叶片约30 mg，按照标准流程进行DNA提取和序列扩增。

ITS2序列特征 3条红花荷ITS2序列比对后长度为243 bp，没有变异位点，序列的GC含量为61.73%。主导单倍型序列如下：

ITS2序列二级结构

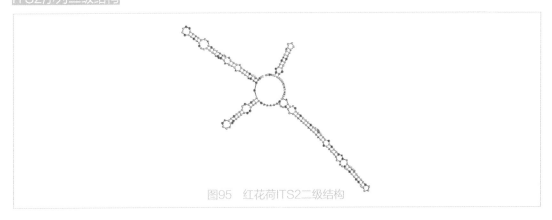

图95 红花荷ITS2二级结构

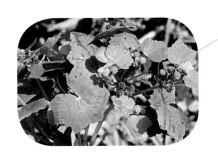

096 红马蹄草
Hydrocotyle nepalensis Hk.

本品隶属于伞形科Umbelliferae天胡荽属
Hydrocotyle。
别名　接骨草、大叶天胡荽、大雷公根。

植物形态　本品为多年生草本，高5~45 cm。茎匍匐，有斜上分枝，节上生根。叶片膜，质至硬膜质，圆形或肾形。伞形花序数个簇生于茎端叶腋，花序梗短于叶柄，有柔毛；小伞形花序有花20~60，常密集成球形的头状花序；花瓣卵形，白色或乳白色，有时有紫红色斑点。果光滑或有紫色斑点，成熟后常呈黄褐色或紫黑色，中棱和背棱显著。花果期5~11月。

入药部位　全草入药。

功能主治　清肺止咳，活血止血。用于感冒，咳嗽，吐血，跌打损伤。外用治外伤出血，痔疮。

材料来源　植物叶片采自广东省乐昌市。

DNA提取及序列扩增　取干燥植物样本叶片约30 mg，按照标准流程进行DNA提取和序列扩增。

ITS2序列特征　4条红马蹄草ITS2序列比对后长度为229 bp，有1处变异位点，为第38位点的G/T变异，序列的GC含量为64.19%~64.63%。主导单倍型序列如下：

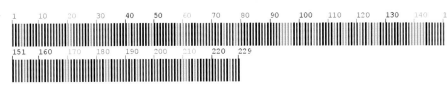

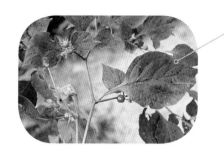

097 红丝线
Lycianthes biflora (Lour.) Bitter

本品隶属于茄科Solanaceae红丝线属Lycianthes。
别名　十萼茄、钮扣子。

植物形态　本品为灌木或亚灌木，高0.5~1.5 m，小枝、叶下面、叶柄、花梗及萼的外面密被淡黄色的单毛及1~2分枝或树枝状分枝的绒毛。上部叶常假双生；大叶片椭圆状卵形；小叶片宽卵形，两种叶均膜质，全缘。花序通常2~3朵，少4~5朵花着生于叶腋内；花冠淡紫色或白色，星形，顶端深5裂；花冠基部具深的斑点。浆果球形，成熟果绯红色；种子多数，淡黄色，近卵形至近三角形，水平压扁，外面具凸起的网纹。花期5~8月，果期7~11月。

入药部位　全草入药。

功能主治　祛痰止咳，清热解毒。

叶　用于治咳嗽气喘。

全株　用于狂犬病。外用治疗疮红肿，外伤出血。

材料来源　植物叶片采自广东省鼎湖山。

DNA提取及序列扩增　取干燥植物样本叶片约30 mg，按照标准流程进行DNA提取和序列扩增。

ITS2序列特征　3条红丝线ITS2序列比对后长度为211 bp，没有变异位点，序列的GC含量为72.99%。主导单倍型序列如下：

ITS2序列二级结构

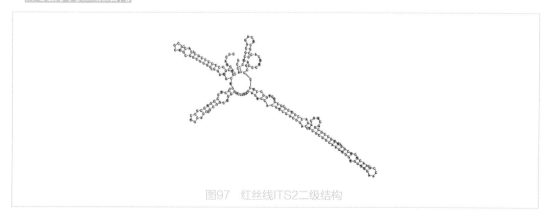

图97　红丝线ITS2二级结构

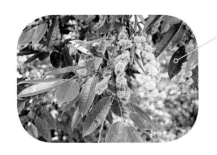

098 红锥
Castanopsis hystrix Miq.

本品隶属于壳斗科Fagaceae锥属
Castanopsis。

植物形态 本品为乔木，高达25 m，胸径1.5 m，当年生枝紫褐色，二年生枝暗褐黑色，密生几与小枝同色的皮孔。叶纸质或薄革质，披针形，全缘或有少数浅裂齿，嫩叶背面沿中脉被脱落性的短柔毛，兼有颇松散而厚或较紧实而薄的红棕色或棕黄色细片状腊鳞层。雄花序为圆锥花序或穗状花序；雌穗状花序。壳斗有坚果1个，整齐的4瓣开裂，间有单生，将壳壁完全遮蔽；坚果宽圆锥形，果脐位于坚果底部。花期4~6月，果翌年8~11月成熟。

入药部位 种子入药。

功能主治 滋养强壮，健胃消食。用于食欲不振，脾虚泄泻。

材料来源 植物叶片采自广东省乐昌市。

DNA提取及序列扩增 取干燥植物样本叶片约30 mg，按照标准流程进行DNA提取和序列扩增。

ITS2序列特征 4条红锥ITS2序列比对后长度为214 bp，没有变异位点，序列的GC含量为72.43%。主导单倍型序列如下：

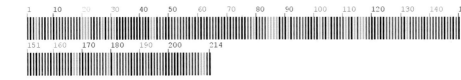

ITS2序列二级结构

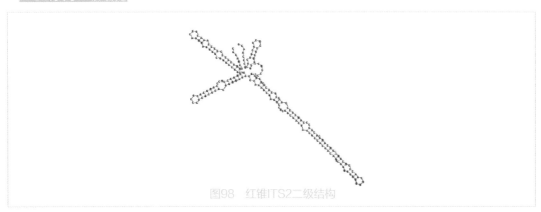

图98 红锥ITS2二级结构

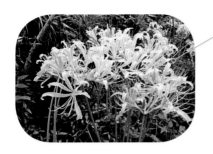

099 忽地笑
Lycoris aurea (L'Her.) Herb.

本品隶属于石蒜科Amaryllidaceae石蒜属
Lycoris。
别名　黄花石蒜。

植物形态　本品为鳞茎卵形，直径约5 cm。秋季出叶，叶剑形，向基部渐狭，顶端渐尖，中间淡色带明显。花茎高约60 cm；总苞片2枚，披针形；伞形花序有花4~8朵；花黄色；花被裂片背面具淡绿色中肋，倒披针形，强度反卷和皱缩。蒴果具三棱，室背开裂；种子少数，近球形，黑色。花期8~9月，果期10月。

入药部位　鳞茎入药。

功能主治　解疮毒，润肺止咳。外用治无名肿毒。是提取加兰他敏（治小儿麻痹症）的原料。

材料来源　植物叶片采自广东省广州华南植物园。

DNA提取及序列扩增　取干燥植物样本叶片约30 mg，按照标准流程进行DNA提取和序列扩增。

ITS2序列特征　3条忽地笑ITS2序列比对后长度为235 bp，有1处变异位点，为第11位点的T/C变异，序列的GC含量为75.74%~76.17%。主导单倍型序列如下：

ITS2序列二级结构

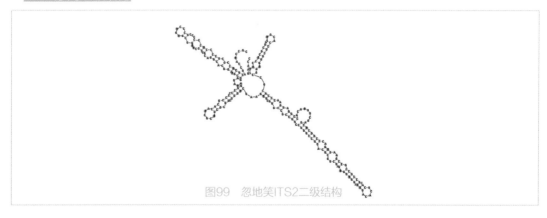

图99　忽地笑ITS2二级结构

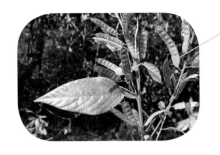

100 葫芦茶
Tadehagi triquetrum (L.) Ohashi

本品隶属于豆科Leguminosae葫芦茶属Tadehagi。
别名 剃刀柄、虫草、金剑草。

植物形态 本品为灌木或亚灌木，茎直立，高1~2 m。幼枝三棱形，棱上被疏短硬毛，老时渐变无。叶仅具单小叶；托叶披针形；叶柄两侧有宽翅；小叶纸质，狭披针形至卵状披针形，先端急尖，基部圆形或浅心形。总状花序顶生和腋生；花簇生；苞片钻形或狭三角形；花梗被小钩状毛和丝状毛；花萼宽钟形；花冠淡紫色或蓝紫色；雄蕊二体；子房被毛，花柱无毛。荚果全部密被黄色或白色糙伏毛，荚节近方形；种子宽椭圆形或椭圆形。花期6~10月，果期10~12月。

入药部位 全株入药。

功能主治 清热解毒，消积利湿，杀虫防腐。用于预防中暑，感冒发热，咽喉肿痛，肾炎，黄疸性肝炎，肠炎，细菌性痢疾，小儿疳积，妊娠呕吐，菠萝中毒，小儿硬皮病。

材料来源 植物叶片采自广东省乐昌市及广州市岭南中药园，药材样本购自康美药业。

DNA提取及序列扩增 取干燥植物样本叶片约30 mg，按照标准流程进行DNA提取和序列扩增。

ITS2序列特征 5条葫芦茶ITS2序列比对后长度为220 bp，没有变异位点，序列的GC含量为64.55%。主导单倍型序列如下：

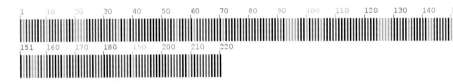

ITS2序列二级结构

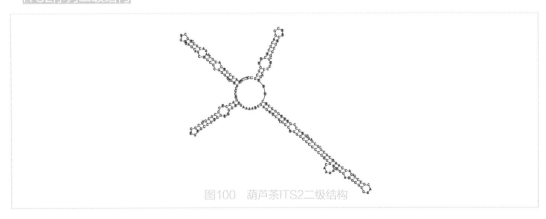

图100 葫芦茶ITS2二级结构

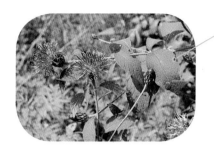

101 华麻花头

Serratula chinensis S. Moore

本品隶属于菊科Compositae麻花头属
Serratula。
别名　广东升麻。

植物形态　本品为多年生草本，高60~120 cm。根状茎短，生多数纺锤状直根。茎直立，全部茎枝被稀疏蛛丝毛或脱毛至无毛。全部叶边缘有锯齿，两面粗糙，被多细胞短节毛及棕黄色的小腺点。头状花序少数，单生。总苞碗状，质地薄，无毛，无针刺，染紫红色。小花两性，花冠紫红色，裂片线形。瘦果长椭圆形，深褐色。冠毛刚毛微锯齿状，分散脱落。花果期7~10月。

入药部位　根部入药。

功能主治　升阳，散风，解毒，透疹。用于风火头痛，咽喉肿痛，麻疹不透，久泻脱肛，子宫脱垂。

材料来源　植物叶片采自广东省乐昌市。

DNA提取及序列扩增　取干燥植物样本叶片约30 mg，按照标准流程进行DNA提取和序列扩增。

ITS2序列特征　3条华麻花头ITS2序列比对后长度为222 bp，没有变异位点，序列的GC含量为58.56%。主导单倍型序列如下：

ITS2序列二级结构

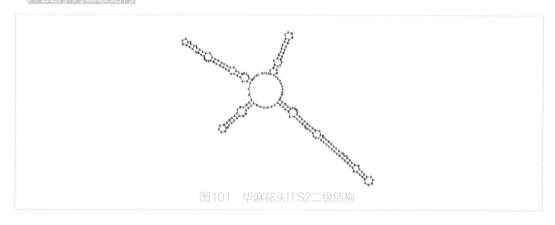

图101　华麻花头ITS2二级结构

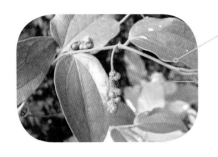

102 华南胡椒
Piper austrosinense Tseng

本品隶属于胡椒科Piperaceae胡椒属Piper。
别名 山蒟。

植物形态 本品为木质攀缘藤本,除苞片腹面中部、花序轴和柱头外无毛;枝有纵棱,节上生根。叶厚纸质,无明显腺点,花枝下部叶阔卵形或卵形。花单性,雌雄异株,聚集成与叶对生的穗状花序。花序白色。浆果球形,基部嵌生于花序轴中。花期4~6月。

入药部位 全草入药。

功能主治 消肿,止痛。用于牙痛,跌打损伤。

材料来源 植物叶片采自广东省乐昌市。

DNA提取及序列扩增 取干燥植物样本叶片约30 mg,按照标准流程进行DNA提取和序列扩增。

ITS2序列特征 3条华南胡椒ITS2序列比对后长度为285 bp,没有变异位点,序列的GC含量为66.32%。主导单倍型序列如下:

ITS2序列二级结构

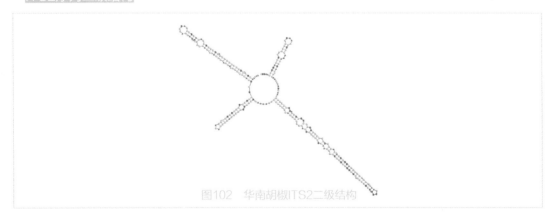

图102 华南胡椒ITS2二级结构

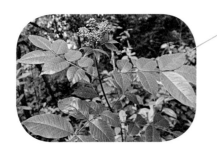

103 华南吴萸
Tetradium austrosinense (Hand.-Mazz.) Hartley

本品隶属于芸香科Rutaceae四数花属
Tetradium。

植物形态 本品为乔木，高6~20 m。小枝的髓部大，嫩枝及芽密被灰或红褐色短绒毛。叶有小叶5~13片，小叶卵状椭圆形或长椭圆形，叶缘有细钝裂齿或近全缘，叶面常有疏短毛，中脉毛较密，叶背灰绿色，被短柔毛。花序顶生，多花；萼片及花瓣均5片；花瓣淡黄白色。分果瓣淡紫红至深红色，油点微凸起，内果皮薄壳质，蜡黄色，有成熟种子1粒。花期6~7月，果期9~11月。

入药部位 果实入药。

功能主治 温中散寒，行气止痛。用于胃痛，头痛。

材料来源 植物叶片采自广东省乐昌市。

DNA提取及序列扩增 取干燥植物样本叶片约30 mg，按照标准流程进行DNA提取和序列扩增。

ITS2序列特征 5条华南吴萸ITS2序列比对后长度为223 bp，没有变异位点，序列的GC含量为68.16%。主导单倍型序列如下：

ITS2序列二级结构

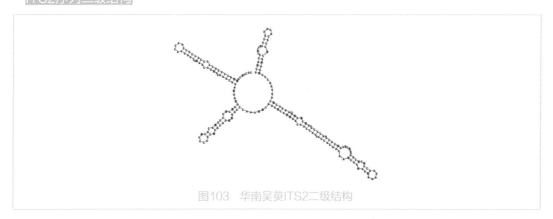

图103 华南吴萸ITS2二级结构

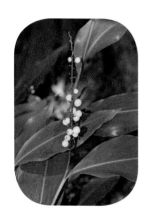

104 华山姜
Alpinia chinensis (Retz.) Rosc.

本品隶属于姜科Zingiberaceae山姜属Alpinia。
别名　山姜。

植物形态　本品为株高约1 m。叶披针形或卵状披针形，顶端渐尖或尾状渐尖，基部渐狭，两面均无毛；叶舌膜质，2裂，具缘毛。花组成狭圆锥花序，其上有花2~4朵；花白色，萼管状，顶端具3齿；花冠管略超出，花冠裂片长圆形，后方的1枚稍较大，兜状；唇瓣卵形，顶端微凹，侧生退化雄蕊2枚，钻状；子房无毛。果球形。花期5~7月；果期6~12月。

入药部位　根状茎入药。

功能主治　止咳平喘，散寒止痛，除风湿，解疮毒。用于风寒咳喘，胃气痛，风湿性关节疼痛，跌打瘀血停滞，月经不调，无名肿毒。

材料来源　植物叶片采自广东省鼎湖。

DNA提取及序列扩增　取干燥植物样本叶片约30 mg，按照标准流程进行DNA提取和序列扩增。

ITS2序列特征　3条华山姜ITS2序列比对后长度为229 bp，没有变异位点，序列的GC含量为60.26%。主导单倍型序列如下：

ITS2序列二级结构

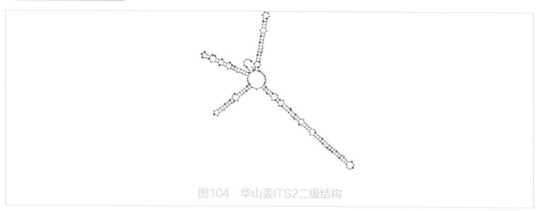

图104　华山姜ITS2二级结构

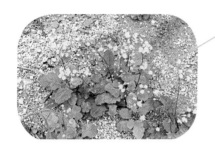

105 黄鹌菜
Youngia japonica

本品隶属于菊科Compositae黄鹌菜属Youngia。
别名　毛连连、野芥菜、黄花枝香草、野青菜。

植物形态　本品为一年生草本，高10~100 cm。根垂直直伸，生多数须根。茎直立，单生或少数茎成簇生。基生叶全形倒披针形、椭圆形、长椭圆形或宽线形，叶柄有狭或宽翼或无翼；叶及叶柄被皱波状长或短柔毛。舌状小花在茎枝顶端排成伞房花序，花序梗细。总苞圆柱状；总苞片外层及最外层极短，内层及最内层长；总苞片外面无毛。舌状小花黄色。瘦果纺锤形，压扁，褐色或红褐色。冠毛糙毛状。花果期4~10月。

入药部位　全草入药。

功能主治　清热解毒，利尿消肿，止痛。用于咽炎，乳腺炎，牙痛，小便不利，肝硬化腹水。外用治疮疖肿毒。

材料来源　植物叶片采自广东省乐昌市、广州市龙洞。

DNA提取及序列扩增　取干燥植物样本叶片约30 mg，按照标准流程进行DNA提取和序列扩增。

ITS2序列特征　4条黄鹌菜ITS2序列比对后长度为228 bp，没有变异位点，序列的GC含量为53.51%。主导单倍型序列如下：

ITS2序列二级结构

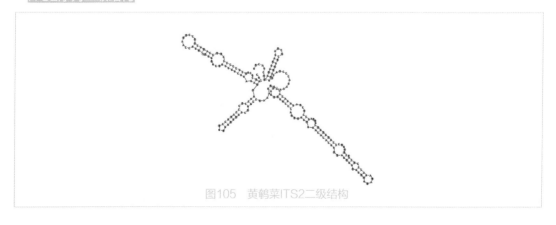

图105　黄鹌菜ITS2二级结构

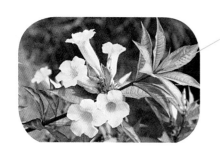

106 黄蝉

Allemanda neriifolia Hook.

本品隶属于夹竹桃科Apocynaceae黄蝉属Allemanda。

植物形态 本品为直立灌木，高1~2 m，具乳汁；枝条灰白色。叶轮生，全缘，椭圆形或倒卵状长圆形，先端渐尖或急尖，基部楔形，叶面深绿色，叶背浅绿色，叶背中脉和侧脉被短柔毛；叶脉在叶背凸起。聚伞花序顶生；总花梗和花梗被小柔毛；花橙黄色；苞片披针形；花萼裂片披针形；花冠漏斗状，花冠下部圆筒状，基部膨大，花喉向上扩大成冠檐，花冠裂片向左覆盖，裂片卵圆形或圆形，先端钝；雄蕊花丝短，花药卵圆形；花盘肉质全缘；子房全缘，花柱丝状，柱头顶端钝。蒴果球形，具长刺；种子扁平。花期5~8月，果期10~12月。

入药部位 全株入药。

功能主治 消肿，杀虫，灭孑孓。

材料来源 植物叶片采自广东省广州华南植物园。

DNA提取及序列扩增 取干燥植物样本叶片约30 mg，按照标准流程进行DNA提取和序列扩增。

ITS2序列特征 3条黄蝉ITS2序列比对后长度为249 bp，没有变异位点，序列的GC含量为73.49%。主导单倍型序列如下：

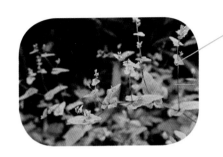

107 黄瓜菜

Paraixeris denticulata (Houtt.) Nakai

本品隶属于菊科Compositae黄瓜菜属Paraixeris。

别名　苦荬菜。

植物形态　本品为一年生或二年生草本，高30~120 cm。根垂直直伸，生多数须根。茎单生，直立，全部茎枝叶无毛。基生叶及下部茎叶花期枯萎脱落；中下部茎叶卵形、椭圆形或披针形，耳状抱茎，边缘大锯齿或重锯齿或全缘；上部及最上部茎叶无柄，向基部渐宽。头状花序多数，在茎枝顶端排成伞房花序或伞房圆锥状花序。总苞圆柱状；总苞片外层极小，卵形，内层长，披针形或长椭圆形。舌状小花黄色。瘦果长椭圆形，压扁，黑色或黑褐色。冠毛白色，糙毛状。花果期5~11月。

入药部位　全草入药。

功能主治　清热解毒，散瘀止痛，止血，止带。用于子宫颈糜烂，白带过多，子宫出血，下腿淋巴管炎，跌打损伤，无名肿毒，乳痈疖肿，烧、烫伤，阴道滴虫病。

材料来源　植物叶片采自广东省乐昌市。

DNA提取及序列扩增　取干燥植物样本叶片约30 mg，按照标准流程进行DNA提取和序列扩增。

ITS2序列特征　9条黄瓜菜ITS2序列比对后长度为231 bp，没有变异位点，序列的GC含量为52.81%。主导单倍型序列如下：

ITS2序列二级结构

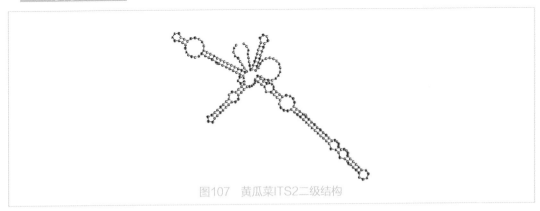

图107　黄瓜菜ITS2二级结构

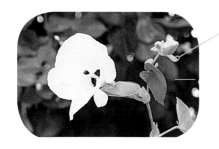

108 黄槿

Hibiscus tiliaceus Linn.

本品隶属于锦葵科Malvaceae木槿属
Hibiscus。
别名　海麻、黄木槿。

植物形态　本品为常绿灌木或乔木，高4~10 m，胸径粗达60 cm；树皮灰白色；小枝无毛或近于无毛。叶革质，近圆形或广卵形，全缘或具不明显细圆齿；托叶叶状，长圆形。花序顶生或腋生，常数花排列成聚散花序，基部有一对托叶状苞片；小苞片线状披针形，被绒毛，中部以下连合成杯状；萼长基部合生，萼裂披针形；花冠钟形，花瓣黄色，倒卵形；雄蕊平滑无毛；花柱被细腺毛。蒴果卵圆形，被绒毛，果爿5，木质；种子光滑，肾形。花期6~8月。

入药部位　叶、花、树皮入药。

功能主治　清热解毒，散瘀消肿。用于木薯中毒，疮疖肿痛。

材料来源　植物叶片采自广东省乐昌市。

DNA提取及序列扩增　取干燥植物样本叶片约30 mg，按照标准流程进行DNA提取和序列扩增。

ITS2序列特征　3条黄槿ITS2序列比对后长度为231 bp，没有变异位点，序列的GC含量为61.90%。主导单倍型序列如下：

ITS2序列二级结构

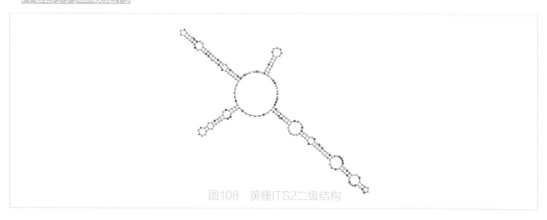

图108　黄槿ITS2二级结构

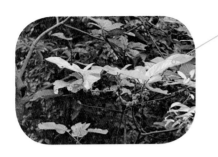

109 黄毛榕
Ficus esquiroliana Lévl.

本品隶属于桑科Moraceae榕属Ficus。
别名 老虎掌、老鸦风、大赦婆树、毛楤。

植物形态 本品为小乔木或灌木，高约4~10 m，树皮灰褐色，具纵棱；幼枝中空，被褐黄色硬长毛。叶互生，纸质，广卵形，表面疏生糙伏状长毛，背面被褐黄色波状长毛，余均密被黄色和灰白色绵毛，边缘有细锯齿，齿端被长毛；叶柄疏生长硬毛；托叶披针形，早落。榕果腋生，圆锥状椭圆形，表面疏被或密生浅褐长毛；雄花生榕果内壁口部，花被片4，雄蕊2枚。瘿花花被与雄花同，雌花花被4。瘦果斜卵圆形，表面有瘤体。花期5~7月，果期7月。

入药部位 根皮入药。

功能主治 健脾益气，活血祛风。用于气血虚弱，子宫下垂，脱肛，水肿，风湿痹痛，便溏泄泻。

材料来源 植物叶片采自广东省鼎湖山。

DNA提取及序列扩增 取干燥植物样本叶片约30 mg，按照标准流程进行DNA提取和序列扩增。

ITS2序列特征 5条黄毛榕ITS2序列比对后长度为244 bp，没有变异位点，序列的GC含量为67.21%。主导单倍型序列如下：

ITS2序列二级结构

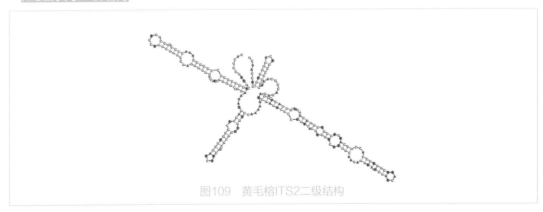

图109 黄毛榕ITS2二级结构

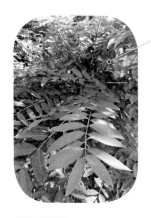

110 黄牛木
Cratoxylum cochinchinense (Lour.) Bl.

本品隶属于藤黄科Guttiferae黄牛木属Cratoxylum。
别名　黄牛茶、黄芽茶。

植物形态　本品为落叶灌木或乔木，高1.5~18（~25）m，全体无毛，树干下部有簇生的长枝刺；树皮灰黄色或灰褐色，平滑或有细条纹。枝条对生。叶片椭圆形至长椭圆形或披针形，坚纸质，有透明腺点及黑点。聚伞花序腋生或腋外生及顶生。萼片椭圆形。花瓣粉红、深红至红黄色，倒卵形。蒴果椭圆形，棕色。种子倒卵形，基部具爪，不对称，一侧具翅。花期4~5月，果期6月以后。

入药部位　全株入药。

功能主治　解暑清热，利湿消滞。用于感冒，中暑发热，急性胃肠炎，黄疸。

材料来源　植物叶片采自广东省鼎湖山、广州市岭南中药园及龙洞。

DNA提取及序列扩增　取干燥植物样本叶片约30 mg，按照标准流程进行DNA提取和序列扩增。

ITS2序列特征　6条黄牛木ITS2序列比对后长度为236 bp，有1处变异位点，为第183位点的T/C变异，序列的GC含量为61.86%~62.29%。主导单倍型序列如下：

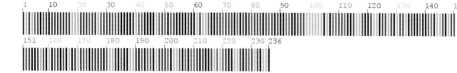

ITS2序列二级结构

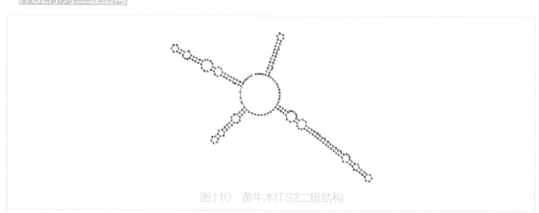

图110　黄牛木ITS2二级结构

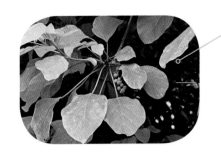

111 黄桐
Endospermum chinense Benth.

本品隶属于大戟科Euphorbiaceae黄桐属
Endospermum。
别名 黄虫树。

植物形态 本品为乔木，高6~20 m，树皮灰褐色；嫩枝、花序和果均密被灰黄色星状微柔毛；小枝叶痕明显，灰白色。叶薄革质，椭圆形至卵圆形，全缘，基部有2枚球形腺体；托叶三角状卵形，具毛。花序生于枝条近顶部叶腋；雄花花萼杯状，有4~5枚浅圆齿；雄蕊5~12枚，2~3轮；雌花：花萼杯状，具3~5枚波状浅裂，被毛，宿存；花盘环状，2~4齿裂；子房近球形，2~3室。果近球形，果皮稍肉质；种子椭圆形。花期5~8月，果期8~11月。

入药部位 树皮、叶、根入药。

功能主治 舒筋活络，祛瘀生新，消肿镇痛。用于风寒湿痹。

根 用于黄疸肝炎。

材料来源 植物叶片采自广东省鼎湖。

DNA提取及序列扩增 取干燥植物样本叶片约30 mg，按照标准流程进行DNA提取和序列扩增。

ITS2序列特征 5条黄桐ITS2序列比对后长度为209 bp，没有变异位点，序列的GC含量为70.33%。主导单倍型序列如下：

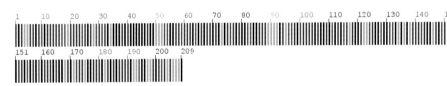

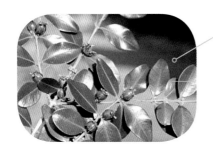

112 黄杨

Buxus microphylla Siebold et Zucc. subsp. **sinica** (Rehder et E. H. Wilson) Hatus.

本品隶属于黄杨科Buxaceae黄杨属Buxus。
别名 小叶黄杨、瓜子黄杨。

植物形态 本品为灌木或小乔木，高1~6 m；枝圆柱形，有纵棱，灰白色；小枝四棱形。叶革质，阔椭圆形、阔倒卵形、卵状椭圆形或长圆形，叶面光亮。花序腋生，头状，花密集，苞片阔卵形。蒴果近球形。花期3月，果期5~6月。

入药部位 根、叶入药。

功能主治 祛风除湿，行气活血。用于风湿关节痛，痢疾，胃痛，疝痛，腹胀，牙痛，跌打损伤，疮痈肿毒。

材料来源 植物叶片采自江西庐山植物园。

DNA提取及序列扩增 取干燥植物样本叶片约30 mg，按照标准流程进行DNA提取和序列扩增。

ITS2序列特征 4条黄杨ITS2序列比对后长度为242 bp，有5处变异位点，为第168位点的T/A变异，第177位点的G/A变异，第212位点的G/A变异，第223位点的T/C变异和第233位点的T/A变异，序列的GC含量为70.25%~71.07%。主导单倍型序列如下：

ITS2序列二级结构

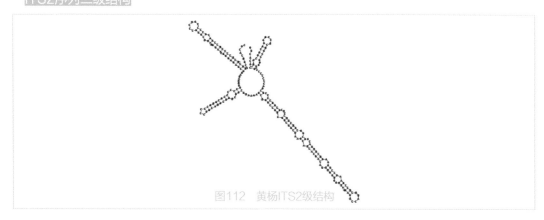

图112 黄杨ITS2级结构

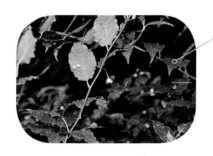

113 灰背清风藤
Sabia discolor Dunn

本品隶属于清风藤科Sabiaceae清风藤属Sabia。
别名 白背清风藤。

植物形态 本品为常绿攀缘木质藤本；嫩枝具纵条纹，无毛，老枝深褐色，具白蜡层。芽鳞阔卵形。叶纸质，卵形，椭圆状卵形或椭圆形，两面均无毛，叶面绿色，干后黑色，叶背苍白色。聚伞花序呈伞状；萼片5，三角状卵形，具缘毛；花瓣5片，卵形或椭圆状卵形，有脉纹；雄蕊5枚，花药外向开裂；花盘杯状。分果爿红色，核中肋显著凸起，呈翅状，两侧面有不规则的块状凹穴，腹部凸出。花期3~4月，果期5~8月。

入药部位 根、茎入药。

功能主治 祛风利湿，活血通络，止痛。用于风湿痹痛，跌打损伤，肝炎。

材料来源 植物叶片采自广东省乐昌市。

DNA提取及序列扩增 取干燥植物样本叶片约30 mg，按照标准流程进行DNA提取和序列扩增。

ITS2序列特征 3条灰背清风藤ITS2序列比对后长度为241 bp，没有变异位点，序列的GC含量为57.26%。主导单倍型序列如下：

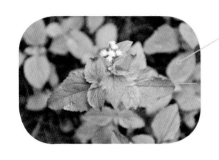

114 藿香蓟
Ageratum conyzoides L.

本品隶属于菊科Compositae藿香蓟属
Ageratum。
别名　咸虾花、白花香草、白花臭草、白花
草、藿香草、七星菊。

植物形态　本品为一年生草本，高50~100 cm。无明显主根。茎粗壮。叶对生，有时上部互
生，常有腋生叶芽，叶卵形或椭圆形或长圆形。头状花序4~18个在茎顶排成通常
紧密的伞房状花序，少有排成松散伞房花序式的。总苞钟状或半球形。总苞片2
层，长圆形或披针状长圆形。花冠檐部5裂，淡紫色。瘦果黑褐色。冠毛膜片长
圆形。花果期全年。

入药部位　全草入药。

功能主治　祛风清热，止痛，止血，排石。用于上呼吸道感染，扁桃体炎，咽喉炎，急性胃
肠炎，胃痛，腹痛，崩漏，肾结石，膀胱结石，湿疹，鹅口疮，痈疮肿毒，蜂窝
组织炎，下肢溃疡，中耳炎，外伤出血。

材料来源　植物叶片采自广东省乐昌市、广州岭南中药园。

DNA提取及序列扩增　取干燥植物样本叶片约30 mg，按照标准流程进行DNA提取和序列扩增。

ITS2序列特征　5条藿香蓟ITS2序列比对后长度为230 bp，没有变异位点，序列的GC含量为
52.17%。主导单倍型序列如下：

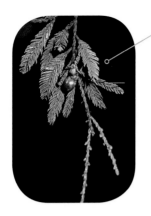

115 鸡毛松
Podocarpus imbricatus Bl.

本品隶属于罗汉松科Podocarpaceae罗汉松属Podocarpus。
别名　岭南罗汉松、异叶罗汉松。

植物形态　本品为乔木，高达30 m，胸径达2 m；树干通直，树皮灰褐色。叶异型，螺旋状排列，两种类型之叶往往生于同一树上；老枝及果枝上之叶呈鳞形或钻形，覆瓦状排列；生于幼树、萌生枝或小枝顶端之叶呈钻状条形，排列成两列，两面有气孔线。雄球花穗状，生于小枝顶端；雌球花单生或成对生于小枝顶端。种子，卵圆形，有光泽，成熟时肉质假种皮红色，着生于肉质种托上。花期4月，种子10月成熟。

入药部位　叶入药。

功能主治　散热消肿，杀虫止痒。用于跌打损伤，癣。

材料来源　植物叶片采自广东省乐昌市。

DNA提取及序列扩增　取干燥植物样本叶片约30 mg，按照标准流程进行DNA提取和序列扩增。

ITS2序列特征　4条鸡毛松ITS2序列比对后长度为212 bp，没有变异位点，序列的GC含量为72.64%。主导单倍型序列如下：

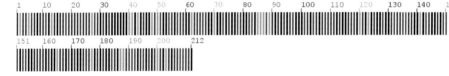

ITS2序列二级结构

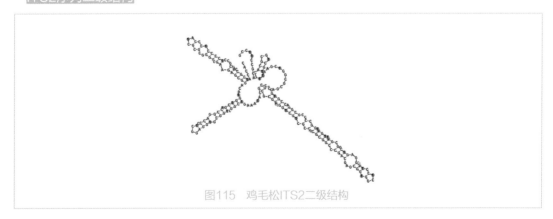

图115　鸡毛松ITS2二级结构

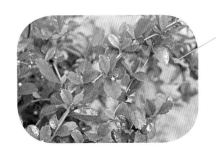

116 基及树
Carmona microphylla (Lam.) G. Don.

本品隶属于紫草科Boraginaceae基及树属Carmona。
别名 福建茶。

植物形态 本品为灌木，高1~3 m，具褐色树皮，多分枝；分枝细弱，节间长1~2 cm；腋芽圆球形，被淡褐色绒毛。叶革质，倒卵形或匙形，先端圆形或截形、具粗圆齿，基部渐狭为短柄。团伞花序开展；花序梗细弱，被毛；花梗极短，或近无梗；花萼裂至近基部，裂片线形或线状倒披针形，中部以下渐狭；花冠钟状，白色，或稍带红色，裂片长圆形，伸展，较筒部长；花丝着生花冠筒近基部，花药长圆形，伸出；花柱无毛。核果内果皮圆球形，具网纹。

入药部位 叶入药。

功能主治 清热解毒。用于疔疮。

材料来源 植物叶片采自广东省广州龙洞、华南植物园。

DNA提取及序列扩增 取干燥植物样本叶片约30 mg，按照标准流程进行DNA提取和序列扩增。

ITS2序列特征 4条基及树ITS2序列比对后长度为256 bp，有一处变异位点，为第97位点的C/G变异，序列的GC含量为62.11%。主导单倍型序列如下：

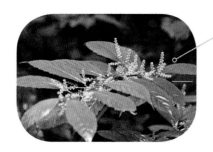

117 鲫鱼胆

Maesa perlarius (Lour.) Merr.

本品隶属于紫金牛科Myrsinaceae杜茎山属Maesa。

别名 空心花、嫩肉木、丁药。

植物形态 本品为小灌木，高1~3 m；分枝多，小枝被长硬毛或短柔毛，有时无毛。叶片纸质或近坚纸质，广椭圆状卵形至椭圆形，边缘从中下部以上具粗锯齿，背面被长硬毛。总状花序或圆锥花序，腋生，具2~3分枝（为圆锥花序时），被长硬毛和短柔毛；花冠白色，钟形，具脉状腺条纹。果球形，具脉状腺条纹；宿存萼片达果中部略上，常冠以宿存花柱。花期3~4月，果期12月至翌年5月。

入药部位 全株入药。

功能主治 接骨消肿，生肌祛腐。用于跌打刀伤，疔疮。外用适量鲜品捣烂敷患处。

材料来源 植物叶片采自广东省乐昌市。

DNA提取及序列扩增 取干燥植物样本叶片约30 mg，按照标准流程进行DNA提取和序列扩增。

ITS2序列特征 6条鲫鱼胆ITS2序列比对后长度为226 bp，有4处变异位点，为第32位点的C/T变异，为第39位点的C/T变异，为第143位点的G/A变异和第182位点的T/C变异，序列的GC含量为58.41%~59.73%。主导单倍型序列如下：

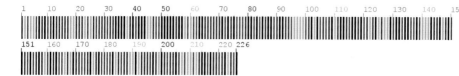

ITS2序列二级结构

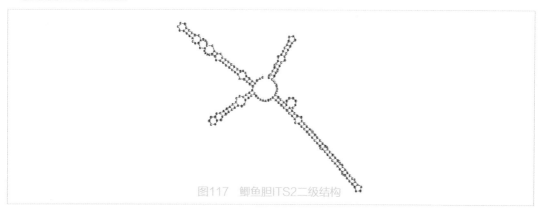

图117 鲫鱼胆ITS2二级结构

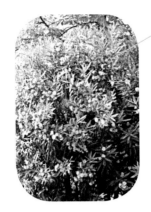

118 夹竹桃
Nerium oleander L.

本品隶属于夹竹桃科Apocynaceae夹竹桃属Nerium。
别名 红花夹竹桃、柳叶桃。

植物形态 本品为常绿直立大灌木，高达5 m，枝条灰绿色，含水液；嫩枝条具稜，被微毛，老时毛脱落。叶3~4枚轮生，下枝为对生，窄披针形，叶缘反卷，叶面深绿，无毛，叶背浅绿色，有多数注点，幼时被疏微毛，老时毛渐脱落。聚伞花序顶生，着花数朵；花冠深红色或粉红色，栽培演变有白色或黄色，花冠为单瓣呈5裂时，其花冠为漏斗状。蓇葖2，离生，平行或并连，长圆形，绿色，具细纵条纹；种子长圆形，种皮被锈色短柔毛，顶端具黄褐色绢质种毛。花期几乎全年，夏秋为最盛；果期一般在冬春季，栽培很少结果。

入药部位 全株入药。

功能主治 强心利尿，祛痰杀虫。用于心力衰竭，癫痫。外用治甲沟炎，斑秃，杀蝇。

材料来源 植物叶片采自广东省广州华南植物园及岭南中药园。

DNA提取及序列扩增 取干燥植物样本叶片约30 mg，按照标准流程进行DNA提取和序列扩增。

ITS2序列特征 8条夹竹桃ITS2序列比对后长度为236 bp，有6处变异位点，为第101位点、第102位点、第146位点、第157位点、第180位点和第201位点的T/C变异，序列的GC含量为68.64%~70.34%。主导单倍型序列如下：

ITS2序列二级结构

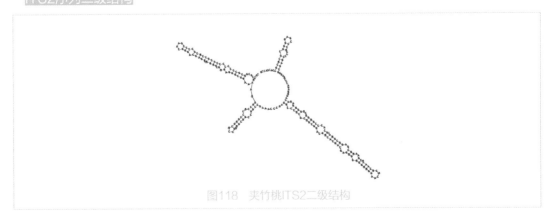

图118 夹竹桃ITS2二级结构

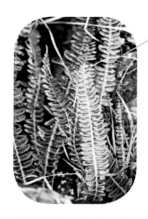

119 荚囊蕨
Struthiopteris eburnea (Christ) Ching

本品隶属于乌毛蕨科Blechnaceae荚囊蕨属Struthiopteris。

植物形态 本品为植株高18~60 cm。根状茎直立，粗短，或长而斜生，密被鳞片；鳞片披针形，先端纤维状，棕色或中部为深褐色，有光泽，厚膜质。叶簇生，二形；柄禾秆色；叶片线状披针形，一回羽状；羽片多数，篦齿状排列，向上的羽片为状披针形，尖头，基部与叶轴合生，边缘全缘，干后略内卷，平展。叶坚革质，干后暗绿色或带棕色；叶轴禾秆色，光滑。能育叶与不育叶同形而较狭；孢子囊群线形；囊群盖纸质，拱形，开向主脉，宿存。

入药部位 根状茎入药。

功能主治 清热利湿，散瘀消肿。用于淋症，疮痈肿痛，跌打损伤。

材料来源 植物叶片采自江西庐山植物园。

DNA提取及序列扩增 取干燥植物样本叶片约30 mg，按照标准流程进行DNA提取和序列扩增。

ITS2序列特征 3条荚囊蕨ITS2序列比对后长度为312 bp，没有变异位点，序列的GC含量为72.44%。主导单倍型序列如下：

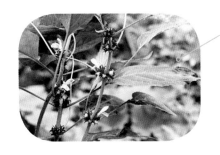

120 假糙苏

Paraphlomis javanica (Bl.) Prain

本品隶属于唇形科Labiatae假糙苏属
Paraphlomis。

植物形态 本品为草本，从纤细须根上升。茎单生，常高50 cm，有时高达1.5 m，钝四棱形，具槽，被倒向平伏毛。叶椭圆形、椭圆状卵形或长圆状卵形，边缘有具小突尖的锯齿，膜质或纸质，下面沿脉上密生余部疏生平伏毛。轮伞花序。花萼花时管状，果时膨大，革质。花冠通常黄或淡黄。雄蕊4，二室。子房紫黑色，顶端截平，中央稍凹陷，无毛。小坚果倒卵珠状三棱形，顶端钝圆，黑色，无毛。花期6~8月，果期8~12月。

入药部位 全草入药。

功能主治 润肺止咳，补血调经。用于痨咳，月经不调。

材料来源 植物叶片采自广东省乐昌市。

DNA提取及序列扩增 取干燥植物样本叶片约30 mg，按照标准流程进行DNA提取和序列扩增。

ITS2序列特征 3条假糙苏ITS2序列比对后长度为219 bp，没有变异位点，序列的GC含量为67.58%。主导单倍型序列如下：

ITS2序列二级结构

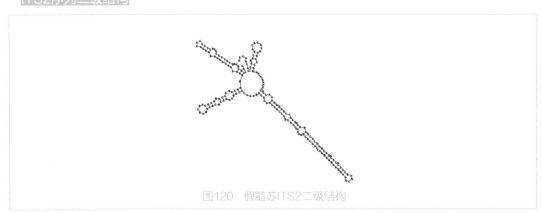

图120 假糙苏ITS2二级结构

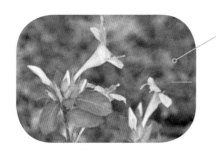

121 假杜鹃
Barleria cristata L.

本品隶属于爵床科Acanthaceae假杜鹃属Barleria。
别名 蓝花草、紫靛、吐红草。

植物形态 本品为小灌木，高达2 m。茎圆柱状，被柔毛，有分枝。叶片纸质，椭圆形、长椭圆形或卵形，先端急尖，基部楔形，下延，两面被长柔毛，全缘；腋生短枝的叶小，具短柄。花在短枝上密集。花的苞片叶形，无柄，小苞片披针形或线形，先端渐尖。有时花退化只有2枚不孕的小苞片；外萼片卵形至披针形，先端急尖具刺尖，基部圆，内萼片线形或披针形，有缘毛，花冠蓝紫色或白色，花冠管圆筒状，长圆形；能育雄蕊着生于喉基部；子房扁，长椭圆形，花盘杯状，花柱线状无毛。蒴果长圆形，两端急尖，无毛。花期11~12月。

入药部位 全草入药。

功能主治 清肺化痰，止血截疟。祛风湿，消肿止痛，消疹止痒，蛇伤。

材料来源 植物叶片采自广东省广州龙洞。

DNA提取及序列扩增 取干燥植物样本叶片约30 mg，按照标准流程进行DNA提取和序列扩增。

ITS2序列特征 3条假杜鹃TS2序列比对后长度为253 bp，没有变异位点，序列的GC含量为76.28%。主导单倍型序列如下：

ITS2序列二级结构

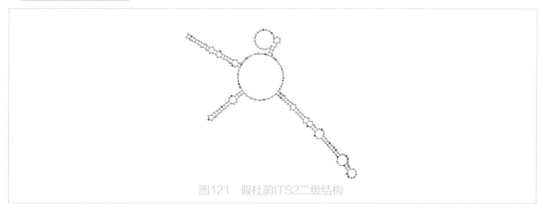

图121 假杜鹃ITS2二级结构

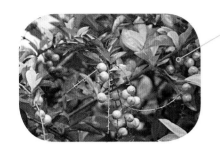

122 假连翘
Duranta erecta L.

本品隶属于马鞭草科Verbenaceae假连翘属Duranta。

植物形态 本品为灌木，高约1.5~3 m；枝条有皮刺，幼枝有柔毛。叶对生，少有轮生，叶片卵状椭圆形或卵状披针形，纸质，顶端短尖或钝，基部楔形，全缘或中部以上有锯齿，有柔毛；叶柄有柔毛。总状花序顶生或腋生，常排成圆锥状；花萼管状，有毛，5裂，5棱；花冠通常蓝紫色，5裂，裂片平展，内外有微毛；花柱短于花冠管；子房无毛。核果球形，无毛，有光泽，熟时红黄色，有增大宿存花萼包围。花果期5~10月，在南方可为全年。

入药部位 叶、果入药。

功能主治 散热透邪，行血祛瘀，止痛杀虫，消肿排毒。用于疟疾，痈毒初起，脚底深部脓肿。

材料来源 植物叶片采自广东省广州龙洞、华南植物园。

DNA提取及序列扩增 取干燥植物样本叶片约30 mg，按照标准流程进行DNA提取和序列扩增。

ITS2序列特征 5条假连翘ITS2序列比对后长度为225 bp，没有变异位点，序列的GC含量为72.44%。主导单倍型序列如下：

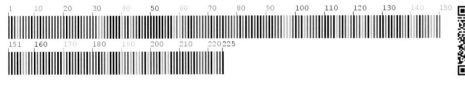

ITS2序列二级结构

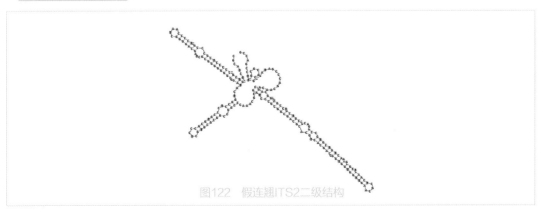

图122　假连翘ITS2二级结构

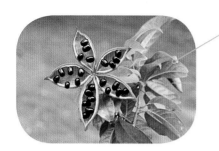

123 假苹婆
Sterculia lanceolata Cav.

本品隶属于梧桐科Sterculiaceae苹婆属
Sterculia。
别名 赛苹婆、鸡冠木。

植物形态 本品为乔木，小枝幼时被毛。叶椭圆形、披针形或椭圆状披针形，顶端急尖，基部钝形或近圆形，侧脉弯拱，在近叶缘不明显连结。圆锥花序腋生；花淡红色，萼片向外开展如星状，矩圆状披针形或矩圆状椭圆形，顶端钝或略有小短尖突，外面被短柔毛，边缘有缘毛；雄花的雌雄蕊弯曲；雌花的子房圆球形，花柱弯曲。蓇葖果鲜红色，长卵形或长椭圆形顶端有喙，基部渐狭，密被短柔毛；种子黑褐色，椭圆状卵形。每果有种子2~4个。花期4~6月。

入药部位 叶入药。

功能主治 消肿镇痛。用于跌打。外用鲜品捣烂敷患处。

材料来源 植物叶片采自广东省乐昌市、广东省鼎湖山。

DNA提取及序列扩增 取干燥植物样本叶片约30 mg，按照标准流程进行DNA提取和序列扩增。

ITS2序列特征 4条假苹婆ITS2序列比对后长度为247 bp，有3处变异位点，为第22位点的A/G变异，第51位点的A/C变异和第201位点的T/C变异，序列的GC含量为74.09%~75.30%。主导单倍型序列如下：

ITS2序列二级结构

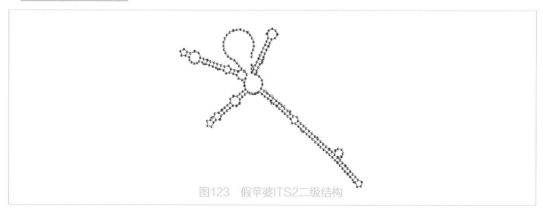

图123 假苹婆ITS2二级结构

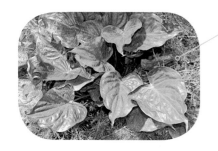

124 尖尾芋
Alocasia cucullata (Lour.) Schott

本品隶属于天南星科Araceae海芋属Alocasia。
别名 假海芋。

植物形态 本品为直立草本。地上茎圆柱形，粗3~6 cm，黑褐色，具环形叶痕，通常由基部伸出许多短缩的芽条，发出新枝，成丛生状。叶柄绿色，由中部至基部强烈扩大成宽鞘；叶片膜质至亚革质，深绿色，宽卵状心形，先端骤狭具凸尖，基部圆形。佛焰苞近肉质，管部长圆状卵形，淡绿至深绿色。肉穗花序比佛焰苞短。附属器淡绿色、黄绿色，狭圆锥形。浆果近球形，通常有种子1。花期5月。

入药部位 根状茎入药。

功能主治 清热解毒，消肿止痛。用于钩端螺旋体病，肠伤寒，肺结核，支气管炎。外用治毒蛇咬伤，毒蜂螫伤，蜂窝组织炎。

材料来源 植物叶片采自广东省乐昌市。

DNA提取及序列扩增 取干燥植物样本叶片约30 mg，按照标准流程进行DNA提取和序列扩增。

ITS2序列特征 10条尖尾芋ITS2序列比对后长度为289 bp，有5处变异位点，为第27位点的T/C变异，第69位点的G/C变异，第71位点和第267位点的A/C变异和第73位点的A/G变异，序列的GC含量为73.70%~74.39%。主导单倍型序列如下：

ITS2序列二级结构

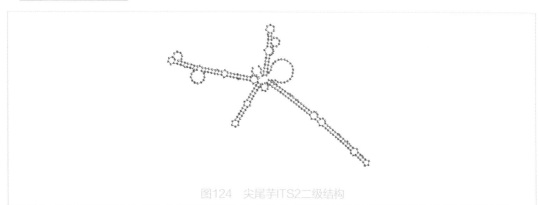

图124 尖尾芋ITS2二级结构

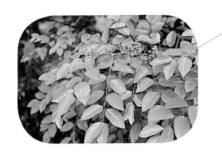

125 降香
Dalbergia odorifera T. Chen

本品隶属于豆科Leguminosae黄檀属
Dalbergia。
别名 花梨母。

植物形态 本品为乔木，高10~15 m；除幼嫩部分、花序及子房略被短柔毛外，全株无毛；树皮褐色或淡褐色，粗糙，有纵裂槽纹。小枝有小而密集皮孔。羽状复叶；小叶近革质，卵形或椭圆形。圆锥花序腋生，分枝呈伞房花序状；花冠乳白色或淡黄色，各瓣近等长。荚果舌状长圆形，果瓣革质，对种子的部分明显凸起，状如棋子，有种子1（~2）粒。

入药部位 树干及根部心材入药。

功能主治 行气活血，止痛，止血。用于脘腹疼痛，肝郁胁痛，胸痹刺痛，跌打损伤，外伤出血。

材料来源 植物叶片采自广东省乐昌市及岭南中药园。

DNA提取及序列扩增 取干燥植物样本叶片约30 mg，按照标准流程进行DNA提取和序列扩增。

ITS2序列特征 6条降香ITS2序列比对后长度为216 bp，有一处变异位点，为第164位点的A/C变异，序列的GC含量为68.06%~68.52%。主导单倍型序列如下：

ITS2序列二级结构

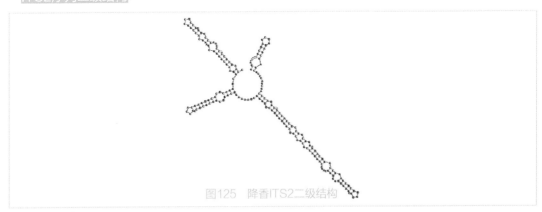

图125 降香ITS2二级结构

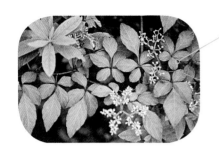

126 角花乌蔹莓
Cayratia corniculata (Benth.) Gagnep.

本品隶属于葡萄科Vitaceae乌蔹莓属Cayratia。

别名：菱茎野葡萄、野葡萄。

植物形态　本品为草质藤本。小枝圆柱形，有纵棱纹，无毛。卷须2叉分枝，相隔2节间断与叶对生。叶为鸟足状5小叶，中央小叶长椭圆披针形，边缘每侧有5~7个锯齿或细牙齿，侧生小叶卵状椭圆形，边缘外侧有5~6个锯齿或细牙齿；托叶早落。花序为复二歧聚伞花序，腋生；花瓣4，三角状卵圆形；雄蕊4。果实近球形，有种子2~4颗；种子倒卵椭圆形，基部有短喙，种脊突出，两侧表面有横肋突出，腹部中棱脊突出。花期4~5月，果期7~9月。

入药部位　块根入药。

功能主治　清热解毒，祛风化痰。用于风热咳嗽。

材料来源　植物叶片采自广东省鼎湖山。

DNA提取及序列扩增　取干燥植物样本叶片约30 mg，按照标准流程进行DNA提取和序列扩增。

ITS2序列特征　5条角花乌蔹莓ITS2序列比对后长度为263 bp，有1处变异位点，为第84位点的T/C变异，序列的GC含量为76.43%~76.81%。主导单倍型序列如下：

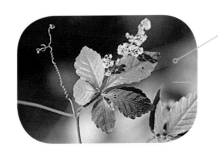

127 绞股蓝

Gynostemma pentaphyllum (Thunb.) Makino

本品隶属于葫芦科Cucurbitaceae绞股蓝属Gynostemma。
别名 五叶参、七叶胆、甘茶蔓。

植物形态 本品为草质攀援植物；茎细弱，具分枝，具纵棱及槽，无毛或疏被短柔毛。叶膜质或纸质，鸟足状，具3~9小叶，被短柔毛或无毛；小叶片上面深绿色，背面淡绿色，两面均疏被短硬毛。花雌雄异株。雄花圆锥花序，花序轴纤细，多分枝；花冠淡绿色或白色，5深裂。雌花圆锥花序远较雄花之短小，花萼及花冠似雄花。果实肉质，球形，成熟后黑色。种子卵状心形，灰褐色或深褐色，两面具乳突状凸起。花期3~11月，果期4~12月。

入药部位 植株地上部分入药。

功能主治 止咳，平喘，清热解毒，降血脂，抗衰老。用于慢性支气管炎，肺热咳嗽，高脂血症，传染性肝炎，肾盂肾炎，肠胃炎。

材料来源 植物叶片采自广东省乐昌市及广州华南植物园。

DNA提取及序列扩增 取干燥植物样本叶片约30 mg，按照标准流程进行DNA提取和序列扩增。

ITS2序列特征 6条绞股蓝ITS2序列比对后长度为274 bp，有7处变异位点，为第26位点的G/A变异，第62位点的T/C变异，第184位点的G/A变异，第199位点的T/C变异，第202位点的T/C变异，第256位点的A/G变异和第266位点C碱基插入，序列的GC含量为56.04%~57.30%。主导单倍型序列如下：

ITS2序列二级结构

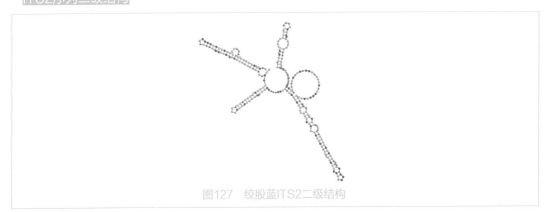

图127 绞股蓝ITS2二级结构

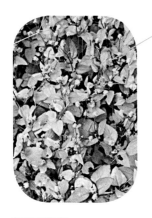

128 金钮扣
Spilanthes paniculata Wall. ex DC.

本品隶属于菊科Compositae金钮扣属Spilanthes。

植物形态 本品为一年生草本。茎直立或斜升，高15~70（80）cm，多分枝，带紫红色，有明显的纵条纹，被短柔毛或近无毛。叶卵形，宽卵圆形或椭圆形，全缘，波状或具波状钝锯齿。头状花序单生，或圆锥状排列，卵圆形；总苞片约8个，2层，卵形或卵状长圆形；花黄色，雌花舌状，舌片宽卵形或近圆形；两性花花冠管状，有4~5个裂片；瘦果长圆形，稍扁压，暗褐色，顶端有1~2个不等长的细芒。花果期4~11月。

入药部位 全草入药。

功能主治 解毒散结，消肿止痛，止喘定喘。用于腹泻，疟疾，龋齿痛，蛇伤，狗咬伤，痈疮肿毒，感冒风寒，气管炎，肺结核，咳嗽，哮喘，牙痛，瘰疬等。

材料来源 植物叶片采自广东省乐昌市。

DNA提取及序列扩增 取干燥植物样本叶片约30 mg，按照标准流程进行DNA提取和序列扩增。

ITS2序列特征 3条金钮扣ITS2序列比对后长度为221 bp，没有变异位点，序列的GC含量为52.04%。主导单倍型序列如下：

ITS2序列二级结构

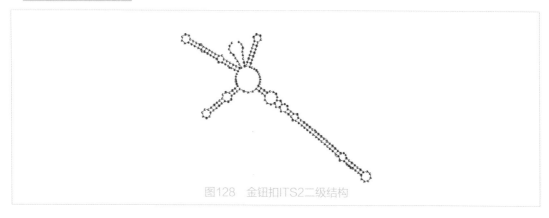

图128 金钮扣ITS2二级结构

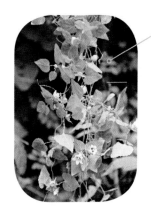

129 金钱豹
Campanumoea javanica Bl.

本品隶属于桔梗科Campanulaceae金钱豹属Campanumoea。

别名　桂党参、土党参。

植物形态　本品为草质缠绕藤本，具乳汁，具胡萝卜状根。茎无毛，多分枝。叶对生，叶片心形或心状卵形，边缘浅锯齿，无毛或背面疏生长毛。花单朵生叶腋，花萼5裂；花冠上位，白色或黄绿色，内面紫色，钟状，裂至中部；雄蕊5枚；柱头4~5裂，子房和蒴果5室。浆果黑紫色，紫红色，球状。种子不规则，常为短柱状，表面有网状纹饰。

入药部位　根入药。

功能主治　补中益气，润肺生津。用于气虚乏力，脾虚泄泻，肺虚咳嗽，小儿疳积，乳汁稀少。

材料来源　植物叶片采自广东省乐昌市。

DNA提取及序列扩增　取干燥植物样本叶片约30 mg，按照标准流程进行DNA提取和序列扩增。

ITS2序列特征　4条金钱豹ITS2序列比对后长度为235 bp，没有变异位点，序列的GC含量为64.68%。主导单倍型序列如下：

ITS2序列二级结构

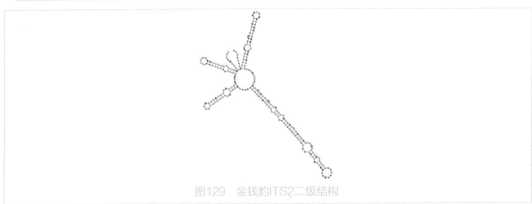

图129　金钱豹ITS2二级结构

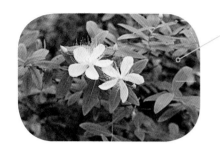

130 金丝桃
Hypericum monogynum L.

本品隶属于藤黄科Guttiferae金丝桃属
Hypericum。
别名　金丝海棠、五心花。

植物形态　本品为灌木，高0.5~1.3 m，丛状或通常有疏生的开张枝条。茎红色，圆柱形；皮层橙褐色。叶对生，无柄或具短柄；叶片倒披针形或椭圆形至长圆形，坚纸质，上面绿色，下面淡绿但不呈灰白色，叶片腺体小而点状。花序具1-15（-30）花，疏松的近伞房状。花星状；花蕾卵珠形。花瓣金黄色至柠檬黄色，三角状倒卵形。蒴果宽卵珠形。种子深红褐色，圆柱形，有狭的龙骨状突起，有浅的线状网纹至线状蜂窝纹。花期5~8月，果期8~9月。

入药部位　根入药。

功能主治　清热解毒，祛风消肿。用于急性咽喉炎，眼结膜炎，肝炎，蛇咬伤。

材料来源　植物叶片采自广东省乐昌市。

DNA提取及序列扩增　取干燥植物样本叶片约30 mg，按照标准流程进行DNA提取和序列扩增。

ITS2序列特征　3条金丝桃ITS2序列比对后长度为229 bp，有3处变异位点，为第159位点的A/G变异，第172位点和176位点的T/C变异，序列的GC含量为57.21%~58.52%。主导单倍型序列如下：

ITS2序列二级结构

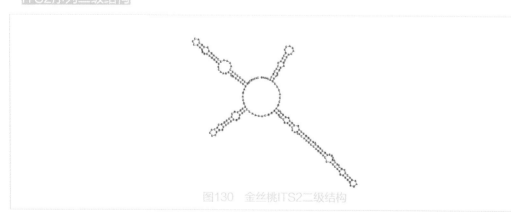

图130　金丝桃ITS2二级结构

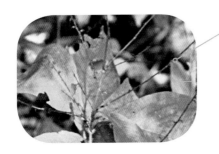

金线草

Antenoron filiforme (Thunb.) Rob. et Vaut.

本品隶属于蓼科Polygonaceae金线草属
Antenoron。
别名　九龙盘。

植物形态　本品为多年生草本。根状茎粗壮。茎直立，高50~80 cm。叶椭圆形或长椭圆形，全缘；托叶鞘筒状，膜质。总状花序呈穗状，通常数个，顶生或腋生，花序轴延伸，花排列稀疏；苞片漏斗状，绿色，边缘膜质，具缘毛；花被4深裂，红色，花被片卵形，果时稍增大；雄蕊5，花柱2。瘦果卵形，褐色，有光泽。花期7~8月，果期9~10月。

入药部位　全草入药。

功能主治　凉血止血，祛瘀止痛。用于吐血，肺结核咯血，子宫出血，淋巴结结核，胃痛，痢疾，跌打损伤，骨折，风湿痹痛，腰痛。

材料来源　植物叶片采自广东省乐昌市。

DNA提取及序列扩增　取干燥植物样本叶片约30 mg，按照标准流程进行DNA提取和序列扩增。

ITS2序列特征　4条金线草ITS2序列比对后长度为247 bp，没有变异位点，序列的GC含量为67.61%。主导单倍型序列如下：

ITS2序列二级结构

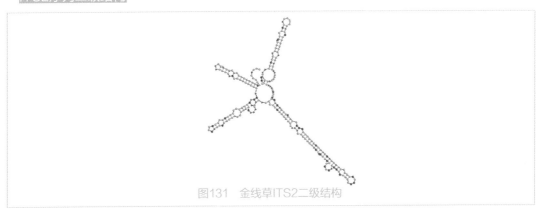

图131　金线草ITS2二级结构

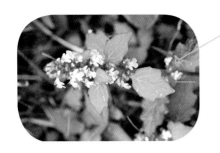

132 筋骨草

Ajuga ciliata Bunge

本品隶属于唇形科Labiatae筋骨草属 Ajuga。

植物形态　本品为多年生草本，根部膨大，直立，无匍匐茎。茎高25~40 cm。叶片纸质，卵状椭圆形至狭椭圆形。穗状聚伞花序顶生，由多数轮伞花序密聚排列组成；苞叶大，叶状，卵形。花萼漏斗状钟形。花冠紫色，具蓝色条纹，外面被疏柔毛，内面被微柔毛。花盘环状。小坚果长圆状或卵状三棱形。花期4~8月，果期7~9月。

入药部位　全草入药。

功能主治　清热解毒，消肿止痛，凉血平肝。用于上呼吸道感染，扁桃体炎，咽喉炎，支气管炎，肺炎，肺脓肿，胃肠炎，肝炎，阑尾炎，乳腺炎，急性结膜炎，高血压。外用治跌打损伤，外伤出血，痈疖疮疡，烧、烫伤，毒蛇咬伤。

材料来源　植物叶片采自广东省乐昌市。

DNA提取及序列扩增　取干燥植物样本叶片约30 mg，按照标准流程进行DNA提取和序列扩增。

ITS2序列特征　3条筋骨草ITS2序列比对后长度为230 bp，没有变异位点，序列的GC含量为64.78%。主导单倍型序列如下：

ITS2序列二级结构

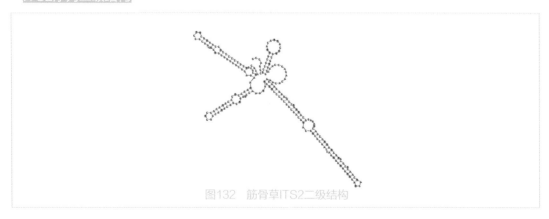

图132　筋骨草ITS2二级结构

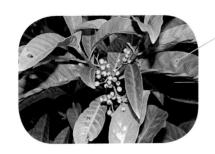

133 九节

Psychotria rubra (Lour.) Poir.

本品隶属于茜草科Rubiaceae九节属Psychotria。
别名 山大颜、九节木、山大刀。

植物形态 本品为灌木或小乔木，高0.5~5 m。叶对生，纸质或革质，长圆形、椭圆状长圆形或倒披针状长圆形，稀长圆状倒卵形，全缘，鲜时稍光亮，干时常暗红色或在下面褐红色而上面淡绿色。聚伞花序通常顶生，无毛或极稀有极短的柔毛，多花，花冠白色，喉部被白色长柔毛，花冠裂片近三角形。核果球形或宽椭圆形，有纵棱，红色。花果期全年。

入药部位 根、叶入药。

功能主治 清热解毒，消肿拔毒。

根、叶 治白喉，扁桃体炎，咽喉炎，痢疾，肠伤寒，胃痛，风湿骨痛。

叶 外用治跌打肿痛，外伤出血，毒蛇咬伤，疮疡肿毒，下肢溃疡。

材料来源 植物叶片采自广东省乐昌市、广州市龙洞及华南植物园。

DNA提取及序列扩增 取干燥植物样本叶片约30 mg，按照标准流程进行DNA提取和序列扩增。

ITS2序列特征 7条九节ITS2序列比对后长度为224 bp，没有变异位点，序列的GC含量为58.93%。主导单倍型序列如下：

ITS2序列二级结构

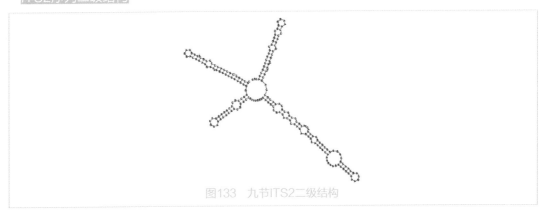

图133 九节ITS2二级结构

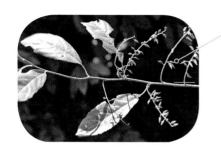

134 矩叶鼠刺
Itea omeiensis C. K. Schneid.

本品隶属于虎耳草科Saxifragaceae鼠刺属Itea。
别名　长圆叶鼠刺。

植物形态　本品为灌木或小乔木，高1.5~10 m，稀更高；幼枝黄绿色，无毛；老枝棕褐色，有纵棱。叶薄革质，长圆形，稀椭圆形，边缘有极明显的密集细锯齿，近基部近全缘，两面无毛。腋生总状花序，常长于叶，单生或簇生；花梗基部苞片三角状披针形或倒披针形；萼筒浅杯状，被疏柔毛，萼片三角状披针形；花瓣白色，披针形；雄蕊与花瓣等长或长于花瓣；子房上位，密被长柔毛。蒴果，被柔毛。花期3~5月，果期6~12月。

入药部位　根入药。

功能主治　滋补强壮，祛风除湿，接骨续筋。用于身体虚弱，劳伤乏力，咳嗽，咽痛，产后关节痛，腰痛，白带，跌打损伤，骨折。

材料来源　植物叶片采自广东省乐昌市。

DNA提取及序列扩增　取干燥植物样本叶片约30 mg，按照标准流程进行DNA提取和序列扩增。

ITS2序列特征　3条矩叶鼠刺ITS2序列比对后长度为223 bp，没有变异位点，序列的GC含量为57.85%。主导单倍型序列如下：

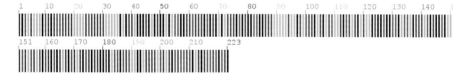

ITS2序列二级结构

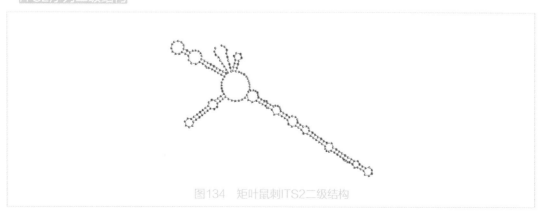

图134　矩叶鼠刺ITS2二级结构

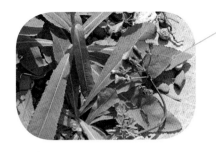

135 苣荬菜
Sonchus arvensis L.

本品隶属于菊科Compositae苦苣菜属Sonchus。
别名　苦荬菜、苦菜、苦苣菜。

植物形态　本品为多年生草本。根垂直直伸。茎直立，高30~150 cm，有细条纹，上部或顶部有伞房状花序分枝。基生叶多数，羽状或倒向羽状深裂、半裂或浅裂，顶裂片稍大；全部叶裂片边缘有小锯齿或无锯齿而有小尖头；全部叶基部渐窄成长或短翼柄。头状花序在茎枝顶端排成伞房状花序。总苞钟状。总苞片外层披针形，中内层披针形。舌状小花多数，黄色。瘦果稍压扁，长椭圆形。冠毛白色，柔软，基部连合成环。花果期1~9月。

入药部位　全草入药。

功能主治　清热利湿，凉血解毒，行气止痛。用于咽喉炎，吐血，尿血，急性细菌痢疾，阑尾炎，乳腺炎，遗精，白浊，吐泻。

材料来源　植物叶片采自广东省广州华南植物园。

DNA提取及序列扩增　取干燥植物样本叶片约30 mg，按照标准流程进行DNA提取和序列扩增。

ITS2序列特征　3条苣荬菜ITS2序列比对后长度为228 bp，没有变异位点，序列的GC含量为47.81%。主导单倍型序列如下：

ITS2序列二级结构

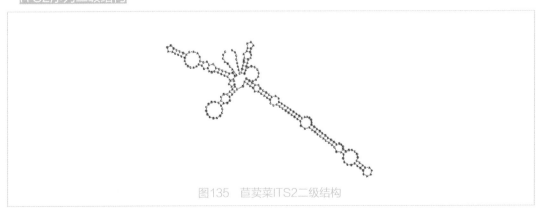

图135　苣荬菜ITS2二级结构

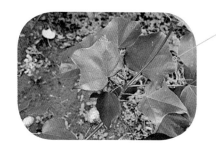

136 壳菜果
Mytilaria laosensis Lec.

本品隶属于金缕梅科Hamamelidaceae壳菜果属Mytilaria。
别名　米老排、三角枫。

植物形态　本品为常绿乔木，高达30 m；小枝粗壮，无毛，节膨大，有环状托叶痕。叶革质，阔卵圆形，全缘，先端短尖，基部心形；上面干后橄榄绿色，有光泽；下面黄绿色，无毛；掌状脉在上面明显，在下面突起，网脉不大明显。肉穗状花序顶生或腋生，单独，无毛。花多数，紧密排列在花序轴；萼片卵圆形；花瓣带状舌形，白色；花丝极短；子房下位。蒴果，外果皮厚，黄褐色，松脆易碎。种子褐色，有光泽，种脐白色。

入药部位　全株入药。

功能主治　清热祛风。

材料来源　植物叶片采自广东省乐昌市。

DNA提取及序列扩增　取干燥植物样本叶片约30 mg，按照标准流程进行DNA提取和序列扩增。

ITS2序列特征　6条壳菜果ITS2序列比对后长度为233 bp，没有变异位点，序列的GC含量为64.81%。主导单倍型序列如下：

ITS2序列二级结构

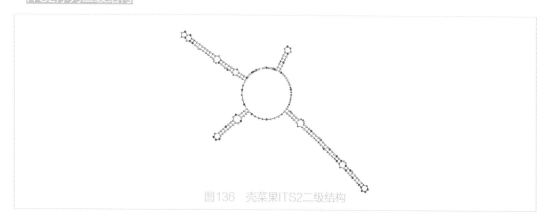

图136　壳菜果ITS2二级结构

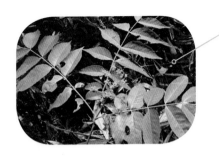

137 苦树
Picrasma quassioides (D. Don) Benn.

本品隶属于苦木科Simaroubaceae苦树属Picrasma。

别名　苦树皮、苦皮树、苦皮子、苦胆木。

植物形态　本品为落叶乔木，高达10余米；树皮紫褐色，平滑，有灰色斑纹，全株有苦味。叶互生，奇数羽状复叶，卵状披针形或广卵形，边缘具不整齐的粗锯齿。花雌雄异株，组成腋生复聚伞花序，花序轴密被黄褐色微柔毛。核果成熟后蓝绿色，种皮薄，萼宿存。花期4~5月，果期6~9月。

入药部位　树干入药。

功能主治　清热解毒，燥湿杀虫。用于肺热咳嗽，肺痈，霍乱吐泻，痢疾，湿热胁痛，湿疹，烧、烫伤，毒蛇咬伤，痈疖肿毒，疥癣。

材料来源　植物叶片采自广东省乐昌市。

DNA提取及序列扩增　取干燥植物样本叶片约30 mg，按照标准流程进行DNA提取和序列扩增。

ITS2序列特征　7条苦树ITS2序列比对后长度为225 bp，有1处变异位点，为第179位点的A/G变异，序列的GC含量为68.89%~69.33%。主导单倍型序列如下：

ITS2序列二级结构

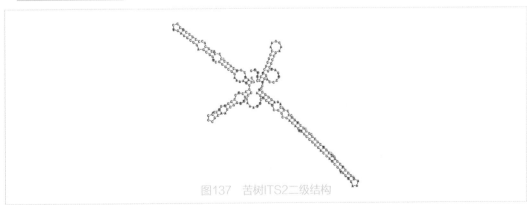

图137　苦树ITS2二级结构

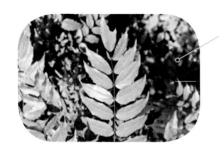

138 阔叶十大功劳
Mahonia bealei (Fort.) Carr.

本品隶属于小檗科Berberidaceae十大功劳属Mahonia。
别名 土黄连、黄天竹。

植物形态 本品为灌木或小乔木，高0.5~4（~8）m。叶狭倒卵形至长圆形，具4~10对小叶，上面暗灰绿色，背面被白霜，有时淡黄绿色或苍白色；小叶厚革质，硬直，具粗锯齿。总状花序直立，通常3~9个簇生；花黄色；花瓣倒卵状椭圆形。浆果卵形，深蓝色，被白粉。花期9月至翌年1月，果期3~5月。

入药部位 茎、根、叶入药。

功能主治 叶 滋阴清热。用于肺结核，感冒。

　　　　　　根、茎 清热解毒。用于细菌性痢疾，急性胃肠炎，传染性肝炎，肺炎，肺结核，支气管炎，咽喉肿痛。外用治眼结膜炎，痈疖肿毒，烧、烫伤。

材料来源 植物叶片采自广东省乐昌市及华南植物园。

DNA提取及序列扩增 取干燥植物样本叶片约30 mg，按照标准流程进行DNA提取和序列扩增。

ITS2序列特征 9条阔叶十大功劳ITS2序列比对后长度为223 bp，有3处变异位点，为第5位点的T/C变异，第81位点的T/A变异，第172位点的T/C变异，序列的GC含量为53.36%。主导单倍型序列如下：

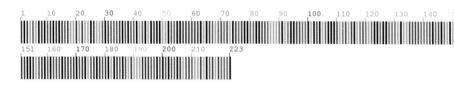

ITS2序列二级结构

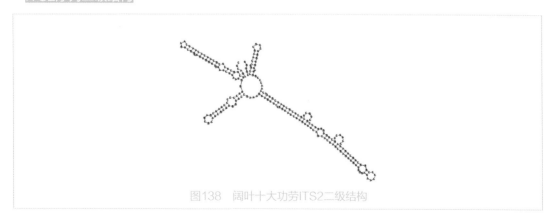

图138 阔叶十大功劳ITS2二级结构

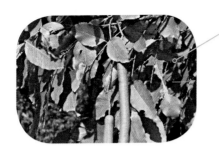

139 腊肠树
Cassia fistula Linn.

本品隶属于豆科Leguminosae决明属Cassia。
别名 清泻山扁豆、牛角树、波斯皂荚。

植物形态 本品为落叶小乔木或中等乔木，高可达15 m；枝细长；树皮幼时光滑，灰色，老时粗糙，暗褐色。小叶对生，薄革质，阔卵形，卵形或长圆形，顶端短渐尖而钝，基部楔形，边全缘；叶脉纤细，两面均明显；叶柄短。总状花序疏散，下垂；花梗柔弱；萼片长卵形，薄，开花时向后反折；花瓣黄色，倒卵形，近等大，具明显的脉；雄蕊具阔大的花药，其余很小，不育，花药纵裂。荚果圆柱形，黑褐色，不开裂；花期6~8月；果期10月。

入药部位 种子、果瓤、根、树皮入药。

功能主治 治便秘。

材料来源 植物叶片采自广东省乐昌市。

DNA提取及序列扩增 取干燥植物样本叶片约30 mg，按照标准流程进行DNA提取和序列扩增。

ITS2序列特征 6条腊肠树ITS2序列比对后长度为232 bp，有2处变异位点，为第16位点的G/A变异和第27位点的C/T变异，序列的GC含量为62.07%~62.50%。主导单倍型序列如下：

ITS2序列二级结构

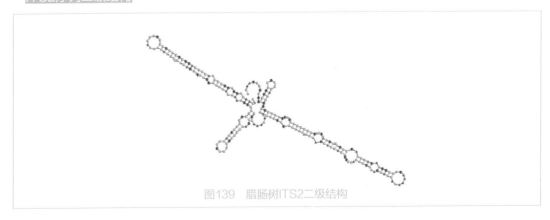

图139 腊肠树ITS2二级结构

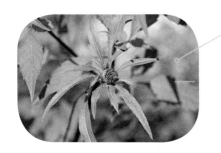

140 狼杷草
Bidens tripartita L.

本品隶属于菊科Compositae鬼针草属 Bidens。
别名 豆渣菜、郎耶菜。

植物形态 本品为一年生草本。茎高20~150 cm，稍呈四方形。叶对生，下部的不分裂，边缘具锯齿，中部叶有狭翅；叶片长椭圆状披针形，通常3~5深裂，两侧裂片与侧生裂片边缘均具疏锯齿。头状花序单生茎端及枝端。总苞盘状，外层苞片5~9枚，具缘毛，叶状，内层苞片膜质，具透明或淡黄色的边缘；托片背面有褐色条纹，边缘透明。无舌状花，全为筒状两性花。瘦果扁，楔形或倒卵状楔形，边缘有倒刺毛，顶端芒刺通常2枚，两侧有倒刺毛。

入药部位 全草入药。

功能主治 清热解毒，养阴敛汗。用于感冒，扁桃体炎，咽喉炎，肠炎，痢疾，肝炎，泌尿系统感染，肺结核盗汗，闭经。外用治疖肿，湿疹，皮癣。

材料来源 植物叶片采自江西。

DNA提取及序列扩增 取干燥植物样本叶片约30 mg，按照标准流程进行DNA提取和序列扩增。

ITS2序列特征 3条狼杷草ITS2序列比对后长度为223 bp，有1个变异位点，为第163位点的T碱基插入，序列的GC含量为53.81%~54.05%。主导单倍型序列如下：

ITS2序列二级结构

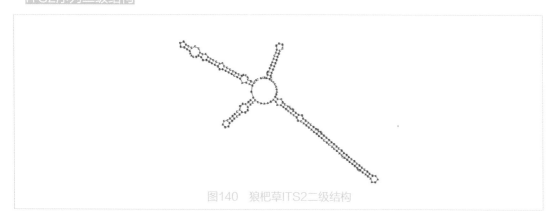

图140 狼杷草ITS2二级结构

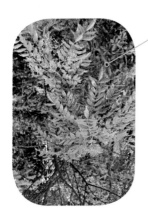

141 籤檔花椒
Zanthoxylum avicennae (Lam.) DC.

本品隶属于芸香科Rutaceae花椒属Zanthoxylum。
别名 籤党、狗花椒、鹰不泊、鸡胡党、土花椒。

植物形态 本品为落叶乔木，高稀达15 m；树干有鸡爪状刺，刺基部扁圆而增厚，并有环纹，各部无毛。小叶通常对生或偶有不整齐对生，斜卵形，斜长方形或呈镰刀状，幼苗小叶多为阔卵形，全缘，或中部以上有疏裂齿，鲜叶的油点肉眼可见。花序顶生，花多；花序轴及花硬有时紫红色；萼片及花瓣均5片；萼片宽卵形，绿色；花瓣黄白色。分果瓣淡紫红色，顶端无芒尖，微凸起；种子径3.5~4.5 mm。花期6~8月，果期10~12月，也有10月开花的。

入药部位 根、叶、果入药。

功能主治 祛风利湿，活血止痛。

根 用于黄疸型肝炎，肾炎水肿，风湿性关节炎。

果 用于胃痛，腹痛。

叶 用于跌打损伤，腰肌劳损，乳腺炎，疖肿。

材料来源 植物叶片采自广东省乐昌市。

DNA提取及序列扩增 取干燥植物样本叶片约30 mg，按照标准流程进行DNA提取和序列扩增。

ITS2序列特征 4条籤檔花椒ITS2序列比对后长度为224 bp，有1处变异位点，为第132位点的T/C变异，序列的GC含量为74.11%~74.55%。主导单倍型序列如下：

ITS2序列二级结构

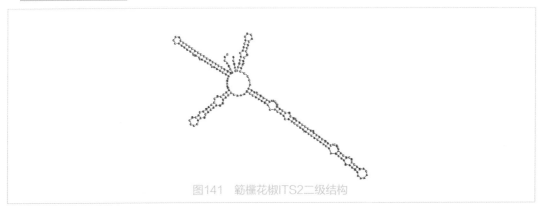

图141 籤檔花椒ITS2二级结构

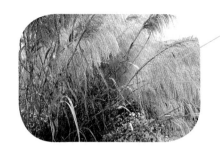

142 类芦
Neyraudia reynaudiana

本品隶属于禾本科Gramineae类芦属Neyraudia。
别名　篱笆竹、石珍茅。

植物形态　本品为多年生，具木质根状茎，须根粗而坚硬。秆直立，高2~3 m，径5~10 mm，通常节具分枝，节间被白粉；叶鞘无毛，仅沿颈部具柔毛；叶舌密生柔毛；叶扁平或卷折，顶端长渐尖，无毛或上面生柔毛。圆锥花序，分枝细长，开展或下垂；小穗含小花，第一外稃不孕，无毛；颖片短小；外稃边脉生有柔毛，顶端具向外反曲的短芒；内稃短于外稃。花果期8~12月。

入药部位　嫩芽、叶入药。

功能主治　清热利湿，消肿解毒。用于肾炎水肿，毒蛇咬伤。

材料来源　植物叶片采自广东省广州龙洞。

DNA提取及序列扩增　取干燥植物样本叶片约30 mg，按照标准流程进行DNA提取和序列扩增。

ITS2序列特征　4条类芦ITS2序列比对后长度为219 bp，有3处变异位点，为第97位点的C/G变异，第23位点的碱基C插入，第69位点的A/G变异，序列的GC含量为70.45%~70.78%。主导单倍型序列如下：

ITS2序列二级结构

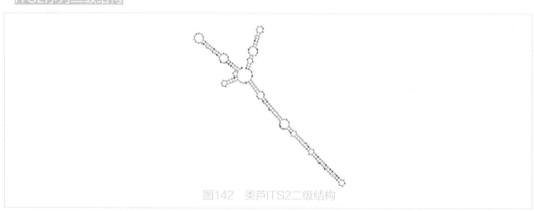

图142　类芦ITS2二级结构

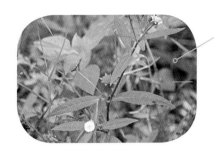

143 鳢肠

Eclipta prostrata (L.) L.

本品隶属于菊科Compositae鳢肠属Eclipta。

别名 旱莲草、墨旱莲、水旱莲、白花蟛蜞草。

植物形态 本品为一年生草本。茎直立，斜升或平卧，高达60 cm，通常自基部分枝，被贴生糙毛。叶长圆状披针形或披针形，两面被密硬糙毛。头状花序；总苞球状钟形，草质，背面及边缘被白色短伏毛；外围的雌花2层，舌状，中央两性花多数，管状；花柱有乳头状突起。瘦果暗褐色，雌花的瘦果三棱形，两性花的瘦果扁四棱形，顶端截形，具1~3个细齿，基部稍缩小，边缘具白色的肋，表面有小瘤状突起，无毛。花期6~9月。

入药部位 全株入药。

功能主治 凉血止血，滋补肝肾，清热解毒。用于吐血，衄血，尿血，便血，血崩，慢性肝炎，肠炎，痢疾，小儿疳积，肾虚耳鸣，须发早白，神经衰弱。外用治脚癣，湿疹，疮疡，创伤出血。

材料来源 植物叶片采自广东省乐昌市及广州市龙洞。

DNA提取及序列扩增 取干燥植物样本叶片约30 mg，按照标准流程进行DNA提取和序列扩增。

ITS2序列特征 6条鳢肠ITS2序列比对后长度为229 bp，没有变异位点，序列的GC含量为51.97%。主导单倍型序列如下：

ITS2序列二级结构

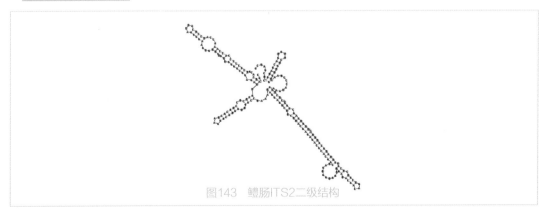

图143 鳢肠ITS2二级结构

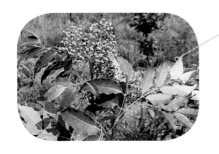

144 **棟叶吴茱萸**
Tetradium glabrifolium (Champ. ex Benth.) Hartley

本品隶属于芸香科Rutaceae四数花属
Tetradium。
别名　野吴芋、野荞子、山辣子、臭油林、
米辣子、辣树。

植物形态　本品为树高达20 m，胸径80 cm。树皮灰白色，不开裂，密生圆或扁圆形、略凸起
的皮孔。小叶斜卵状披针形，两则明显不对称，叶背灰绿色，干后略呈苍灰色，
叶缘有细钝齿或全缘，无毛。花序顶生，花甚多；萼片及花瓣均5片；花瓣白色；
雄花的退化雌蕊短棒状，顶部浅裂；雌花的退化雄蕊鳞片状或仅具痕迹。分果瓣
淡紫红色，干后暗灰带紫色，外果皮的两侧面被短伏毛，内果皮肉质，白色，干
后暗蜡黄色，壳质；种子褐黑色。花期7~9月，果期10~12月。

入药部位　根、叶、果实入药。

功能主治　清热化痰，止咳。

　　　　　　果实　用于胃痛、头痛。

　　　　　　根、叶　用于肺结核，外用治疮痈疖肿，适量捣烂敷患处。

材料来源　植物叶片采自广东省广州龙洞。

DNA提取及序列扩增　取干燥植物样本叶片约30 mg，按照标准流程进行DNA提取和序列扩增。

ITS2序列特征　6条棟叶吴茱萸ITS2序列比对后长度为226 bp，有2处变异位点，为第48位点的T/G
变异和第199位点的A/G，变异序列的GC含量为70.80%。主导单倍型序列如下：

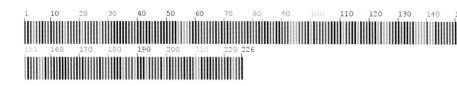

ITS2序列二级结构

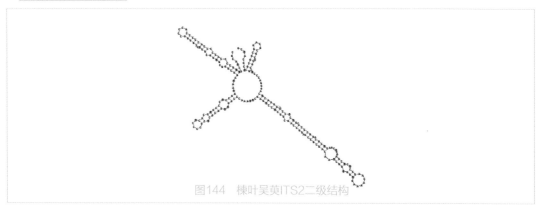

图144　棟叶吴茱萸ITS2二级结构

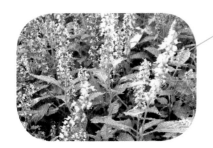

145 凉粉草
Mesona chinensis Benth.

本品隶属于唇形科Labiatae凉粉草属
Mesona。
别名 仙人草、薪草。

植物形态 本品为草本，直立或匍匐。茎高15~100 cm，分枝或少分枝，茎、枝四棱形，被脱落的长疏柔毛或细刚毛。叶狭卵圆形至阔卵圆形或近圆形，边缘具或浅或深锯齿，纸质或近膜质。轮伞花序多数，组成顶生总状花序。花萼开花时钟形，二唇形，上唇3裂，中裂片特大，结果时花萼筒状或坛状筒形。花冠白色或淡红色，小。雄蕊4，前对较长，后对花丝基部具齿状附属器，其上被硬毛，花药汇合成一室。小坚果长圆形，黑色。花、果期7~10月。

入药部位 全草入药。

功能主治 清热利湿，凉血解暑。用于急性风湿性关节炎，高血压，中暑，感冒，黄疸，急性肾炎，糖尿病。

材料来源 植物叶片采自广东省梅州平远县。

DNA提取及序列扩增 取干燥植物样本叶片约30 mg，按照标准流程进行DNA提取和序列扩增。

ITS2序列特征 17条凉粉草ITS2序列比对后长度为232 bp，没有变异位点，序列的GC含量为62.50%。主导单倍型序列如下：

ITS2序列二级结构

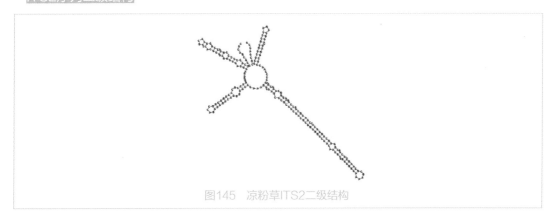

图145 凉粉草ITS2二级结构

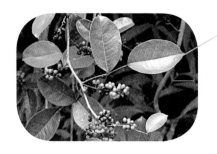

146 两面针

Zanthoxylum nitidum (Roxb.) DC.

本品隶属于芸香科Rutaceae花椒属
Zanthoxylum。
别名　光叶花椒、入地金牛。

植物形态　本品为幼龄植株为直立的灌木，成龄植株攀缘于它树上的木质藤本。茎枝及叶轴均有弯钩锐刺。小叶对生，成长叶硬革质，阔卵形或近圆形，或狭长椭圆形；中脉在叶面稍凸起或平坦；小叶柄稀近于无柄。花序腋生。花4基数；萼片上部紫绿色；花瓣淡黄绿色；花药在授粉期为阔椭圆形至近圆球形，退化雌蕊半球形；雌花无退化雄蕊或为极细小的鳞片状体；子房圆球形，花柱粗而短。果皮红褐色；种子圆珠状，腹面稍平坦。花期3~5月，果期9~11月。

入药部位　根、茎入药。

功能主治　祛风活血，麻醉止痛，解毒消肿。用于风湿性关节痛，跌打肿痛，腰肌劳损，牙痛，胃痛，咽喉肿痛，毒蛇咬伤。

材料来源　植物叶片采自广东省广州龙洞、华南植物园。

DNA提取及序列扩增　取干燥植物样本叶片约30 mg，按照标准流程进行DNA提取和序列扩增。

ITS2序列特征　5条两面针ITS2序列比对后长度为225 bp，有1处变异位点，为第169位点的A/G变异，序列的GC含量为71.56%~72.00%。主导单倍型序列如下：

ITS2序列二级结构

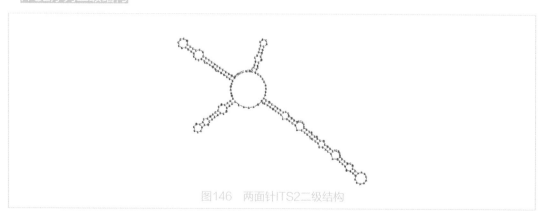

图146　两面针ITS2二级结构

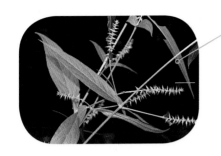

147 柳叶牛膝

Achyranthes longifolia (Makino) Makino

本品隶属于苋科Amaranthaceae牛膝属Achyranthes。
别名 长叶牛膝、杜牛膝。

植物形态 本品为本种和牛膝相近，区别为：多年生草本，高70~120 cm；根圆柱形，土黄色；茎有棱角或四方形，绿色或带紫色，有白色柔毛或近无毛，分枝对生。叶片披针形或宽披针形，顶端尾尖。穗状花序顶生及腋生，花期后反折；花密生；花被片披针形，光亮，顶端急尖；退化雄蕊方形，顶端有不显明牙齿。退化雄蕊顶端平圆，稍有缺刻状细锯齿。胞果矩圆形，黄褐色，光滑。种子矩圆形，黄褐色。花期7~9月，花果期9~11月。

入药部位 根入药。

功能主治 鲜用破血行瘀。用于经闭，尿血，淋病，痈肿，难产；熟用补肝肾，强腰膝。用于肝肾亏虚，腰膝酸痛。

材料来源 植物叶片采自广东省乐昌市、广州市龙洞。

DNA提取及序列扩增 取干燥植物样本叶片约30 mg，按照标准流程进行DNA提取和序列扩增。

ITS2序列特征 5条柳叶牛膝ITS2序列比对后长度为199 bp，有1处变异位点，为第128位点的G/C变异，序列的GC含量为56.78%。主导单倍型序列如下：

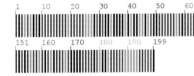

ITS2序列二级结构

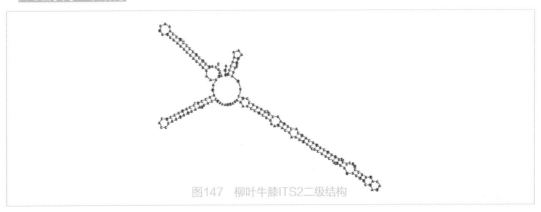

图147 柳叶牛膝ITS2二级结构

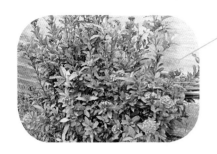

148 龙船花
Ixora chinensis Lam.

本品隶属于茜草科Rubiaceae龙船花属
Ixora。
别名 百日红、映山红、红缨树。

植物形态 本品为灌木，高0.8~2 m，无毛；小枝初时深褐色，有光泽，老时呈灰色，具线
条。叶对生，有时成4枚轮生，披针形、长圆状披针形至长圆状倒披针形；托叶
基部阔，合生成鞘形。花序顶生，多花，具短总花梗；总花梗基部常有小型叶2枚
承托；萼檐4裂，尖或钝；花冠红色或红黄色；花丝极短，花药长圆形，基部2裂；
柱头2，果近球形，双生，中间有1沟，成熟时红黑色；种子上面凸，下面凹。花
期5-7月。

入药部位 全株入药。

功能主治 散瘀止血，调经，降压。

根、茎 用于肺结核咯血，胃痛，风湿性关节痛，跌打损伤。

花 用于月经不调，闭经，高血压。

材料来源 植物叶片采自广东省乐昌市、广州市龙洞。

DNA提取及序列扩增 取干燥植物样本叶片约30 mg，按照标准流程进行DNA提取和序列扩增。

ITS2序列特征 5条龙船花ITS2序列比对后长度为216 bp，有3处变异位点，为第19位点的
C/T变异，第31位点的A/G变异，第159位点的C/G变异，序列的GC含量为
65.74%~66.67%。主导单倍型序列如下：

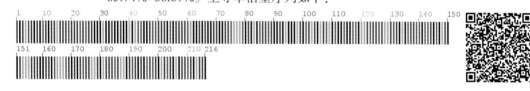

ITS2序列二级结构

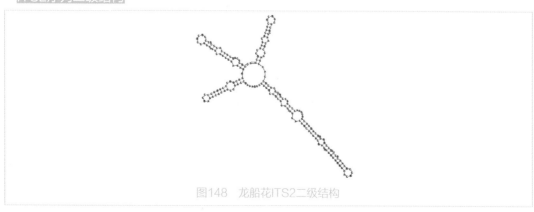

图148 龙船花ITS2二级结构

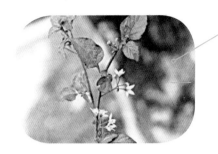

149 龙葵
Solanum nigrum L.

本品隶属于茄科Solanaceae茄属Solanum。
别名 天茄子、苦葵。

植物形态 本品为一年生直立草本，高0.25~1 m，绿色或紫色。叶卵形，先端短尖，全缘或每边具不规则的波状粗齿，光滑或两面均被稀疏短柔毛。蝎尾状花序腋外生，近无毛或具短柔毛；萼小，浅杯状，卵圆形，先端圆；花冠白色，筒部隐于萼内，冠檐5深裂，裂片卵圆形；花丝短，花药黄色，顶孔向内；子房卵形，花柱中部以下被白色绒毛，柱头小，头状。浆果球形，直径约8 mm，熟时黑色。种子多数，近卵形，两侧扁。

入药部位 全草入药。

功能主治 清热解毒，利水消肿。用于感冒发热，牙痛，慢性支气管炎，痢疾，泌尿系统感染，乳腺炎，白带，癌症。外用治痈疖疔疮，天疱疮，蛇咬伤。

材料来源 植物叶片采自广东省乐昌市，药材样本购自康美药业。

DNA提取及序列扩增 取干燥植物样本叶片约30 mg，按照标准流程进行DNA提取和序列扩增。

ITS2序列特征 5条龙葵ITS2序列比对后长度为210 bp，没有变异位点，序列的GC含量为68.10%。主导单倍型序列如下：

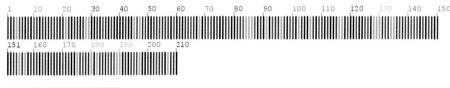

ITS2序列二级结构

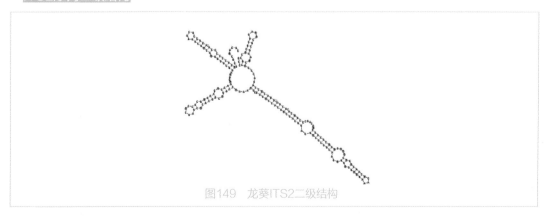

图149 龙葵ITS2二级结构

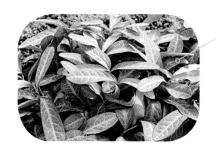

150 龙脷叶

Sauropus spatulifolius Beille

本品隶属于大戟科Euphorbiaceae守宫木属Sauropus。

别名　龙舌叶、龙味叶。

植物形态　本品为常绿小灌木，高10~40 cm；茎粗糙；枝条圆柱状，直径2~5 mm，蜿蜒状弯曲，多皱纹；幼时被腺状短柔毛，老渐无毛，节间短，长2~20 mm。叶通常聚生于小枝上部，常向下弯垂，叶片鲜时近肉质，干后近革质或厚纸质，匙形、倒卵状长圆形或卵形，有时长圆形。花红色或紫红色，雌雄同枝，2~5朵簇生于落叶的枝条中部或下部；或茎花组成短聚伞花序。花期2~10月。

入药部位　叶入药。

功能主治　清热化痰，润肺通便。用于肺燥咳嗽，急性支气管炎，支气管哮喘，咯血，口干，肺痨，失音，喉痛，大便秘结。

材料来源　植物叶片采自广东省广州龙洞及华南植物园，药材样本购自康美药业。

DNA提取及序列扩增　取干燥植物样本叶片约30 mg，按照标准流程进行DNA提取和序列扩增。

ITS2序列特征　7条龙脷叶ITS2序列比对后长度为223 bp，有1处变异位点，为第26位的G/C变异，序列的GC含量为50.67%。主导单倍型序列如下：

ITS2序列二级结构

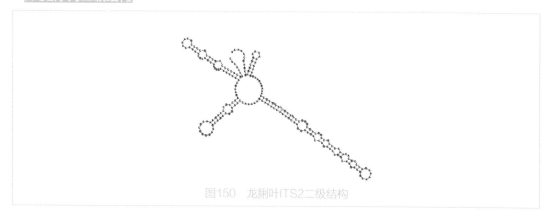

图150　龙脷叶ITS2二级结构

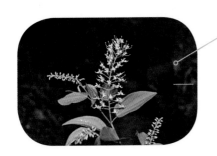

151 龙须藤

Bauhinia championii (Benth.) Benth.

本品隶属于豆科Leguminosae羊蹄甲属Bauhinia。
别名：九龙藤、乌郎藤。

植物形态 本品为藤本，有卷须；嫩枝和花序薄被紧贴的小柔毛。叶纸质，卵形或心形。总状花序狭长，腋生；苞片与小苞片小，锥尖；花蕾椭圆形，具凸头，与萼及花梗同被灰褐色短柔毛；花托漏斗形；萼片披针形；花瓣白色，具瓣柄，瓣片匙形，外面中部疏被丝毛；能育雄蕊3；退化雄蕊2；子房仅沿两缝线被毛。荚果倒卵状长圆形或带状，扁平，果瓣革质；种子2~5颗，圆形，扁平。花期6~10月；果期7~12月。

入药部位 藤茎入药。

功能主治 祛风除湿，活血止痛，健脾理气。用于跌打损伤，风湿性关节痛，胃痛，小儿疳积。

材料来源 植物叶片采自广东省鼎湖山。

DNA提取及序列扩增 取干燥植物样本叶片约30 mg，按照标准流程进行DNA提取和序列扩增。

ITS2序列特征 5条龙须藤ITS2序列比对后长度为218 bp，有4个变异位点，为第6位点的T/C变异，第44位点的T/C变异，第158位点的T/C变异，第172位点的G/T变异，序列的GC含量为52.75~53.21%。主导单倍型序列如下：

ITS2序列二级结构

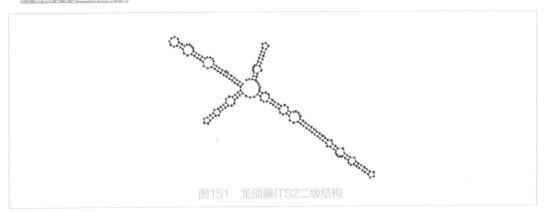

图151 龙须藤ITS2二级结构

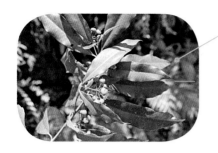

152 罗伞树

Ardisia quinquegona Bl.

本品隶属于紫金牛科Myrsinaceae紫金牛属Ardisia。

别名 高脚罗伞树、高脚罗伞、五角紫金牛。

植物形态 本品为灌木或灌木状小乔木，高约2 m，可达6 m；小枝嫩时被锈色鳞片。叶片坚纸质，长圆状披针形、椭圆状披针形至倒披针形，全缘，背面多少被鳞片。聚伞花序或亚伞形花序，腋生，稀侧生特殊花枝顶端，被鳞片；萼片三角状卵形，顶端急尖，具疏微缘毛及腺点，无毛；花瓣白色，多椭圆状卵形，具腺点；花药卵形至肾形，背部具腺点。果扁球形，具钝5棱，棱不明显。花期5~6月，果期12月或2~4月。

入药部位 根、叶入药。

功能主治 清咽消肿，散瘀止痛。用于咽喉肿痛，风湿性关节痛，跌打损伤，疖肿。

材料来源 植物叶片采自广东省鼎湖山。

DNA提取及序列扩增 取干燥植物样本叶片约30 mg，按照标准流程进行DNA提取和序列扩增。

ITS2序列特征 5条罗伞树ITS2序列比对后长度为217 bp，有1处变异位点，为第193位点的G/C变异，序列的GC含量为59.45%。主导单倍型序列如下：

ITS2序列二级结构

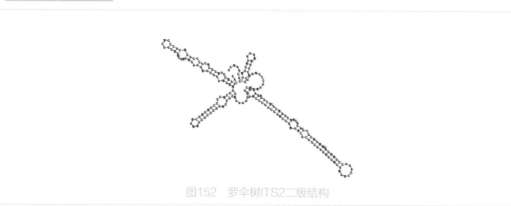

图152 罗伞树ITS2二级结构

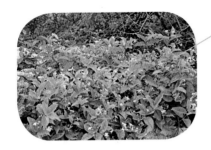

153 络石
Trachelospermum jasminoides (Lindl.) Lem.

本品隶属于夹竹桃科Apocynaceae络石属Trachelospermum。
别名 石龙藤、感冒藤、爬墙虎。

植物形态 本品为常绿木质藤本，长达10 m，具乳汁；茎赤褐色，圆柱形，有皮孔。叶革质或近革质，椭圆形至卵状椭圆形或宽倒卵形；叶柄内和叶腋外腺体钻形。二歧聚伞花序腋生或顶生，圆锥状；花白色，芳香；苞片及小苞片狭披针形；花萼5深裂，裂片线状披针形；雄蕊着生在花冠筒中部，花药箭头状顶端全缘；每心皮有胚珠多颗。蓇葖双生，叉开，无毛，线状披针形，向先端渐尖；种子多颗，褐色，线形。花期3~7月，果期7~12月。

入药部位 藤茎入药。

功能主治 祛风止痛，活血通络。用于风湿性关节炎，腰腿痛，跌打损伤，痈疖肿毒。外用治创伤出血。

材料来源 植物叶片采自广州市龙洞及岭南中药园。

DNA提取及序列扩增 取干燥植物样本叶片约30 mg，按照标准流程进行DNA提取和序列扩增。

ITS2序列特征 13条络石ITS2序列比对后长度为242 bp，没有变异位点，序列的GC含量为61.26%。主导单倍型序列如下：

ITS2序列二级结构

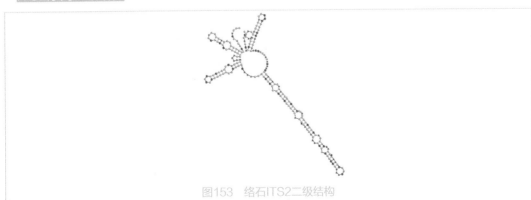

图153 络石ITS2二级结构

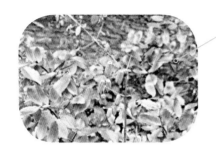

154 落地生根
Bryophyllum pinnatum (L. f.) Oken

本品隶属于景天科Crassulaceae落地生根属Bryophyllum。
别名 打不死、叶生根。

植物形态 本品为多年生草本，高40~150 cm；茎分枝。羽状复叶，小叶长圆形至椭圆形，先端钝，边缘有圆齿，圆齿底部容易生芽。圆锥花序顶生；花萼圆柱形；花冠高脚碟形，基部稍膨大，向上成管状，裂片4，卵状披针形，淡红色或紫红色；雄蕊8，着生于花冠基部；鳞片近长方形。蓇葖包在花萼及花冠内；种子小，有条纹。花期1~3月。

入药部位 全草入药。

功能主治 解毒消肿，活血止痛，拔毒生肌。外用治疮痈肿痛，乳腺炎，丹毒，瘰疬，跌打损伤，外伤出血，骨折，烧、烫伤，中耳炎。

材料来源 植物叶片采自广东省乐昌市、广州市龙洞。

DNA提取及序列扩增 取干燥植物样本叶片约30 mg，按照标准流程进行DNA提取和序列扩增。

ITS2序列特征 4条落地生根ITS2序列比对后长度为236 bp，没有变异位点，序列的GC含量为63.56%。主导单倍型序列如下：

ITS2序列二级结构

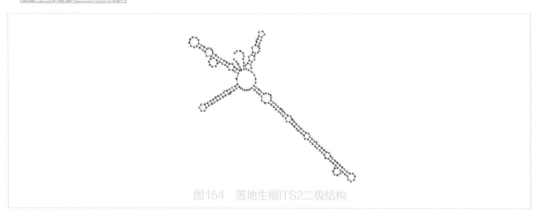

图154 落地生根ITS2二级结构

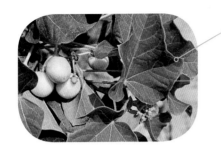

155 麻疯树
Jatropha curcas L.

本品隶属于大戟科Euphorbiaceae麻疯树属Jatropha。
别名 木花生、黄肿树。

植物形态 本品为灌木或小乔木，高2~5 m，具水状液汁，树皮平滑；枝条苍灰色。叶纸质，近圆形至卵圆形，顶端短尖，基部心形，全缘或3~5浅裂，上面亮绿色，无毛，下面灰绿色，初沿脉被微柔毛，后变无毛；掌状脉5~7；托叶小。花序腋生，苞片披针形；雄花：萼片5枚，基部合生；花瓣长圆形，黄绿色；雄蕊外轮5枚离生；雌花：花梗花后伸长；萼片离生；子房3室，花柱顶端2裂。蒴果椭圆状或球形，黄色；种子椭圆状，黑色。花期9~10月。

入药部位 种子、叶、树皮入药。

功能主治 种子 泻下，可代催泻剂。

叶、树皮 散瘀消肿，止血止痛，杀虫止痒。

用于跌打创伤，烧、烫伤，湿疹，皮肤瘙痒。

材料来源 植物叶片采自广东省广州龙洞。

DNA提取及序列扩增 取干燥植物样本叶片约30 mg，按照标准流程进行DNA提取和序列扩增。

ITS2序列特征 5条麻疯树ITS2序列比对后长度为200 bp，没有变异位点，序列的GC含量为69.00%。主导单倍型序列如下：

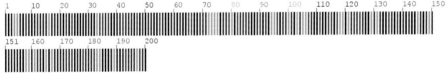

ITS2序列二级结构

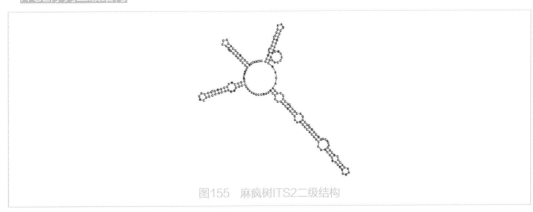

图155 麻疯树ITS2二级结构

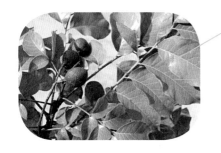

156 麻楝
Chukrasia tabularis A. Juss.

本品隶属于楝科Meliaceae麻楝属Chukrasia。
别名　白榄、黄榄。

植物形态　本品为乔木，高达25 m；老茎树皮纵裂，幼枝赤褐色，具苍白色的皮孔。叶通常为偶数羽状复叶；小叶互生，纸质，卵形至长圆状披针形。圆锥花序顶生；花瓣黄色或略带紫色，长圆形。蒴果灰黄色或褐色，近球形或椭圆形；种子扁平，椭圆形，有膜质的翅。花期4~5月，果期7月至翌年1月。

入药部位　根皮入药。

功能主治　消炎退热。用于感冒发热。

材料来源　植物叶片采自广东省广州龙洞。

DNA提取及序列扩增　取干燥植物样本叶片约30 mg，按照标准流程进行DNA提取和序列扩增。

ITS2序列特征　4条麻楝ITS2序列比对后长度为227 bp，有一处变异位点，为193位点的C/G变异，序列的GC含量为73.57%。主导单倍型序列如下：

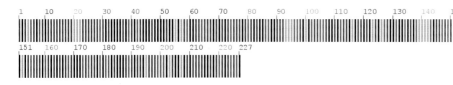

ITS2序列二级结构

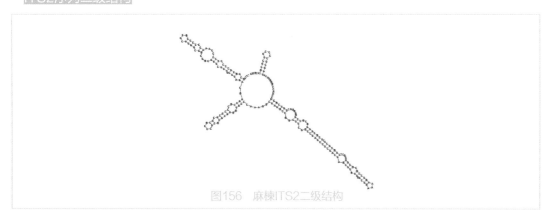

图156　麻楝ITS2二级结构

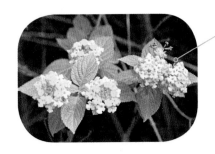

157 马缨丹

Lantana camara L.

本品隶属于马鞭草科Verbenaceae马缨丹属Lantana。
别名 五色梅、如意花。

植物形态 本品为直立或蔓性的灌木，高1~2 m，有时藤状，长达4米；茎枝均呈四棱形，有短柔毛，常有刺。单叶对生，揉烂后有强烈的气味，叶片卵形至卵状长圆形，边缘有钝齿，表面有粗糙的皱纹和短柔毛，背面有小刚毛。花序梗粗壮；苞片披针形，外部有粗毛；花萼管状，膜质，顶端有极短的齿；花冠黄色或橙黄色，开花后不久转为深红色。果圆球形，成熟时紫黑色。全年开花。

入药部位 全株入药。

功能主治 根 清热解毒，散结止痛。用于感冒高热，久热不退，颈淋巴结结核，风湿骨痛，胃痛，跌打损伤。

枝、叶 祛风止痒，解毒消肿。外用治湿疹，皮炎，皮肤瘙痒，疖肿，跌打损伤。

材料来源 植物叶片采自广东省广州龙洞。

DNA提取及序列扩增 取干燥植物样本叶片约30 mg，按照标准流程进行DNA提取和序列扩增。

ITS2序列特征 6条马缨丹ITS2序列比对后长度为231 bp，有3处变异位点，为第76位点和83位点的G/A变异，第92位点的T/C变异，序列的GC含量为66.67%~67.53%。主导单倍型序列如下：

ITS2序列二级结构

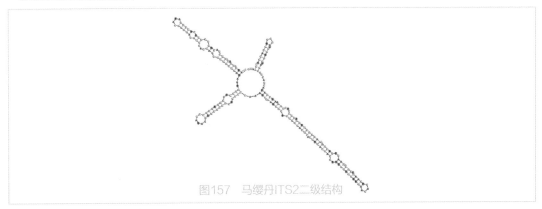

图157 马缨丹ITS2二级结构

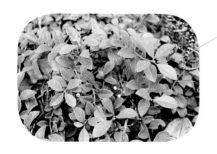

158 蔓九节

Psychotria serpens L.

本品隶属于茜草科Rubiaceae九节属Psychotria。
别名 葡萄九节、穿根藤。

植物形态 本品为多分枝、攀缘或匍匐藤本，常以气根攀附于树干或岩石上，长可达6 m或更长；嫩枝稍扁，有细直纹，老枝圆柱形，近木质，攀附枝有一列短而密的气根。叶对生，纸质或革质，叶形变化很大，边全缘而有时稍反卷。聚伞花序顶生，有时被秕糠状短柔毛，常三歧分枝，圆锥状或伞房状；花冠白色。浆果状核果球形或椭圆形，具纵棱，常呈白色；小核背面凸起，具纵棱，腹面平而光滑。花期4~6月，果期全年。

入药部位 全株入药。

功能主治 祛风止痛，舒筋活络。用于风湿性关节炎，腰骨痛，四肢腹痛，腰肌劳损，跌打损伤后功能障碍。

材料来源 植物叶片采自广东省鼎湖山、广东省乐昌市及华南植物园。

DNA提取及序列扩增 取干燥植物样本叶片约30 mg，按照标准流程进行DNA提取和序列扩增。

ITS2序列特征 8条蔓九节ITS2序列比对后长度为235 bp，有5处变异位点，为第21位点的C/T变异，第51位点的A/G变异，第80位点的T/G变异，第125位点的T/A变异和第220位点的T/C变异，序列的GC含量为58.72%~59.57%。主导单倍型序列如下：

ITS2序列二级结构

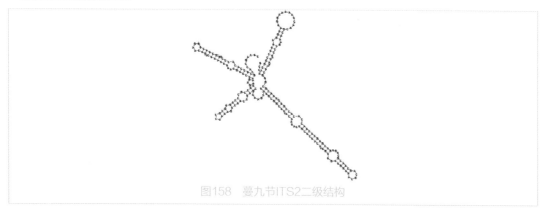

图158 蔓九节ITS2二级结构

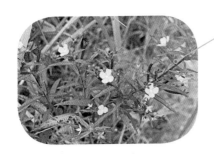

159 毛草龙
Ludwigia octovalvis (Jacq.) Raven

本品隶属于柳叶菜科Onagraceae丁香蓼属Ludwigia。
别名　扫锅草。

植物形态　本品为多年生粗壮直立草本，有时基部木质化，甚至亚灌木状，高50~200 mm，粗5~18 mm，多分枝，稍具纵棱，常被伸展的黄褐色粗毛。叶披针形至线状披针形，先端渐尖或长渐尖，基部渐狭，边缘具毛；托叶小，三角状卵形，或近退化。萼片卵形，先端渐尖；花瓣黄色，倒卵状楔形；花药宽长圆形；柱头近头状；花盘隆起，子房圆柱状。蒴果圆柱状，绿色至紫红色，被粗毛。种子近球状或倒卵状，表面具横条纹。花期6~8月，果期8~11月。

入药部位　全草入药。

功能主治　清热解毒，去腐生肌。治感冒发热，咽喉肿痛，口腔炎，口腔溃疡，痈疮疖肿。

材料来源　植物叶片采自广东省乐昌市。

DNA提取及序列扩增　取干燥植物样本叶片约30 mg，按照标准流程进行DNA提取和序列扩增。

ITS2序列特征　3条毛草龙ITS2序列比对后长度为222 bp，没有变异位点，序列的GC含量为53.60%。主导单倍型序列如下：

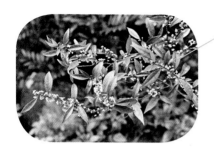

160 毛冬青
Ilex pubescens Hook. et Arn.

本品隶属于冬青科Aquifoliaceae冬青属Ilex。

别名　乌尾丁、酸味木、毛披树、细叶冬青、山熊胆。

植物形态　本品为常绿灌木或小乔木，高3~4 m；小枝纤细，近四棱形，灰褐色，密被长硬毛，具纵棱脊，具稍隆起、近新月形叶痕。叶生于1~2年生枝上，叶片纸质或膜质，椭圆形或长卵形，叶面绿色，背面淡绿色，两面被长硬毛。花序簇生于1~2年生枝的叶腋内，密被长硬毛。果球形，直径约4 mm。分核6，稀5或7枚。花期4~5月，果期8~11月。

入药部位　根、茎入药。

功能主治　活血通脉，消肿止痛，清热解毒。用于心绞痛，心肌梗死，血栓闭塞性脉管炎，中心性视网膜炎，扁桃体炎，咽喉炎，小儿肺炎，冻疮。

材料来源　植物叶片采自广东省乐昌市。

DNA提取及序列扩增　取干燥植物样本叶片约30 mg，按照标准流程进行DNA提取和序列扩增。

ITS2序列特征　5条毛冬青ITS2序列比对后长度为243 bp，没有变异位点，序列的GC含量为59.67%。主导单倍型序列如下：

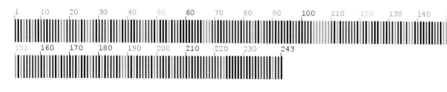

ITS2序列二级结构

图160　毛冬青ITS2二级结构

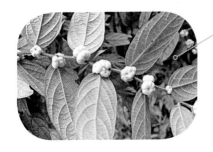

161 毛果算盘子
Glochidion eriocarpum Champ. ex Benth.

本品隶属于大戟科Euphorbiaceae算盘子属Glochidion。
别名　漆大姑、漆大伯。

植物形态　本品为灌木，高达5 m，小枝密被淡黄色、扩展的长柔毛。叶片纸质，卵形、狭卵形或宽卵形，两面均长柔毛，下面毛较密。花单生或2~4朵簇生于叶腋内；雌花生于小枝上部，雄花则生于下部。蒴果扁球状，具4~5条纵沟，密被长柔毛。花果期几乎全年。

入药部位　叶、根或全株入药。

功能主治　清热利湿，解毒止痒。

　　根　治肠炎，痢疾。

　　叶　外用治生漆过敏，水田皮炎，皮肤瘙痒，荨麻疹，湿疹，剥脱性皮炎。

材料来源　植物叶片采自广东省乐昌市、华南植物园及岭南中药园。

DNA提取及序列扩增　取干燥植物样本叶片约30 mg，按照标准流程进行DNA提取和序列扩增。

ITS2序列特征　6条毛果算盘子ITS2序列比对后长度为204 bp，有4处变异位点，为第35位点的C/A变异，第37位点的C/A变异，第106位点的G/T变异，第117位点的T/C变异，序列的GC含量为53.92%~54.41%。主导单倍型序列如下：

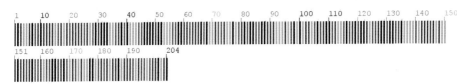

ITS2序列二级结构

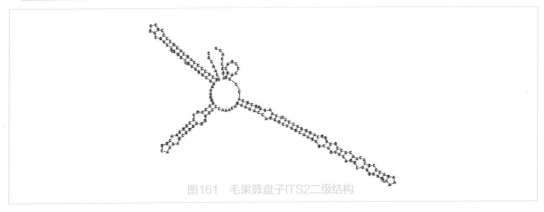

图161　毛果算盘子ITS2二级结构

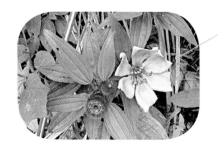

162 毛菍
Melastoma sanguineum Sims

本品隶属于野牡丹科Melastomataceae
野牡丹属Melastoma。别名：红盅牙郎、
红毛菍。

植物形态 本品为大灌木，高1.5~3 m；茎、小枝、叶柄、花梗及花萼均被平展的长粗毛，毛基部膨大。叶片坚纸质，卵状披针形至披针形，全缘，两面被隐藏于表皮下的糙伏毛，通常仅毛尖端露出。伞房花序，顶生，常仅有花1朵，有时3（5）朵；花瓣粉红色或紫红色，广倒卵形。果杯状球形，为宿存萼所包；宿存萼密被红色长硬毛。花果期几乎全年，通常在8~10月。

入药部位 根、叶入药。

功能主治 收敛止血，止痢。用于腹泻，月经过多，便血。外用治创伤出血。

材料来源 植物叶片采自广东省乐昌市、广州岭南中药园。

DNA提取及序列扩增 取干燥植物样本叶片约30 mg，按照标准流程进行DNA提取和序列扩增。

ITS2序列特征 5条毛菍ITS2序列比对后长度为224 bp，没有变异位点，序列的GC含量为67.86%。主导单倍型序列如下：

psbA-trnH序列特征 5条毛菍psbA-trnH序列比对后长度为332 bp，没有变异位点，序列GC含量29.52%。主导单倍型序列如下：

ITS2序列二级结构

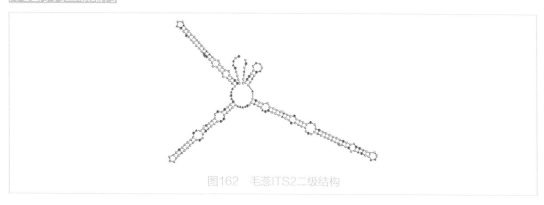

图162 毛菍ITS2二级结构

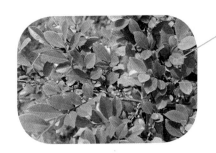

163 米碎花

Eurya chinensis R. Br.

本品隶属于山茶科Theaceae柃木属Eurya。
别名 岗茶、华柃。

植物形态 本品为灌木，高1~3 m，多分枝；茎皮灰褐色或褐色，平滑；顶芽披针形，密被黄褐色短柔毛。叶薄革质，倒卵形或倒卵状椭圆形，顶端钝而有微凹或略尖，基部楔形，边缘密生细锯齿。雄花：萼片5，花瓣5，白色，倒卵形；雄蕊约15枚。雌花的小苞片和萼片同雄花，但较小；花瓣5，花柱顶端3裂。果实圆球形，成熟时紫黑色；种子肾形，稍扁，黑褐色，有光泽，表面具细蜂窝状网纹。花期11~12月，果期次年6~7月。

入药部位 全株入药。

功能主治 清热解毒，除湿敛疮。预防流行性感冒。外用治烧、烫伤，脓疱疮。

材料来源 植物叶片采自广东省乐昌市。

DNA提取及序列扩增 取干燥植物样本叶片约30 mg，按照标准流程进行DNA提取和序列扩增。

ITS2序列特征 7条米碎花ITS2序列比对后长度为230 bp，没有变异位点，序列的GC含量为60.87%。主导单倍型序列如下：

ITS2序列二级结构

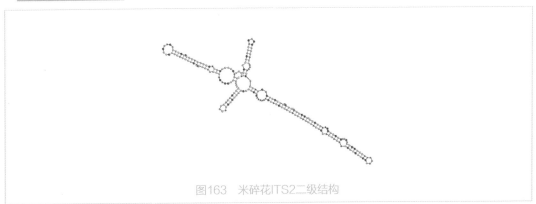

图163 米碎花ITS2二级结构

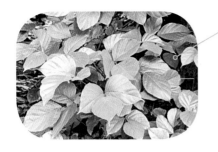

164 密花豆

Spatholobus suberectus Dunn

本品隶属于豆科Leguminosae密花豆属Spatholobus。
别名　鸡血藤、血风、血藤、血风藤。

植物形态　本品为攀缘藤本，幼时呈灌木状。小叶纸质或近革质，异形，顶生两侧对称，宽椭圆形、宽倒卵形至近圆形，基部宽楔形，基部宽楔形或圆形，下面脉腋间常有髯毛；侧脉微弯；小叶柄被微毛或无毛；小托叶钻状。花序轴、花梗被黄褐色短柔毛，苞片和小苞片线形；花萼短小；花瓣白色，旗瓣扁圆形；翼瓣斜楔状长圆形；龙骨瓣倒卵形；雄蕊内藏，花药球形；子房近无柄。荚果近镰形，密被棕色短绒毛；种子扁长圆形，种皮紫褐色。花期6月，果期11~12月。

入药部位　藤茎入药。

功能主治　行血补血，通经活络。用于贫血，月经不调，闭经，风湿痹痛，腰腿酸痛，四肢麻木，瘫痪，筋骨无力，遗精，放射反应引起的白细胞减少症。

材料来源　植物叶片采自广东省广州市龙洞。

DNA提取及序列扩增　取干燥植物样本叶片约30 mg，按照标准流程进行DNA提取和序列扩增。

ITS2序列特征　10条密花豆ITS2序列比对后长度为207 bp，有1处变异位点，为第108位点的G/A变异，序列的GC含量为70.05%~70.53%。主导单倍型序列如下：

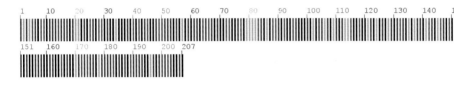

ITS2序列二级结构

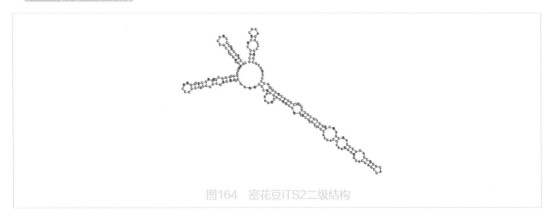

图164　密花豆ITS2二级结构

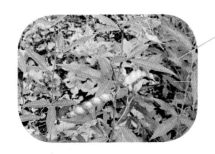

165 木豆
Cajanus cajan (Linn.) Millsp.

本品隶属于豆科Leguminosae木豆属Cajanus。
别名 豆蓉、山豆根、扭豆。

植物形态 本品为直立灌木，1~3 m。多分枝，小枝有明显纵棱，被灰色短柔毛。叶具羽状3小叶；托叶小，卵状披针形；小叶纸质，披针形至椭圆形，上面被极短的灰白色短柔毛。下面较密，呈灰白色；小托叶极小。总状花序；花序、总花梗、苞片、花萼均被灰黄色短柔毛；花冠黄色，旗瓣近圆形，翼瓣微倒卵形，龙骨瓣先端钝；雄蕊二体。荚果线状长圆形，具长的尖头；种子3~6颗，近圆形，稍扁，种皮暗红色，有时有褐色斑点。花、果期2~11月。

入药部位 根入药。

功能主治 利湿消肿，散瘀止痛。用于黄疸型肝炎，风湿性关节痛，跌打损伤，瘀血肿痛，便血，衄血。

材料来源 植物叶片采自广东省鼎湖山及广州市龙洞。

DNA提取及序列扩增 取干燥植物样本叶片约30 mg，按照标准流程进行DNA提取和序列扩增。

ITS2序列特征 9条木豆ITS2序列比对后长度为221 bp，有7处变异位点，为第17位点的A/G变异，第27位点的T/C变异，第72位点的A/T变异，第45位点的G/T变异，第148位点的T/G变异，第163位点的T/C变异，第162位点的G/A变异，序列的GC含量为42.99%~44.80%。主导单倍型序列如下：

ITS2序列二级结构

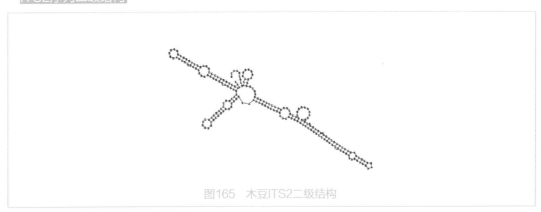

图165 木豆ITS2二级结构

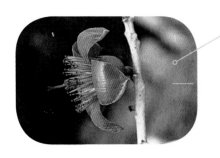

166 木棉
Bombax ceiba L.

本品隶属于木棉科Bombacaceae木棉属Bombax。
别名 红棉、英雄树、攀枝花。

植物形态 本品为落叶大乔木，高可达25 m，树皮灰白色，幼树的树干通常有圆锥状的粗刺；分枝平展。掌状复叶，小叶5~7片，长圆形至长圆状披针形；托叶小。花单生枝顶叶腋，通常红色，有时橙红色；萼杯状。蒴果长圆形，钝，密被灰白色长柔毛和星状柔毛；种子多数，倒卵形，光滑。花期3~4月，果夏季成熟。

入药部位 花、根皮和树皮入药。

功能主治 花　清热利湿，解暑；用于肠炎，痢疾，暑天可作凉茶饮用。

树皮　祛风除湿，活血消肿；用于风湿痹痛，跌打肿痛。

根　散结止痛；用于胃痛，颈淋巴结结核。

材料来源 植物叶片采自广东省广州华南植物园。

DNA提取及序列扩增 取干燥植物样本叶片约30 mg，按照标准流程进行DNA提取和序列扩增。

ITS2序列特征 4条木棉ITS2序列比对后长度为237 bp，没有变异位点，序列的GC含量为72.15%。主导单倍型序列如下：

ITS2序列二级结构

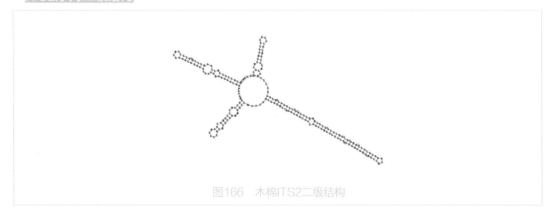

图166　木棉ITS2二级结构

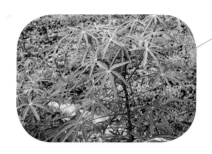

167 木薯
Manihot esculenta Crantz

图168 木薯

本品隶属于大戟科Euphorbiaceae木薯属Manihot（图168）。

植物形态 本品为直立灌木，高1.5~3 m；块根圆柱状。叶纸质，轮廓近圆形，掌状深裂几乎达基部，裂片3-7片，倒披针形至狭椭圆形，全缘，侧脉（5）7~15条。圆锥花序顶生或腋生，苞片条状披针形；花萼带紫红色且有白粉霜。蒴果椭圆状，表面粗糙，具6条狭而波状纵翅；种子多少具三棱，种皮硬壳质，具斑纹，光滑。花期9~11月。

入药部位 叶入药。

功能主治 有拔毒消肿的功效。用于无名肿毒。外用鲜品捣烂敷患处。

材料来源 植物叶片采自广东省广州华南植物园及岭南中药园。

DNA提取及序列扩增 取干燥植物样本叶片约30 mg，按照标准流程进行DNA提取和序列扩增。

ITS2序列特征 5条木薯ITS2序列比对后长度为222 bp，没有变异位点，序列的GC含量为72.79%。主导单倍型序列如下：

ITS2序列二级结构

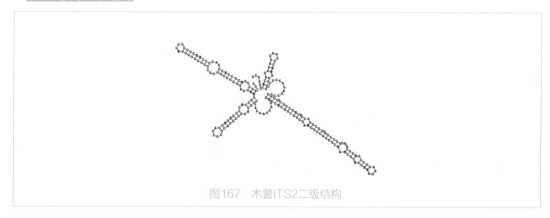

图167 木薯ITS2二级结构

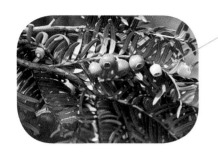

168 南方红豆杉

Taxus wallichiana Zucc. var. mairei
(Lemée et H. Lév.) L. K. Fu et Nan Li

本品隶属于红豆杉科Taxaceae红豆杉属
Taxus。

植物形态 本品为乔木，高达30 m，胸径达60~100 cm；树皮灰褐色、红褐色或暗褐色，裂成条片脱落。叶多呈弯镰状，下面中脉带上无角质乳头状突起点，或局部有成片或零星分布的角质乳头状突起点，或与气孔带相邻的中脉带两边有一至数条角质乳头状突起点；雄球花淡黄色，雄蕊8~14枚。种子通常较大，微扁，多呈倒卵圆形，上部较宽，稀柱状矩圆形，种脐常呈椭圆形。

入药部位 种子入药。

功能主治 消积杀虫，祛湿止痒。用于虫积腹痛，食积，疮疹，皮炎。

材料来源 植物叶片采自广东省乐昌市。

DNA提取及序列扩增 取干燥植物样本叶片约30 mg，按照标准流程进行DNA提取和序列扩增。

ITS2序列特征 4条南方红豆杉ITS2序列比对后长度为230 bp，没有变异位点，序列的GC含量为59.57%。主导单倍型序列如下：

ITS2序列二级结构

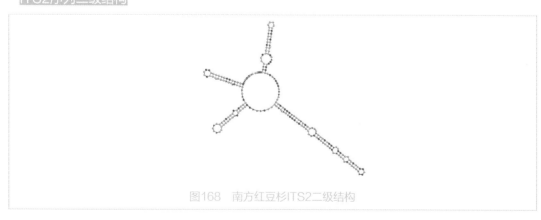

图168 南方红豆杉ITS2二级结构

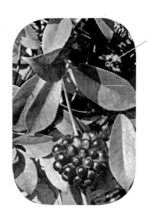

169 南五味子
Kadsura longipedunculata

本品隶属于木兰科Magnoliaceae南五味子属Kadsura。
别名　紫荆皮、紫金藤、小号风沙藤。

植物形态　本品为藤本，各部无毛。叶长圆状披针形、倒卵状披针形或卵状长圆形，先端渐尖或尖，基部狭楔形或宽楔形，边有疏齿；上面具淡褐色透明腺点。花单生于叶腋，雌雄异株，花被片白色或淡黄色。聚合果球形，小浆果倒卵圆形。种子2~3，稀4~5，肾形或肾状椭圆体形。花期6~9月，果期9~12月。

入药部位　根、茎、叶、果入药。

功能主治　活血行气，消胀，解惑毒。用于月经不调，痛经，经闭腹痛，风湿性关节炎，跌打损伤，咽喉肿痛。外用治痔疮肿痛，虫蛇咬伤。

材料来源　植物叶片采自广东省乐昌市。

DNA提取及序列扩增　取干燥植物样本叶片约30 mg，按照标准流程进行DNA提取和序列扩增。

ITS2序列特征　16条南五味子ITS2序列比对后长度为231 bp，有2处变异位点，为第99位点和第177位点的T/C变异，序列的GC含量为60.17%~61.04%。主导单倍型序列如下：

ITS2序列二级结构

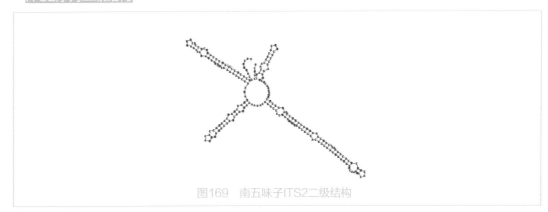

图169　南五味子ITS2二级结构

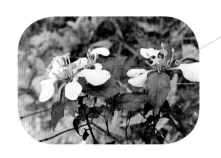

170 楠藤

Mussaenda erosa Champ.

本品隶属于茜草科Rubiaceae玉叶金花属 Mussaenda。

别名　大叶白纸扇、啮状玉叶金花。

植物形态　本品为攀援灌木，高3 m；小枝无毛。叶对生，纸质，长圆形、卵形至长圆状椭圆形；托叶长三角形，深2裂。伞房状多歧聚伞花序顶生；苞片线状披针形；花萼管椭圆形，萼裂片线状披针形，基部被稀疏的短硬毛；花叶阔椭圆形；花冠橙黄色，花冠管外面有柔毛，喉部内面密被棒状毛，花冠裂片卵形，内面有黄色小疣突。浆果近球形或阔椭圆形，顶部有萼檐脱落后的环状疤痕。花期4~7月，果期9~12月。

入药部位　茎、叶入药。

功能主治　清热解毒、消炎。用于烧伤，疮疥。

材料来源　植物叶片采自广东省鼎湖山。

DNA提取及序列扩增　取干燥植物样本叶片约30 mg，按照标准流程进行DNA提取和序列扩增。

ITS2序列特征　5条楠藤ITS2序列比对后长度为213 bp，没有变异位点，序列的GC含量为61.97%。主导单倍型序列如下：

ITS2序列二级结构

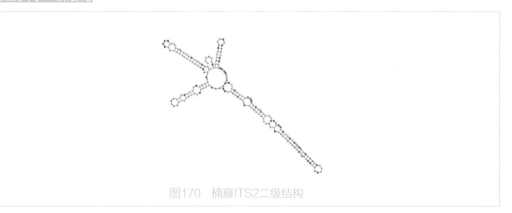

图170　楠藤ITS2二级结构

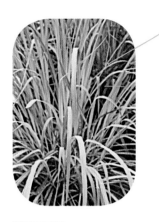

171 柠檬草
Cymbopogon citratus (DC.) Stapf

本品隶属于禾本科Gramineae香茅属Cymbopogon。
别名 香茅草、风茅。

植物形态 本品为多年生密丛型具香味草本。秆高达2 m，粗壮，节下被白色蜡粉。叶鞘无毛；
叶舌质厚；叶片顶端长渐尖，平滑或边缘粗糙。为圆锥花序具多次复合分枝，疏散，
分枝细长，顶端下垂；佛焰苞长1.5（2）cm；总状花序不等长；总梗无毛。无柄小
穗线状披针形；第一颖背部扁平或下凹成槽，上部具窄翼，边缘有短纤毛；第二外
稃狭小，先端具2微齿。有柄小穗长4.5~5 mm。花果期夏季，少见有开花者。

入药部位 全草入药。

功能主治 祛风除湿，消肿止痛。用于风湿性疼痛，头痛，胃痛，腹痛，腹泻，月经不调，
产后水肿，跌打瘀血肿痛。

材料来源 植物叶片采自广东省乐昌市。

DNA提取及序列扩增 取干燥植物样本叶片约30 mg，按照标准流程进行DNA提取和序列扩增。

ITS2序列特征 5条柠檬草ITS2序列比对后长度为220 bp，没有变异位点，序列的GC含量为
72.27%。主导单倍型序列如下：

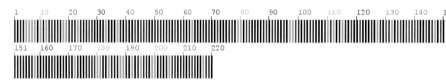

ITS2序列二级结构

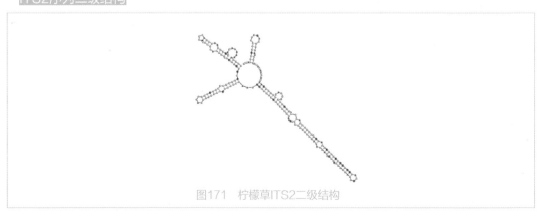

图171 柠檬草ITS2二级结构

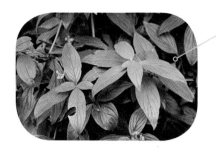

172 牛白藤
Hedyotis hedyotidea (DC.) Merr.

本品隶属于茜草科Rubiaceae耳草属Hedyotis。

别名 广花耳草、土五加皮、涂藤头、亚婆巢、牛奶藤、土加藤。

植物形态 本品为藤状灌木，长3~5 m，触之有粗糙感；嫩枝方柱形，被粉末状柔毛，老时圆柱形。叶对生，膜质，长卵形或卵形，上面粗糙，下面被柔毛。花序腋生和顶生，由10~20朵花集聚而成一伞形花序；花4数；花萼被微柔毛；花冠白色，管形。蒴果近球形，成熟时室间开裂为2果片，果片腹部直裂；种子数粒，微小，具棱。花期4~7月。

入药部位 根、藤、叶入药。

功能主治 根、藤 祛风活络，消肿止血。用于风湿性关节痛，痔疮出血，疮疖痈肿，跌打损伤。

叶 清热祛风。用于感冒，肺热咳嗽，肠炎。外用治湿疹，皮肤瘙痒，带状疱疹。

材料来源 植物叶片采自广东省乐昌市。

DNA提取及序列扩增 取干燥植物样本叶片约30 mg，按照标准流程进行DNA提取和序列扩增。

ITS2序列特征 14条牛白藤ITS2序列比对后长度为217 bp，有1处变异位点，为第195位点的C/A变异，序列的GC含量为68.20%~68.66%。主导单倍型序列如下：

ITS2序列二级结构

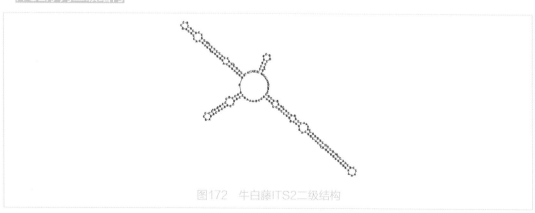

图172　牛白藤ITS2二级结构

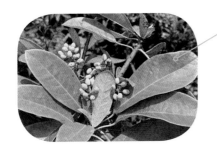

173 牛耳枫

Daphniphyllum calycinum Benth.

本品隶属于虎皮楠科Daphniphyllaceae
虎皮楠属Daphniphyllum。
别名 老虎耳。

植物形态 本品为灌木，高1.5~4 m；小枝灰褐色，径3~5 mm，具稀疏皮孔。叶纸质，阔椭圆形或倒卵形，先端钝或圆形，具短尖头，基部阔楔形，全缘，略反卷，干后两面绿色，叶面具光泽，叶背被白粉；叶柄上面平或略具槽。总状花序腋生；花萼盘状，裂片阔三角形；花药长圆形，先端内弯，花丝极短；苞片卵形；萼片阔三角形；子房椭圆形，花柱短。果序密集排列；果卵圆形，较小，被白粉。花期4~6月，果期8~11月。

入药部位 根、叶入药。

功能主治 清热解毒，活血舒筋。用于感冒发热，扁桃体炎，风湿性关节痛；跌打肿痛，骨折，毒蛇咬伤，疮疡肿毒。

材料来源 植物叶片采自广东省乐昌市。

DNA提取及序列扩增 取干燥植物样本叶片约30 mg，按照标准流程进行DNA提取和序列扩增。

ITS2序列特征 4条牛耳枫ITS2序列比对后长度为249 bp，没有变异位点，序列的GC含量为54.99%。主导单倍型序列如下：

ITS2序列二级结构

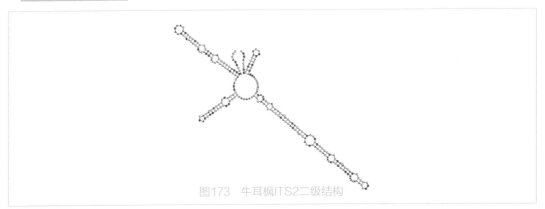

图173 牛耳枫ITS2二级结构

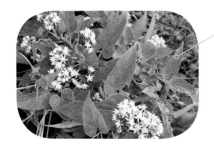

174 牛皮消
Cynanchum auriculatum Royle ex Wight

本品隶属于萝藦科Asclepiadaceae鹅绒藤属Cynanchum。
别名 飞来鹤、隔山消。

植物形态 本品为蔓性半灌木；宿根肥厚，呈块状；茎圆形，被微柔毛。叶对生，膜质，被微毛，宽卵形至卵状长圆形。聚伞花序伞房状；花萼裂片卵状长圆形；花冠白色，辐状，裂片反折，内面具疏柔毛；副花冠浅杯状，裂片椭圆形，每裂片内面中部有舌状鳞片。蓇葖双生，披针形；种子卵状椭圆形；种毛白色绢质。花期6~9月，果期7~11月。

入药部位 全草入药。

功能主治 补肝肾，益精血，强筋骨，止心痛，兼健脾益气。用于肝肾阴虚所致头昏眼花，失眠健忘，须发早白，腰膝酸软，筋骨不健，胸闷心痛及胃和十二指肠溃疡，消化不良，肾炎和小儿高烧等症。又可用于食积腹痛，胃痛，小儿疳积，痢疾。外用治毒蛇咬伤，疔疮。

材料来源 植物叶片采自广东省乐昌市。

DNA提取及序列扩增 取干燥植物样本叶片约30 mg，按照标准流程进行DNA提取和序列扩增。

ITS2序列特征 5条牛皮消ITS2序列比对后长度为249 bp，没有变异位点，序列的GC含量为62.25%。主导单倍型序列如下：

ITS2序列二级结构

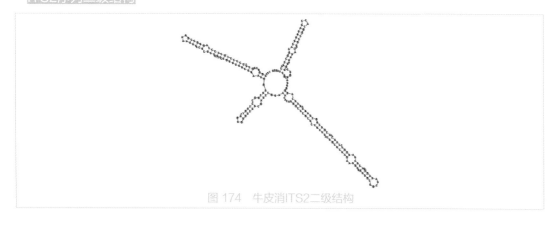

图174 牛皮消ITS2二级结构

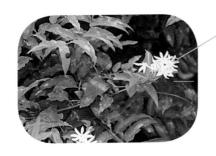

175 扭肚藤
Jasminum elongatum (Bergius) Willd

本品隶属于木犀科 Oleaceae素馨属 Jasminum。
别名　白花茶、青藤、毛毛茶。

植物形态　本品为攀援灌木，高1~7 m。小枝圆柱形，疏被短柔毛至密被黄褐色绒毛。叶对生，单叶，叶片纸质、卵形、狭卵形或卵状披针形，两面被短柔毛。聚伞花序密集，顶生或腋生，通常着生于侧枝顶端，有花多朵。花冠白色，高脚碟状。果长圆形或卵圆形，黑色。花期4~12月，果期8月至翌年3月。

入药部位　茎、叶入药。

功能主治　清热解毒，利湿消滞。用于急性胃肠炎，痢疾，消化不良，急性结膜炎，急性扁桃体炎。

材料来源　植物叶片采自广东省华南植物园及岭南中药园。

DNA提取及序列扩增　取干燥植物样本叶片约30 mg，按照标准流程进行DNA提取和序列扩增。

ITS2序列特征　5条扭肚藤ITS2序列比对后长度为226 bp，有1处变异位点，为第172位点的G/T变异，序列的GC含量为64.60%~65.04%。主导单倍型序列如下：

ITS2序列二级结构

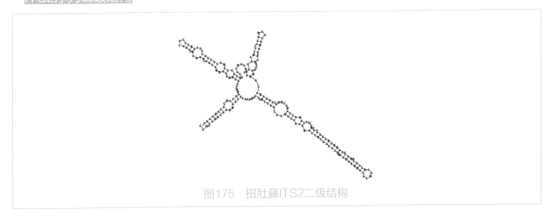

图175　扭肚藤ITS2二级结构

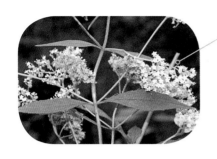

176 攀倒甑

Patrinia villosa (Thunb.) Juss.

本品隶属于败酱科Valerianaceae败酱属Patrinia。

别名　白花败酱、苦斋、胭脂麻。

植物形态　本品为多年生草本，高50~100（120）cm；地下根状茎长而横走，偶尔在地表匍匐生长；茎密被粗毛，有时几乎无毛。基生叶丛生，叶片卵形、宽卵形或卵状披针形至长圆状披针形，边缘具粗钝齿，不分裂或大头羽状深裂；茎生叶对生，与基生叶同形，或菱状卵形。由聚伞花序组成顶生圆锥花序或伞房花序，分枝达5~6级；花冠钟形，白色，5深裂。瘦果倒卵形。花期8~10月，果期9~11月。

入药部位　全草入药。

功能主治　清热利湿，解毒排脓，活血去瘀。用于阑尾炎，痢疾，肠炎，肝炎，眼结膜炎，产后瘀血腹痛，痈肿疔疮。

材料来源　植物叶片采自广东省乐昌市。

DNA提取及序列扩增　取干燥植物样本叶片约30 mg，按照标准流程进行DNA提取和序列扩增。

ITS2序列特征　3条攀倒甑ITS2序列比对后长度为228 bp，有1处变异位点，为第101位点的T/C变异，序列的GC含量为70.18%~70.61%。主导单倍型序列如下：

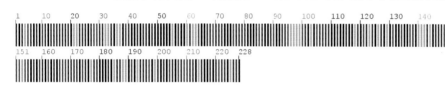

ITS2序列二级结构

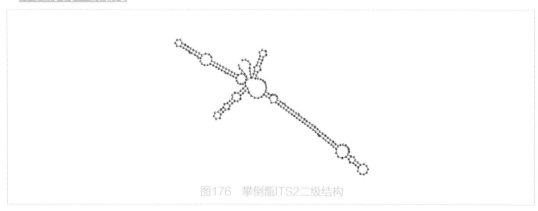

图176　攀倒甑ITS2二级结构

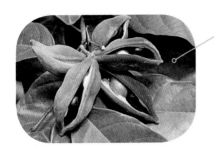

177 苹婆

Sterculia monosperma Vent.

本品隶属于梧桐科Sterculiaceae苹婆属Sterculia。

别名 凤眼果、鸡冠子、九层皮。

植物形态 本品为乔木，树皮褐黑色，小枝幼时略有星状毛。叶薄革质，矩圆形或椭圆形，顶端急尖或钝，基部浑圆或钝；托叶早落。圆锥花序顶生或腋生；萼初时乳白色，后转为淡红色，钟状，裂片条状披针形，先端渐尖且向内曲，顶端黏合；雄花较多，雌雄蕊柄弯曲，花药黄色；雌花较少，略大，子房圆球形，密被毛，花柱弯曲。蓇葖果鲜红色，厚革质，矩圆状卵形，每果内有种子1~4颗；种子椭圆形或矩圆形，黑褐色。花期4~5月。

入药部位 叶、果壳入药。

功能主治 叶 用于风湿骨痛，水肿。

果壳 用于血痢。

材料来源 植物叶片采自广东省广州华南植物园及岭南中药园。

DNA提取及序列扩增 取干燥植物样本叶片约30 mg，按照标准流程进行DNA提取和序列扩增。

ITS2序列特征 4条苹婆ITS2序列比对后长度为250 bp，没有变异位点，序列的GC含量为74.80%。主导单倍型序列如下：

ITS2序列二级结构

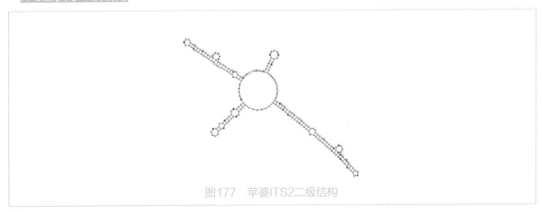

图177 苹婆ITS2二级结构

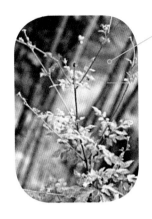

178 婆婆针
Bidens bipinnata L.

本品隶属于菊科Compositae鬼针草属Bidens。
别名　鬼针草、刺针草、盲肠草、一包针。

植物形态　本品为一年生草本。茎直立，高30~120 cm。叶对生，具柄，二回羽状分裂。头状花序，总苞杯形；托片狭披针形。舌状花通常1~3朵，椭圆形或倒卵状披针形，盘花筒状，黄色。瘦果条形，具瘤状突起、倒刺毛。

入药部位　全草入药。

功能主治　清热解毒，祛风活血。用于上呼吸道感染，咽喉肿痛，急性阑尾炎，急性黄疸型肝炎，消化不良，风湿性关节疼痛，疟疾。外用治疮疖，毒蛇咬伤，跌打肿痛。

材料来源　植物叶片采自江西省。

DNA提取及序列扩增　取干燥植物样本叶片约30 mg，按照标准流程进行DNA提取和序列扩增。

ITS2序列特征　3条婆婆针ITS2序列比对后长度为224 bp，有1处变异位点，为第33位点的T/C变异，序列的GC含量为54.91%。主导单倍型序列如下：

*psbA-trnH*序列特征　3条婆婆针*psbA-trnH*序列比对后长度为417 bp，没有变异位点，序列的GC含量为26.14%。主导单倍型序列如下：

ITS2序列二级结构

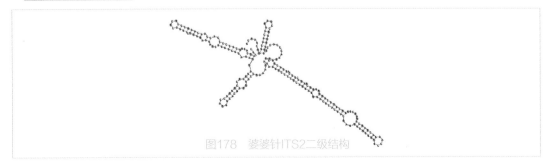

图178　婆婆针ITS2二级结构

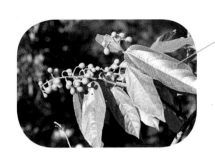

179 破布叶
Microcos paniculata. L.

植物形态 本品为灌木或小乔木，高3~12 m，树皮粗糙；嫩枝有毛。叶薄革质，卵状长圆形，先端渐尖，基部圆形，两面初时有极稀疏星状柔毛，以后变秃净。顶生圆锥花序被星状柔毛；苞片披针形；花柄短小；萼片长圆形，外面有毛；花瓣长圆形，下半部有毛；雄蕊多数，比萼片短；子房球形，无毛，柱头锥形。核果近球形或倒卵形。花期6~7月。

入药部位 叶入药。

功能主治 清暑，消食，化痰。用于感冒，中暑，食滞，消化不良，腹泻。

材料来源 植物叶片采自广东省乐昌市、广州岭南中药园。

DNA提取及序列扩增 取干燥植物样本叶片约30 mg，按照标准流程进行DNA提取和序列扩增。

ITS2序列特征 3条破布叶ITS2序列比对后长度为226 bp，没有变异位点，序列的GC含量为73.89%。主导单倍型序列如下：

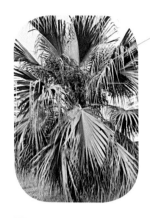

180 蒲葵
Livistona chinensis (Jacq.) R. Br.

本品隶属于棕榈科Palmae蒲葵属Livistona。
别名　扇叶葵。

植物形态　本品为乔木状，高5~20 m，直径20~30 cm，基部常膨大。叶阔肾状扇形，直径约1 m，掌状深裂至中部，裂片线状披针形，基部宽4~4.5 cm，顶部长渐尖，2深裂成长达50 cm的丝状下垂的小裂片，两面绿色；叶柄长1~2 m，下部两侧有短刺。花序呈圆锥状，粗壮，长约1 m，总梗上有6~7个佛焰苞，约6个分枝花序。花小，两性，长约2 mm。果实椭圆形（如橄榄状），黑褐色。种子椭圆形。花果期4月。

入药部位　根、种子入药。

功能主治　种子　抗癌；用于治食道癌，绒毛膜上皮癌，恶性葡萄胎，白血病。

　　　　　　根　止痛。

材料来源　植物叶片采自广东省乐昌市及广州华南植物园。

DNA提取及序列扩增　取干燥植物样本叶片约30 mg，按照标准流程进行DNA提取和序列扩增。

ITS2序列特征　3条蒲葵ITS2序列比对后长度为237 bp，没有变异位点，序列的GC含量为71.73%。主导单倍型序列如下：

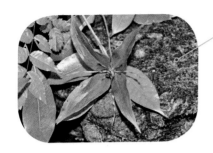

181 七叶一枝花
Paris polyphylla

本品隶属于百合科Liliaceae重楼属Paris。
别名 独脚莲、短药重楼、七子莲。

植物形态 本品为植株高35~100 cm，无毛；根状茎粗厚，外面棕褐色，密生多数环节和许多须根。茎通常带紫红色，基部有灰白色干膜质的鞘1~3枚。叶矩圆形、椭圆形或倒卵状披针形，先端短尖或渐尖，基部圆形或宽楔形；叶柄明显，带紫红色。外轮花被片绿色，狭卵状披针形；内轮花被片狭条形；雄蕊花药短；子房近球形，具棱。蒴果紫色。种子多数，具鲜红色多浆汁的外种皮。花期4~7月，果期8~11月。

入药部位 根状茎入药。

功能主治 清热解毒，消肿止痛。用于流行性乙型脑炎，胃痛，阑尾炎，淋巴结结核，扁桃体炎，腮腺炎，乳腺炎，毒蛇、毒虫咬伤，疮疡肿毒。

材料来源 植物叶片采自广东省乐昌市。

DNA提取及序列扩增 取干燥植物样本叶片约30 mg，按照标准流程进行DNA提取和序列扩增。

ITS2序列特征 6条七叶一枝花ITS2序列比对后长度为232 bp，没有变异位点，序列的GC含量为59.91%。主导单倍型序列如下：

ITS2序列二级结构

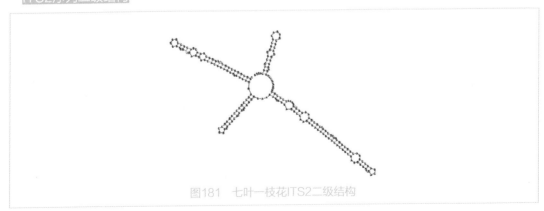

图181 七叶一枝花ITS2二级结构

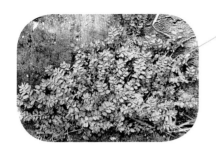

182 千根草
Euphorbia thymifolia L.

本品隶属于大戟科Euphorbiaceae大戟属
Euphorbia。
别名　细叶飞扬草、小乳汁草、苍蝇翅。

植物形态　本品为一年生草本。根纤细，具多数不定根。茎纤细，常呈匍匐状，自基部多分枝，稀疏柔毛。叶对生，椭圆形、长圆形或倒卵形，边缘有细锯齿，两面常被稀疏柔毛。花序单生或簇生于叶腋；总苞狭钟状至陀螺状，外被稀疏的短柔毛，边缘5裂；腺体4，被白色附属物。雄花微伸出总苞边缘；雌花1枚。蒴果卵状三棱形，成熟时分裂为3个分果爿。种子长卵状四棱形，暗红色，每个棱面具4~5个横沟；无种阜。花果期6~11月。

入药部位　全草入药。

功能主治　清热利湿，收敛止痒。用于细菌性痢疾，肠炎腹泻，痔疮出血。外用治湿疹，过敏性皮炎，皮肤瘙痒。

材料来源　植物叶片采自广东省乐昌市。

DNA提取及序列扩增　取干燥植物样本叶片约30 mg，按照标准流程进行DNA提取和序列扩增。

ITS2序列特征　5条千根草ITS2序列比对后长度为210 bp，没有变异位点，序列的GC含量为55.71%。主导单倍型序列如下：

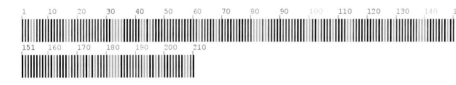

ITS2序列二级结构

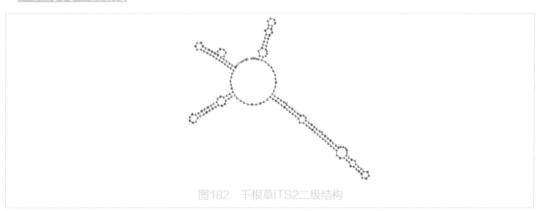

图182　千根草ITS2二级结构

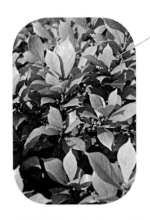

183 琴叶榕
Ficus pandurata Hance

本品隶属于山茶科Theaceae柃木属Eurya。
别名 牛奶子树、铁牛入石、倒吊葫芦。

植物形态 本品为小灌木，高1~2 m；小枝。嫩叶幼时被白色柔毛。叶纸质，提琴形或倒卵形，先端急尖有短尖，基部圆形至宽楔形，中部缢缩，表面无毛，背面叶脉被疏毛和小瘤点；托叶披针形，迟落。榕果单生叶腋，鲜红色，椭圆形或球形，顶部脐状突起；雄花有柄，生于榕果内壁口部，花被片4，线形，雄蕊3；瘿花有柄或无柄，花被片3~4，倒披针形至线形；雌花花被片3~4，椭圆形，花柱侧生，细长，柱头漏斗形。花期6~8月。

入药部位 根、叶入药。

功能主治 行气活血，舒筋活络。用于月经不调，乳汁不通，跌打损伤，腰腿疼痛。外用治乳腺炎。

材料来源 植物叶片采自广东省乐昌市。

DNA提取及序列扩增 取干燥植物样本叶片约30 mg，按照标准流程进行DNA提取和序列扩增。

ITS2序列特征 8条琴叶榕ITS2序列比对后长度为239 bp，没有变异位点，序列的GC含量为68.62%。主导单倍型序列如下：

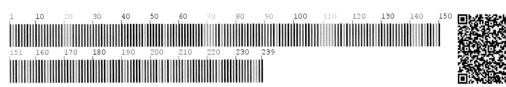

ITS2序列二级结构

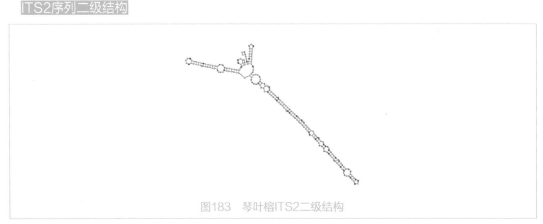

图183 琴叶榕ITS2二级结构

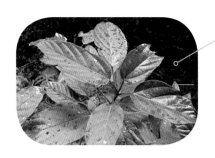

184 青果榕
Ficus variegata Bl. var. chlorocarpa (Benth.) King

本品隶属于桑科Moraceae榕属Ficus。

植物形态 本品为乔木，高7~10 m，树皮灰褐色，平滑。叶互生，厚纸质，广卵形至卵状椭圆形，边缘波状或具浅疏锯齿；托叶卵状披针形。榕果簇生于老茎发出的瘤状短枝上，球形，顶生苞片卵圆形，残存环状疤痕，成熟榕果有绿色条纹和斑点；雄花于生榕果内壁口部，花被片3~4，宽卵形，雄蕊2；瘿花生于内壁近口部，花被合生，管状；雌花生于雌植株榕果内壁，花被片3~4，条状披针形，薄膜质，基部合生。瘦果倒卵形，薄被瘤体。花期冬季。

入药部位 根、叶入药。

功能主治 清热泻火。用于乳腺炎。

材料来源 植物叶片采自广东省鼎湖，广州市龙洞。

DNA提取及序列扩增 取干燥植物样本叶片约30 mg，按照标准流程进行DNA提取和序列扩增。

ITS2序列特征 3条青果榕ITS2序列比对后长度为245 bp，没有变异位点，序列的GC含量为69.39%。主导单倍型序列如下：

ITS2序列二级结构

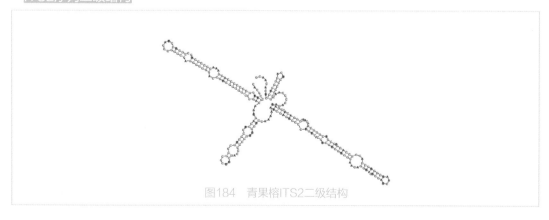

图184 青果榕ITS2二级结构

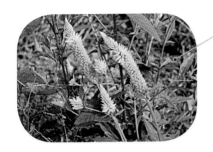

185 青葙

Celosia argentea L.

本品隶属于苋科Amaranthaceae青葙属Celosia。

别名 白榄、黄榄。

植物形态 本品为一年生草本，高0.3~1 m，全体无毛；茎直立，有分枝，绿色或红色，具明显条纹。叶片矩圆披针形、披针形或披针状条形，少数卵状矩圆形，绿色常带红色。花多数，密生，在茎端或枝端成单一、无分枝的塔状或圆柱状穗状花序。胞果卵形，包裹在宿存花被片内。种子凸透镜状肾形。花期5~8月，果期6~10月。

入药部位 种子、茎叶入药。

功能主治 种子 祛风明目，清肝火；用于目赤肿痛，视物不清，气管哮喘，胃肠炎。

茎 收敛，消炎；用于胃肠炎等。

材料来源 植物叶片采自广东省广州华南植物园、岭南中药园及龙洞。

DNA提取及序列扩增 取干燥植物样本叶片约30 mg，按照标准流程进行DNA提取和序列扩增。

ITS2序列特征 5条青葙ITS2序列比对后长度为214 bp，没有变异位点，序列的GC含量为57.01%。主导单倍型序列如下：

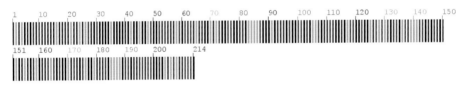

ITS2序列二级结构

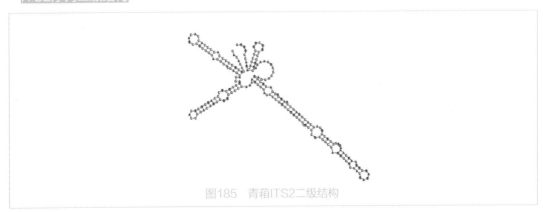

图185 青葙ITS2二级结构

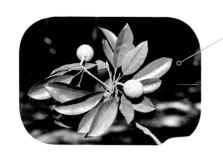

186 人心果

Manilkara zapota (Linn.) van Royen

本品隶属于山榄科Sapotaceae铁线子属
Manilkara。
别名 吴凤柿、赤铁果。

植物形态 本品为乔木，高15~20 m（栽培者常较矮，且常呈灌木状），小枝茶褐色，具明显的叶痕。叶互生，密聚于枝顶，革质，长圆形或卵状椭圆形，全缘或稀微波状，具光泽。花1~2朵生于枝顶叶腋，密被黄褐色或锈色绒毛。浆果纺锤形、卵形或球形，褐色，果肉黄褐色；种子扁。花果期4~9月。

入药部位 树皮、叶、果实入药。

功能主治 消炎解毒，收敛。用于食物中毒，烧、烫伤，腹泻，痢疾。

材料来源 植物叶片采自广东省广州华南植物园及岭南中药园。

DNA提取及序列扩增 取干燥植物样本叶片约30 mg，按照标准流程进行DNA提取和序列扩增。

ITS2序列特征 6条人心果ITS2序列比对后长度为232 bp，没有变异位点，序列的GC含量为56.03%。主导单倍型序列如下：

ITS2序列二级结构

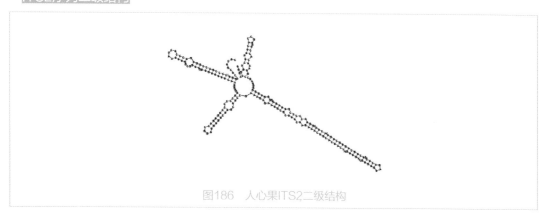

图186 人心果ITS2二级结构

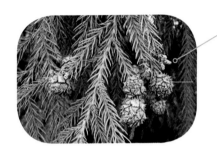

187 日本柳杉
Cryptomeria japonica (Thunb. ex L. f.) D. Don

本品隶属于杉科Taxodiaceae柳杉属 Cryptomeria。

植物形态 本品为乔木，高达40 m，胸径可达2 m；树皮红棕色，纤维状，裂成长条片脱落。叶钻形略向内弯曲，先端内曲，四边有气孔线，果枝的叶常较短。雄球花单生叶腋，长椭圆形，集生于小枝上部，成短穗状花序；雌球花顶生。球果圆球形或扁球形；种鳞鳞背有三角状分离的苞鳞尖头，能育种鳞具2粒种子；种子褐色，近椭圆形，扁平，边缘有窄翅。花期4月，球果10月成熟。

入药部位 根皮入药。

功能主治 解毒，杀虫，止痒。用于癣疮，鹅掌风，烫伤

材料来源 植物叶片采自广东省乐昌市及江西庐山植物园。

DNA提取及序列扩增 取干燥植物样本叶片约30 mg，按照标准流程进行DNA提取和序列扩增。

ITS2序列特征 6条日本柳杉ITS2序列比对后长度为227 bp，没有变异位点，序列的GC含量为67.40%。主导单倍型序列如下：

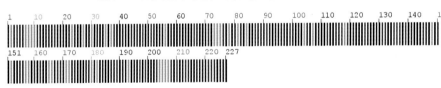

ITS2序列二级结构

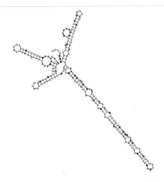

图187 日本柳杉ITS2二级结构

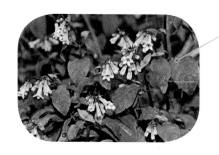

188 日本蛇根草
Ophiorrhiza japonica Bl.

本品隶属于茜草科Rubiaceae蛇根草属Ophiorrhiza。
别名 血和散、雪里梅、四季花。

植物形态 本品为草本，高20~40 cm或过之；茎下部匍地生根。叶片纸质，卵形，椭圆状卵形或披针形，有时狭披针形，基部楔形或近圆钝，两面光滑无毛，有时上散生短糙毛。花序顶生，螺状；花二型，花柱异长；花冠白色或粉红色，近漏斗形，里被短柔毛，裂片5，三角状卵形，喙状，里被鳞片状毛，背面有翅，翅顶部向上延伸成新月形；雄蕊5，着生于冠管中部以下；花柱2裂；雄蕊生喉部下方。蒴果近僧帽状，近无毛。花期冬春，果期春夏。

入药部位 全草入药。

功能主治 止咳，活血调经。用于肺结核咯血，气管炎，月经不调。外用治扭挫伤。

材料来源 植物叶片采自广东省乐昌市。

DNA提取及序列扩增 取干燥植物样本叶片约30 mg，按照标准流程进行DNA提取和序列扩增。

ITS2序列特征 6条日本蛇根草ITS2序列比对后长度为220 bp，没有变异位点，序列的GC含量为60.00%。主导单倍型序列如下：

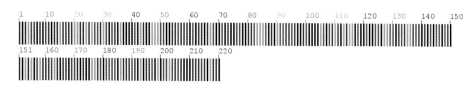

ITS2序列二级结构

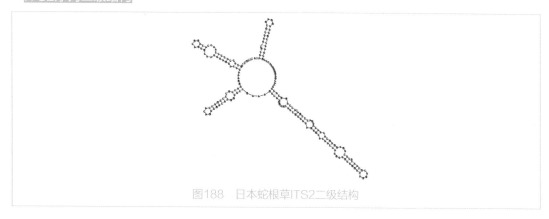

图188 日本蛇根草ITS2二级结构

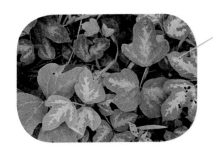

189 三裂叶野葛
Pueraria phaseoloides (Roxb.) Benth.

本品隶属于豆科Leguminosae葛属
Pueraria。

植物形态	本品为草质藤本。茎纤细，长2~4 m，被褐黄色、开展的长硬毛。羽状复叶具3小叶；托叶基着，卵状披针形；小托叶线形；小叶宽卵形、菱形或卵状菱形，顶生小叶较宽，侧生的较小，偏斜，全缘或3裂，上面绿色，下面灰绿色。总状花序单生；苞片和小苞片线状披针形；花聚生于稍疏离的节上；萼钟状；花冠浅蓝色或淡紫色，旗瓣近圆形；子房线形。荚果近圆柱状，果瓣开裂后扭曲；种子长椭圆形，两端近截平。花期8~9月，果期10~11月。
入药部位	全株入药。
功能主治	解热，驱虫。
材料来源	植物叶片采自广东省乐昌市。
DNA提取及序列扩增	取干燥植物样本叶片约30 mg，按照标准流程进行DNA提取和序列扩增。
ITS2序列特征	3条三裂叶野葛ITS2序列比对后长度为228 bp，没有变异位点，序列的GC含量为57.89%。主导单倍型序列如下：

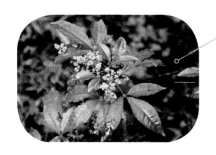

190 三桠苦
Evodia lepta

本品隶属于芸香科Rutaceae吴茱萸属Evodia。
别名　三叉苦、小黄散、鸡骨树、三丫苦、三支枪、三叉虎。

植物形态　本品为乔木，树皮灰白或灰绿色，光滑，纵向浅裂，嫩枝的节部常呈压扁状，小枝的髓部大，枝叶无毛。3小叶，长椭圆形，两端尖，全缘，油点多。花序腋生，花甚多；萼片及花瓣均4片；花瓣淡黄或白色，常有透明油点；分果瓣淡黄或茶褐色，散生肉眼可见的透明油点；种子，蓝黑色，有光泽。花期4~6月，果期7~10月。

入药部位　根、叶入药。

功能主治　清热解毒，散瘀止痛。防治流行性感冒、流行性脊髓膜炎、乙型脑炎、中暑，用于感冒高热，扁桃体炎，咽喉炎，肺脓肿，肺炎，疟疾，风湿性关节炎，坐骨神经痛，腰腿痛，胃痛，黄疸型肝炎，断肠草（钩吻）中毒。外用治跌打扭伤，虫蛇咬伤，痈疖肿毒，外伤感染，湿疹，皮炎。

材料来源　植物叶片采自广东省乐昌市。

DNA提取及序列扩增　取干燥植物样本叶片约30 mg，按照标准流程进行DNA提取和序列扩增。

ITS2序列特征　6条三桠苦ITS2序列比对后长度为221 bp，没有变异位点，序列的GC含量为59.73%。主导单倍型序列如下：

ITS2序列二级结构

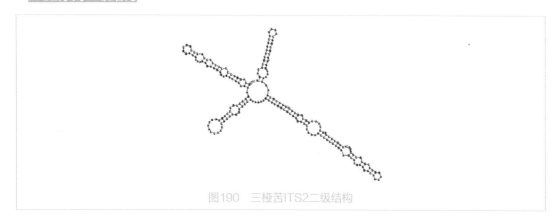

图190　三桠苦ITS2二级结构

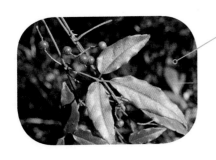

191 三叶崖爬藤
Tetrastigma hemsleyanum Diels et Gilg

本品隶属于葡萄科Vitaceae崖爬藤属Tetrastigma。

别名　三叶扁藤、丝线吊金钟、三叶青、小扁藤、骨碎藤。

植物形态　本品为草质藤本。小枝纤细，有纵棱纹，无毛或被疏柔毛。卷须不分枝，相隔2节间段与叶对生。叶为3小叶，小叶披针形、长椭圆披针形或卵状披针形，侧生于小叶基部不对称，近圆形，边缘每侧有4~6个锯齿。花序腋生，二级分枝通常4，集生成伞形，花二歧状着生在分枝末端；花蕾卵圆形；花瓣4，卵圆形；雄蕊4。果实近球形或倒卵球形，有种子1颗；种子倒卵椭圆形，种脐在种子背面中部向上呈椭圆形。花期4~6月，果期8~11月。

入药部位　全株入药。

功能主治　清热解毒，祛风化痰，活血止痛。用于白喉，小儿高热惊厥，肝炎，痢疾。外用治毒蛇咬伤，扁桃体炎，淋巴结结核，子宫颈炎，蜂窝组织炎，跌打损伤。

材料来源　植物叶片采自广东省鼎湖山。

DNA提取及序列扩增　取干燥植物样本叶片约30 mg，按照标准流程进行DNA提取和序列扩增。

ITS2序列特征　3条三叶崖爬藤ITS2序列比对后长度为215 bp，没有变异位点，序列的GC含量为62.79%。主导单倍型序列如下：

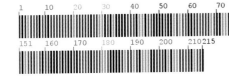

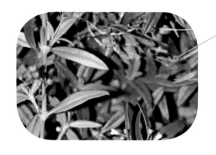

192 伞房花耳草
Hedyotis corymbosa (L.) Lam.

本品隶属于茜草科Rubiaceae耳草属
Hedyotis。
别名 水线草。

植物形态 本品为一年生柔弱披散草本，高10~40 cm；茎和枝方柱形，分枝多，<u>直立或蔓生</u>。叶对生，近无柄，膜质，线形；托叶膜质，鞘状，顶端有数条短刺。花序腋生，伞房花序式排列；苞片微小，钻形；萼管球形，具缘毛；花冠白色或粉红色，管形。蒴果膜质，球形，成熟时顶部室背开裂；种子每室10粒以上，有棱，干后深褐色。花、果期几乎全年。

入药部位 全草入药。

功能主治 清热解毒，利尿消肿，活血止痛。用于阑尾炎，肝炎，泌尿系统感染，支气管炎，扁桃体炎，喉炎，跌打损伤。外用治疮疖痈肿，毒蛇咬伤。

材料来源 植物叶片采自广东省鼎湖及广州岭南中药园。

DNA提取及序列扩增 取干燥植物样本叶片约30 mg，按照标准流程进行DNA提取和序列扩增。

ITS2序列特征 13条伞房花耳草ITS2序列比对后长度为213 bp，有1处变异位点，为第212位点的T/C变异，序列的GC含量为63.85%~64.32%。主导单倍型序列如下：

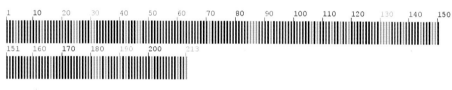

ITS2序列二级结构

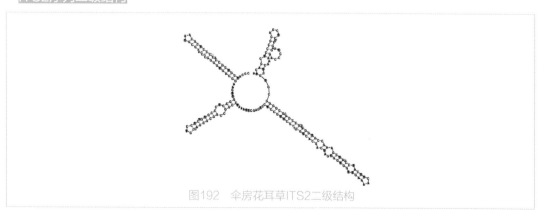

图192 伞房花耳草ITS2二级结构

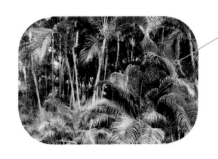

193 散尾葵

Dypsis lutescens (H Wendl.) Beentje et Dransf

本品隶属于棕榈科Palmae散尾葵属
Chrysalidocarpus。

植物形态 本品为丛生灌木，高2~5 m，茎粗4~5 cm，基部略膨大。叶羽状全裂，平展而稍下弯，黄绿色，表面有蜡质白粉，披针形，顶端的羽片渐短；叶柄及叶轴光滑，黄绿色；叶鞘长而略膨大，通常黄绿色，初时被蜡质白粉。花呈圆锥花序式；花小，卵球形，金黄色；雄花萼片和花瓣各3片，雄蕊6，花药丁字形着生；雌花子房具短的花柱和粗的柱头。果实略为陀螺形或倒卵形，鲜时土黄色，干时紫黑色，外果皮光滑，中果皮具网状纤维。种子略为倒卵形。花期5月，果期8月。

入药部位 叶鞘入药。

功能主治 收敛止血，用于外伤出血。

材料来源 植物叶片采自广东省广州华南植物园。

DNA提取及序列扩增 取干燥植物样本叶片约30 mg，按照标准流程进行DNA提取和序列扩增。

ITS2序列特征 3条散尾葵ITS2序列比对后长度为238 bp，有2处变异位点，为第22位点的C/A变异和第39位点的G/C变异，序列的GC含量为74.79%~75.21%。主导单倍型序列如下：

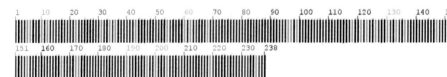

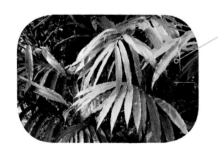

194 砂仁

Amomum villosum Lour.

本品隶属于姜科Zingiberaceae豆蔻属 Amomum。
别名 春砂仁。

植物形态 本品为株高1.5~3 m，茎散生；根茎匍匐地面，节上被褐色膜质鳞片。中部叶片长披针形，上部叶片线形；叶舌半圆形；叶鞘上有略凹陷的方格状网纹。穗状花序椭圆形；鳞片膜质，椭圆形；苞片披针形，膜质；唇瓣圆匙形，白色，顶端具2裂、基部具2个紫色的痂状斑；药隔附属体3裂，顶端裂片半圆形，两侧耳状；腺体2枚，圆柱形。蒴果椭圆形，表面被不分裂或分裂的柔刺；种子多角形，有浓郁的香气。花期5~6月；果期8~9月。

入药部位 果实入药。

功能主治 行气宽中，健胃消食。用于胃腹胀痛，食欲不振，恶心呕吐，肠炎，痢疾，胎动不安。

材料来源 植物叶片采自广东省广州市龙洞、华南植物园及岭南中药园，药材样品购自康美药业。

DNA提取及序列扩增 取干燥植物样本叶片约30 mg，按照标准流程进行DNA提取和序列扩增。

ITS2序列特征 6条砂仁ITS2序列比对后长度为229 bp，有1处变异位点，为第7位点的T/C变异，序列的GC含量为59.83%~59.39%。主导单倍型序列如下：

ITS2序列二级结构

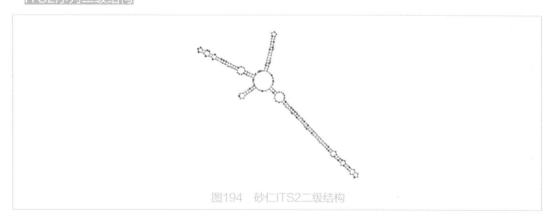

图194 砂仁ITS2二级结构

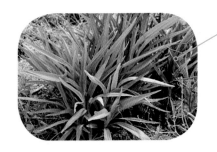

195 山菅

Dianella ensifolia (L.) DC.

本品隶属于百合科Liliaceae山菅属 Dianella。
别名 交剪兰、山猫儿。

植物形态 本品为植株高可达1~2 m；根状茎圆柱状，横走，粗5~8 mm。叶狭条状披针形，基部稍收狭成鞘状，套叠或抱茎，边缘和背面中脉具锯齿。顶端圆锥花序；花常多朵生于侧枝上端；花梗常稍弯曲，苞片小；花被片条状披针形，绿白色、淡黄色至青紫色，5脉；花丝上部膨大。浆果近球形，深蓝色，具5~6颗种子。花果期3~8月。

入药部位 根入药。

功能主治 拔毒消肿。外用治痈疮脓肿，癣疥，淋巴结结核，淋巴结炎。

材料来源 植物叶片采自广东省乐昌市。

DNA提取及序列扩增 取干燥植物样本叶片约30 mg，按照标准流程进行DNA提取和序列扩增。

ITS2序列特征 3条山菅ITS2序列比对后长度为252 bp，没有变异位点，序列的GC含量为73.41%。主导单倍型序列如下：

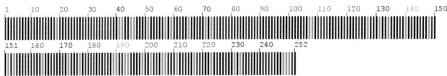

ITS2序列二级结构

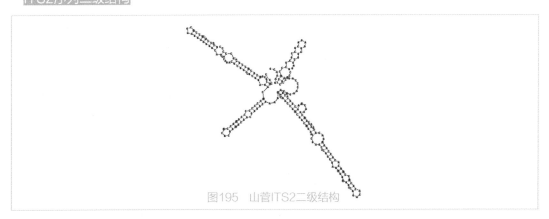

图195 山菅ITS2二级结构

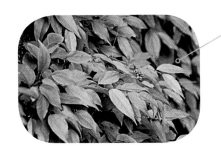

196 山蒟
Piper hancei Maxim.

本品隶属于胡椒科Piperaceae胡椒属Piper。
别名 石楠藤、海风藤。

植物形态 本品为攀援藤本，长至10余米，除花序轴和苞片柄外，余均无毛；茎、枝具细纵纹，节上生根。叶纸质或近革质，卵状披针形或椭圆形，少有披针形。花单性，雌雄异株，聚集成与叶对生的穗状花序。浆果球形，黄色。花期3~8月。

入药部位 全草入药。

功能主治 祛风湿，通经络。用于风湿，风寒骨痛，腰膝无力，肌肉萎缩，咳嗽气喘，肾虚咳嗽。

材料来源 植物叶片采自广东省乐昌市、广州岭南中药园。

DNA提取及序列扩增 取干燥植物样本叶片约30 mg，按照标准流程进行DNA提取和序列扩增。

ITS2序列特征 3条山蒟ITS2序列比对后长度为278 bp，没有变异位点，序列的GC含量为66.55%。主导单倍型序列如下：

ITS2序列二级结构

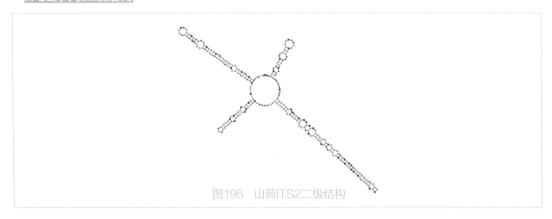

图196 山蒟ITS2二级结构

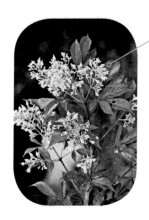

197 山牡荆

Vitex quinata (Lour.) Wall.

本品隶属于马鞭草科Verbenaceae牡荆属Vitex。
别名 布荆、山紫荆。

植物形态 本品为常绿乔木，高4~12 m，树皮灰褐色至深褐色；小枝四棱形，有微柔毛和腺点，老枝逐渐转为圆柱形。掌状复叶，对生，有3~5小叶，小叶片倒卵形至倒卵状椭圆形，通常全缘，表面通常有灰白色小窝点，背面有金黄色腺点。聚伞花排成顶生圆锥花序式；花萼钟状，顶端有5钝齿，外被密生棕黄色细柔毛和腺点，花冠淡黄色，顶端5裂，二唇形，外被柔毛和腺点；雄蕊4。核果球形或倒卵形。花期5~7月，果期8~9月。

入药部位 枝叶、根茎、种子入药。

功能主治 止咳定喘，镇静退热。用于风湿，跌打，支气管炎，小儿咳喘，哮喘，疳积。

材料来源 植物叶片采自广东省鼎湖山。

DNA提取及序列扩增 取干燥植物样本叶片约30 mg，按照标准流程进行DNA提取和序列扩增。

ITS2序列特征 6条山牡荆ITS2序列比对后长度为212 bp，有1处变异位点，为第115位点的G/A变异，序列的GC含量为69.81%~70.28%。主导单倍型序列如下：

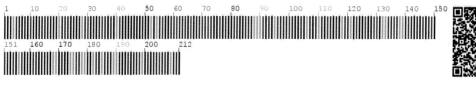

ITS2序列二级结构

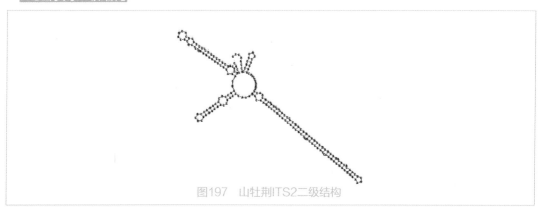

图197 山牡荆ITS2二级结构

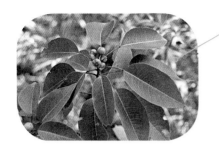

198 山乌桕

Sapium discolor (Champ. ex Benth.) Muell. Arg.

本品隶属于大戟科Euphorbiaceae乌桕属Sapium。

别名 红乌桕。

植物形态 本品为乔木或灌木，高3~12 m；小枝有皮孔。叶互生，纸质，叶片椭圆形或长卵形，背面近缘常有数个圆形的腺体；叶柄顶端具2毗连的腺体；托叶小，近卵形，易脱落。花单性，雌雄同株，密集成顶生总状花序。雄花：苞片卵形，基部两侧各具一长圆形或肾形的腺体，每一苞片内有5~7朵花；雄蕊2枚，花药球形。雌花：每一苞片内仅有1朵花。蒴果黑色，球形，分果爿脱落后而中轴宿存，种子近球形，外薄被蜡质的假种皮。花期4~6月。

入药部位 根皮、树皮、叶入药。

功能主治 泻下逐水，散瘀消肿。

根皮、树皮 用于肾炎水肿，肝硬化腹水，大、小便不通。

叶 外用治跌打肿痛，毒蛇咬伤，过敏性皮炎，湿疹，带状疱疹。

材料来源 植物叶片采自广东省乐昌市、广州市龙洞及岭南中药园。

DNA提取及序列扩增 取干燥植物样本叶片约30 mg，按照标准流程进行DNA提取和序列扩增。

ITS2序列特征 5条山乌桕ITS2序列比对后长度为222 bp，没有变异位点，序列的GC含量为63.06%。主导单倍型序列如下：

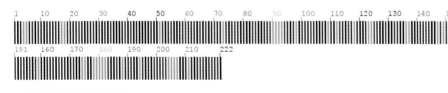

ITS2序列二级结构

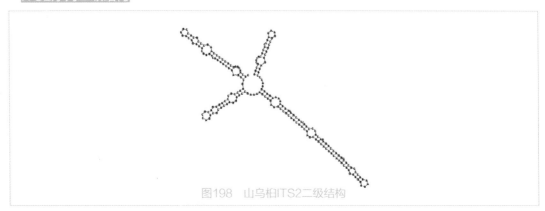

图198 山乌桕ITS2二级结构

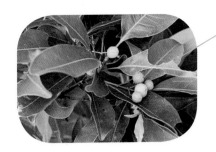

199 山油柑
Acronychia pedunculata (L.) Miq.

本品隶属于芸香科Rutaceae山油柑属
Acronychia。
别名 降真香、山橘。

植物形态 本品为树高5~15 m。树皮灰白色至灰黄色，平滑，不开裂，内皮淡黄色，剥开时有柑橘叶香气，当年生枝通常中空。叶有时呈略不整齐对生，单小叶。叶片椭圆形至长圆形，或倒卵形至倒卵状椭圆形，或有较小的，全缘；叶柄基部略增大呈叶枕状。花两性，黄白色；花瓣狭长椭圆形。果序下垂，果淡黄色，半透明；种子倒卵形，种皮褐黑色、骨质，胚乳小。花期4~8月，果期8~12月。

入药部位 根、心材、叶、果实入药。

功能主治 根、干木、叶 祛风活血，理气止痛；用于风湿性腰腿痛，跌打肿痛，支气管炎，胃痛，疝气痛。
果实 健脾消食；用于食欲不振，消化不良。

材料来源 植物叶片采自广东省乐昌市。

DNA提取及序列扩增 取干燥植物样本叶片约30 mg，按照标准流程进行DNA提取和序列扩增。

ITS2序列特征 6条山油柑ITS2序列比对后长度为222 bp，没有变异位点，序列的GC含量为59.01%。主导单倍型序列如下：

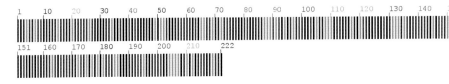

ITS2序列二级结构

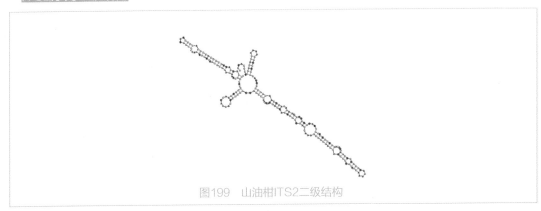

图199 山油柑ITS2二级结构

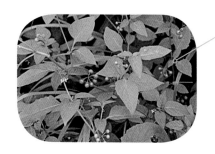

200 少花龙葵
Solanum americanum Mill.

本品隶属于茄科Solanaceae茄属
Solanum。
别名　衣纽扣。

植物形态　本品为纤弱草本，高约1 m。叶薄，卵形至卵状长圆形，叶缘近全缘，波状或有不规则的粗齿；叶柄纤细，具疏柔毛。花序近伞形，腋外生，纤细，具微柔毛，着生1~6朵花，花小；萼绿色，5裂达中部，裂片卵形，先端钝；花冠白色，冠檐5裂，裂片卵状披针形；花丝极短，花药黄色，长圆形，顶孔向内；子房近圆形，花柱纤细，柱头小，头状。浆果球状，直径约5 mm，幼时绿色，成熟后黑色；种子近卵形，两侧压扁。几乎全年均开花结果。

入药部位　枝叶入药。

功能主治　清热解毒，平肝，利尿排石，抗癌。用于感冒发热，头痛，喉痛，咳嗽，慢性支气管炎，小便不利，膀胱炎，白带，痢疾，跌打，高血压，狂犬咬伤，肝癌，食道癌。

材料来源　植物叶片采自广东省广州龙洞。

DNA提取及序列扩增　取干燥植物样本叶片约30 mg，按照标准流程进行DNA提取和序列扩增。

ITS2序列特征　6条少花龙葵ITS2序列比对后长度为210 bp，有2处变异位点，为第20位点的A/C变异和第74位点的T/C变异，序列的GC含量为67.14%~68.10%。主导单倍型序列如下：

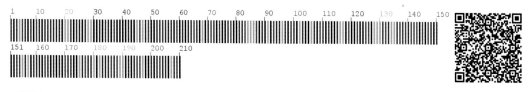

ITS2序列二级结构

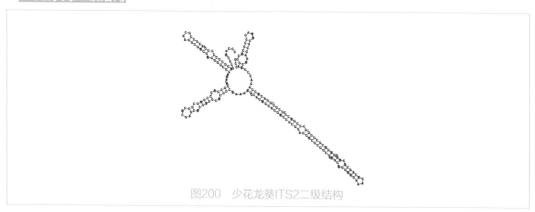

图200　少花龙葵ITS2二级结构

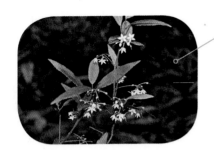

201 少年红

Ardisia alyxiaefolia Tsiang ex C. Chen

本品隶属于紫金牛科Myrsinaceae紫金牛属Ardisia。

植物形态 本品为小灌木，高约50 cm，具匍匐茎；茎纤细，具细纵纹，幼时密被锈色微柔毛，以后无毛。叶片厚坚纸质至革质，卵形、披针形至长圆状披针形，边缘具浅圆齿，齿间边缘具腺点。亚伞形花序或伞房花序；总梗常具1~2片退化叶；花萼仅基部连合，连合处被细柔毛；花瓣白色，卵形或卵状披针形，里面中部以下多具乳头状突起；雄蕊较花瓣略短；雌蕊与花瓣等长。果球形，红色，略肉质，具腺点。花期6~7月，果期10~12月，有时5月。

入药部位 全草入药。

功能主治 止咳平喘；活血散瘀。用于咳喘痰多，跌打损伤。

材料来源 植物叶片采自广东省乐昌市。

DNA提取及序列扩增 取干燥植物样本叶片约30 mg，按照标准流程进行DNA提取和序列扩增。

ITS2序列特征 3条少年红ITS2序列比对后长度为217 bp，没有变异位点，序列的GC含量为60.37%。主导单倍型序列如下：

ITS2序列二级结构

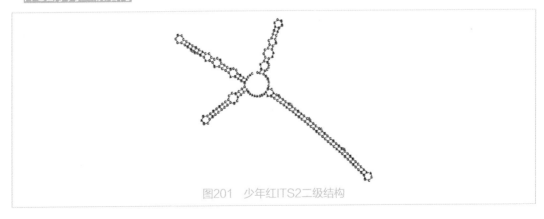

图201 少年红ITS2二级结构

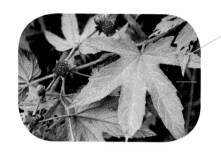

202 深裂锈毛莓
Rubus reflexus Ker. var. **lanceolobus** Metc.

本品隶属于蔷薇科Rosaceae悬钩子属Rubus。

别名　七爪风、黄牛勒桐。

植物形态　本品为攀缘灌木，高达2 m。枝被锈色绒毛，有稀疏小皮刺。叶片心状宽卵形或近圆形，上面无毛或沿叶脉疏生柔毛，有明显皱纹，下面密被锈色绒毛，基部心形，裂片披针形或长圆披针形；托叶宽倒卵形。花数朵集生于叶腋或成顶生短总状花序；萼片卵圆形，外萼片顶端常掌状分裂，裂片披针形，内萼片常全缘；花瓣长圆形至近圆形，白色；雄蕊短，花丝宽扁；雌蕊无毛。果实近球形，深红色；核有皱纹。花期6~7月，果期8~9月。

入药部位　根入药。

功能主治　用于风湿痛，月经过多，崩漏，痢疾，风火牙痛。

材料来源　植物叶片采自广东省乐昌市。

DNA提取及序列扩增　取干燥植物样本叶片约30 mg，按照标准流程进行DNA提取和序列扩增。

ITS2序列特征　4条深裂锈毛莓ITS2序列比对后长度为212 bp，有5处变异位点，为第17位点C碱基插入，第161位点的T/C变异，第164位点的A/C变异，第165位点的C/G变异和第166位点的A/G变异，序列的GC含量为56.60%~57.08%。主导单倍型序列如下：

ITS2序列二级结构

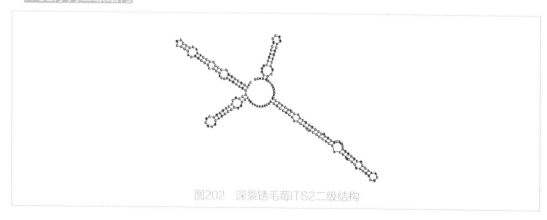

图202　深裂锈毛莓ITS2二级结构

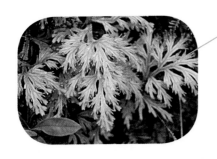

203 深绿卷柏

Selaginella doederleinii Hieron.

隶属于卷柏科Selaginellaceae卷柏属 Selaginella。

别名　石上柏、地侧柏、棱罗草、地棱罗、多德卷柏。

植物形态　本品为土生，近直立，基部横卧，高25~45 cm，无匍匐根状茎或游走茎。根托达植株中部，通常由茎上分枝的腋处下面生出，被毛。主茎自下部开始羽状分枝，茎卵圆形或近方形，光滑；侧枝3~6对，2~3回羽状分枝。叶全部交互排列，二形，纸质，表面光滑。主茎上的腋叶较分枝上的大。中叶不对称或偶有对称。侧叶不对称，主茎上的较侧枝上的大；孢子叶一形或卵状三角形，边缘有细齿；孢子叶穗上边大、小孢子叶相间排列，或大孢子叶分布于基部的下侧。大孢子白色；小孢子橘黄色。

入药部位　全草入药。

功能主治　清热解毒，抗癌，止血。用于癌症，肺炎，急性扁桃体炎，眼结膜炎，乳腺炎。

材料来源　植物叶片采自广东省乐昌市。

DNA提取及序列扩增　取干燥植物样本叶片约30 mg，按照标准流程进行DNA提取和序列扩增。

ITS2序列特征　5条深绿卷柏ITS2序列比对后长度为158 bp，没有变异位点，序列的GC含量为60.76%。主导单倍型序列如下：

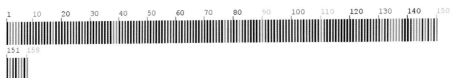

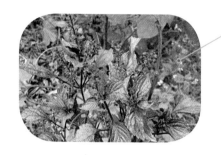

204 石荠苧

Mosla scabra (Thunb.) C. Y. Wu et H. W. Li

本品隶属于唇形科Labiatae石荠苧属
Mosla。
别名 粗糙荠苧、土荆芥、沙虫药。

植物形态 本品为一年生草本。茎高20~100 cm，多分枝，分枝纤细，茎、枝均四棱形，具细
条纹，密被短柔毛。叶卵形或卵状披针形，边缘近基部全缘，纸质，上面橄绿色，
被灰色微柔毛，下面灰白，近无毛或被极疏短柔毛。总状花序生于主茎及侧枝上；
苞片卵形。花萼钟形，二唇形。花冠粉红色，冠筒向上渐扩大，冠檐二唇形。雄
蕊后对能育，药室叉开，前对退化。花柱先端浅裂。小坚果黄褐色，球形，具深
雕纹。花期5~11月，果期9~11月。

入药部位 全草入药。

功能主治 疏风清暑，行气理血，利湿止痒。用于感冒头痛，咽喉肿痛，中暑，急性胃肠炎，
痢疾，小便不利，肾炎水肿，白带；炒炭用于便血，子宫出血。外用治跌打损伤，
外伤出血，痱子，皮炎，湿疹，脚癣，多发性疖肿，毒蛇咬伤。

材料来源 植物叶片采自广东省乐昌市。

DNA提取及序列扩增 取干燥植物样本叶片约30 mg，按照标准流程进行DNA提取和序列扩增。

ITS2序列特征 3条石荠苧ITS2序列比对后长度为232 bp，没有变异位点，序列的GC含量为
65.95%。主导单倍型序列如下：

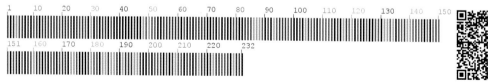

ITS2序列二级结构

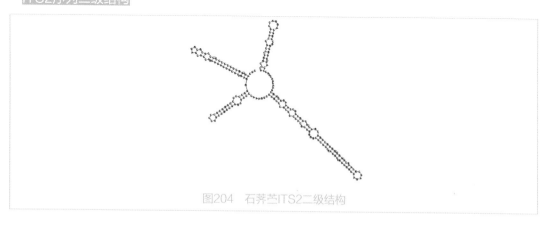

图204 石荠苧ITS2二级结构

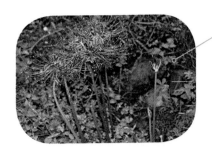

205 石蒜
Lycoris radiata (L'Her.) Herb.

本品隶属于石蒜科Amaryllidaceae石蒜属Lycoris。
别名　红花石蒜。

植物形态　本品为鳞茎近球形，直径1~3 cm。秋季出叶，叶狭带状，顶端钝，深绿色，中间有粉绿色带。花茎高约30 cm；总苞片2枚，披针形；伞形花序有花4~7朵，花鲜红色；花被裂片狭倒披针形，强度皱缩和反卷，花被简绿色；雄蕊显著伸出于花被外，比花被长1倍左右。花期8~9月，果期10月。

入药部位　鳞茎入药。

功能主治　消肿，杀虫。外用治淋巴结结核，疔疮疖肿，风湿性关节痛，蛇咬伤；鲜鳞茎捣敷涌泉穴或脐部可消水肿；也可作灭蛆、灭鼠用。

材料来源　植物叶片采自广东省乐昌市。

DNA提取及序列扩增　取干燥植物样本叶片约30 mg，按照标准流程进行DNA提取和序列扩增。

ITS2序列特征　3条石蒜ITS2序列比对后长度为235 bp，有3处变异位点，为第18位点和第167位点的T/C变异，第186的C/A变异，序列的GC含量为76.17%~76.60%。主导单倍型序列如下：

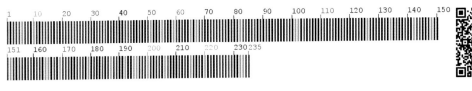

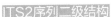

ITS2序列二级结构

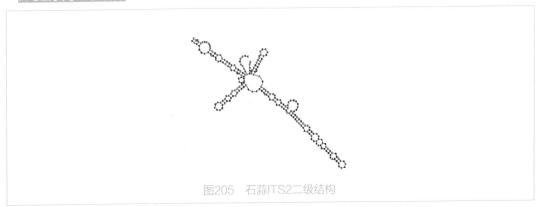

图205　石蒜ITS2二级结构

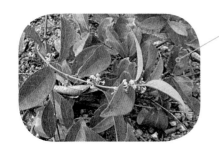

206 匙羹藤

Gymnema sylvestre (Retz.) Schult.

本品隶属于萝藦科Asclepiadaceae匙羹藤属Gymnema。
别名 武靴藤、金刚藤、蛇天角、饭杓藤。

植物形态 本品为木质藤本，长达4 m，具乳汁；茎皮灰褐色，具皮孔。叶倒卵形或卵状长圆形；叶柄顶端具丛生腺体。聚伞花序，腋生；花小，绿白色；花萼内面基部有5个腺体；花冠绿白色，钟状，裂片卵圆形，钝头；副花冠着生于花冠裂片弯缺下，厚而成硬条带；花药长圆形，顶端具膜片；花粉块长圆形，直立。蓇葖卵状披针形，基部膨大，外果皮硬，无毛；种子卵圆形，顶端轮生的种毛白色绢质。花期5~9月，果期10月至翌年1月。

入药部位 全株入药。

功能主治 清热解毒，祛风止痛。用于风湿关节痛，痈疖肿毒，毒蛇咬伤。

材料来源 植物叶片采自广东省鼎湖山。

DNA提取及序列扩增 取干燥植物样本叶片约30 mg，按照标准流程进行DNA提取和序列扩增。

ITS2序列特征 9条匙羹藤ITS2序列比对后长度为242 bp，有2处变异位点，为第123位点和第162位点的T/C变异，序列的GC含量为70.66%~71.07%。主导单倍型序列如下：

ITS2序列二级结构

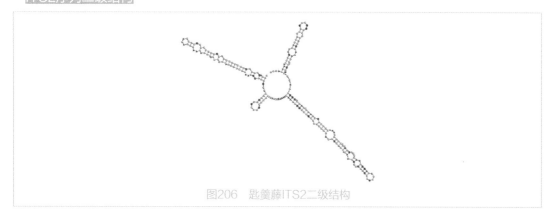

图206 匙羹藤ITS2二级结构

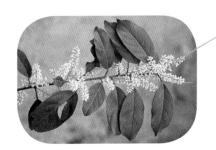

207 鼠刺

Itea chinensis Hook. et Arn.

本品隶属于虎耳草科Saxifragaceae鼠刺属Itea。
别名 老鼠刺。

植物形态 本品为灌木或小乔木，高4~10 m，稀更高；幼枝黄绿色，无毛；老枝棕褐色，具纵棱条。叶薄革质，倒卵形或卵状椭圆形，边缘上部具不明显圆齿状小锯齿，呈波状或近全缘。腋生总状花序，单生或稀2~3束生，直立；花多数，2~3个簇生，稀单生；苞片线状钻形；萼筒浅杯状，被疏柔毛，萼片三角状披针形，被微毛；花瓣白色，披针形；子房上位，被密长柔毛。蒴果长圆状披针形，具纵条纹。花期3~5月，果期5~12月。

入药部位 根、花入药。

功能主治 祛风除湿，滋补，止咳，解毒，消肿。用于身体虚弱，劳伤脱力，产后风痛，跌打损伤，腰痛白带。

材料来源 植物叶片采自广东省鼎湖山。

DNA提取及序列扩增 取干燥植物样本叶片约30 mg，按照标准流程进行DNA提取和序列扩增。

ITS2序列特征 4条鼠刺ITS2序列比对后长度为223 bp，有1处变异位点，为第204位点的A/G变异，序列的GC含量为56.95%。主导单倍型序列如下：

ITS2序列二级结构

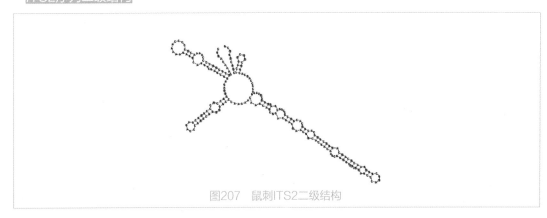

图207 鼠刺ITS2二级结构

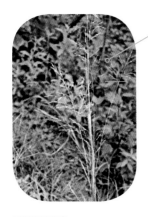

208 鼠妇草
Eragrostis atrovirens (Desf.) Trin. ex Steud.

本品隶属于禾本科Gramineae画眉草属Eragrostis。
别名 鱼串草。

植物形态 本品为多年生。根系粗壮。秆直立，疏丛生，高50~100 cm。叶鞘除基部外，均较节间短，光滑，鞘口有毛；叶片扁平或内卷，下面光滑，上面粗糙，近基部疏生长毛。圆锥花序开展；小穗窄矩形，深灰色或灰绿色，含8~20小花；颖具1脉，第一颖卵圆形；第二颖长卵圆形；第一外稃广卵形；内稃脊上有疏纤毛，与外稃同时脱落。颖果。夏秋抽穗。

入药部位 全草入药。

功能主治 清热利湿。治暑热病，小便短赤。

材料来源 植物叶片采自广东省龙洞。

DNA提取及序列扩增 取干燥植物样本叶片约30 mg，按照标准流程进行DNA提取和序列扩增。

ITS2序列特征 3条鼠妇草ITS2序列比对后长度为219 bp，没有变异位点，序列的GC含量为63.01%。主导单倍型序列如下：

ITS2序列二级结构

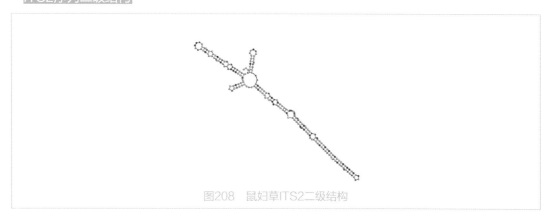

图208 鼠妇草ITS2二级结构

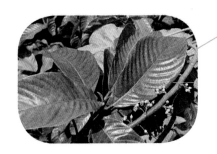

209 水东哥
Saurauia tristyla DC.

本品隶属于猕猴桃科Actinidiaceae水东哥属Saurauia。
别名 米花树、山枇杷。

植物形态 本品为灌木或小乔木，高3~6 m，稀达12 m；小枝无毛或被绒毛，被爪甲状鳞片或钻状刺毛。叶纸质或薄革质，倒卵状椭圆形、倒卵形、长卵形、稀阔椭圆形，叶缘具刺状锯齿。花序聚伞式，被毛和鳞片，苞片卵形，花柄基部具小苞片；小苞片披针形或卵形；花粉红色或白色，小；萼片阔卵形或椭圆形；花瓣卵形，顶部反卷；子房卵形或球形，无毛，花柱中部以下合生。果球形，白色，绿色或淡黄色。

入药部位 根、叶入药。

功能主治 清热解毒，止咳，止痛。用于风热咳嗽，风火牙痛。

材料来源 植物叶片采自广东省乐昌市及广州市龙洞及岭南中药园。

DNA提取及序列扩增 取干燥植物样本叶片约30 mg，按照标准流程进行DNA提取和序列扩增。

ITS2序列特征 4条水东哥ITS2序列比对后长度为226 bp，有1处变异位点，为第171位点的C/T变异，序列的GC含量为55.31%~55.75%。主导单倍型序列如下：

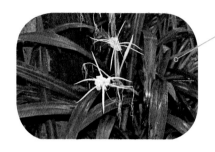

210 水鬼蕉

Hymenocallis littoralis (Jacq.) Salisb.

本品隶属于石蒜科Amaryllidaceae水鬼蕉属Hymenocallis。

植物形态 本品为叶10~12枚，剑形，深绿色，多脉，无柄。花茎扁平，高30~80 cm；佛焰苞状总苞片长5~8 cm，基部极阔；花茎顶端生花3~8朵，白色；花被管纤细，长短不等，花被裂片线形，通常短于花被管；杯状体（雄蕊杯）钟形或阔漏斗形，有齿；花柱约与雄蕊等长或更长。花期夏末秋初。

入药部位 叶入药。

功能主治 舒筋活血。用于风湿性关节痛，跌打肿痛，扭伤。

材料来源 植物叶片采自广东省广州华南植物园及岭南中药园。

DNA提取及序列扩增 取干燥植物样本叶片约30 mg，按照标准流程进行DNA提取和序列扩增。

ITS2序列特征 4条水鬼蕉ITS2序列比对后长度为237 bp，有1处变异位点，为第105位点的T/A变异，序列的GC含量为70.46%。主导单倍型序列如下：

ITS2序列二级结构

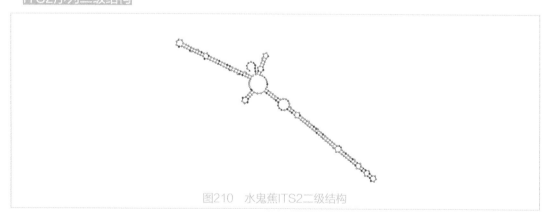

图210 水鬼蕉ITS2二级结构

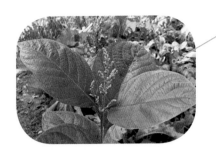

211 水锦树
Wendlandia uvariifolia Hance

本品隶属于茜草科Rubiaceae水锦树属Wendlandia。
别名 猪血木、饭汤木。

植物形态 本品为灌木或乔木，高2~15 m；小枝被锈色硬毛。叶纸质，宽椭圆形、长圆形、卵形或长圆状披针形，上面散生短硬毛，下面密被灰褐色柔毛；叶柄密被锈色短硬毛；托叶宿存，有硬毛。圆锥状的聚伞花序顶生，被灰褐色硬毛；小苞片线状披针形，被柔毛；花小，常数朵簇生；花萼密被灰白色长硬毛，萼裂片卵状三角形；花冠漏斗状，白色，喉部有白色硬毛；花药椭圆形。蒴果小，球形，被短柔毛。花期1~5月，果期4~10月。

入药部位 根、叶入药。

功能主治 祛风除湿，散瘀消肿，止血生肌。

根 用于风湿性关节炎，跌打损伤。

叶 外用治外伤出血，疮疡溃烂久不收口。

材料来源 植物叶片采自广东省鼎湖山。

DNA提取及序列扩增 取干燥植物样本叶片约30 mg，按照标准流程进行DNA提取和序列扩增。

ITS2序列特征 5条水锦树ITS2序列比对后长度为214 bp，有2处变异位点，为第21位点碱基A的插入和第59位点的A/G变异，序列的GC含量为68.37%~68.69%。主导单倍型序列如下：

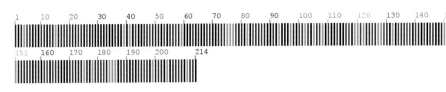

ITS2序列二级结构

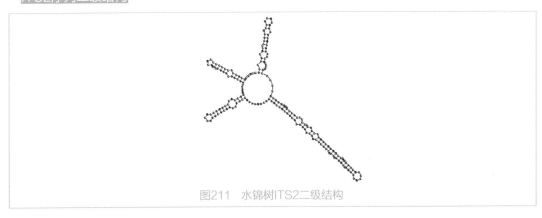

图211 水锦树ITS2二级结构

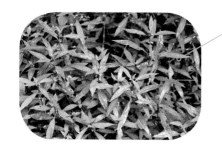

212 水蓑衣
Hygrophila salicifolia (Vahl) Nees

本品隶属于爵床科Acanthaceae水蓑衣属Hygrophila。
别名 窜心蛇、鱼骨草、九节花。

植物形态 本品为草本，高80 cm，茎4棱形，幼枝被白色长柔毛，不久脱落近无毛或无毛；叶近无柄，纸质，长椭圆形、披针形、线形。花簇生于叶腋，无梗，苞片披针形；花萼圆筒状，被短糙毛，5深裂至中部；花冠淡紫色或粉红色，被柔毛。蒴果干时淡褐色，无毛。花期秋季。

入药部位 全草入药。

功能主治 清热解毒，化瘀止痛。用于咽喉炎，乳腺炎，吐血，衄血，百日咳。外用治骨折，跌打损伤，毒蛇咬伤。

材料来源 植物叶片采自广东省乐昌市及广州岭南中药园。

DNA提取及序列扩增 取干燥植物样本叶片约30 mg，按照标准流程进行DNA提取和序列扩增。

ITS2序列特征 4条水蓑衣ITS2序列比对后长度为226 bp，没有变异位点，序列的GC含量为63.72%。主导单倍型序列如下：

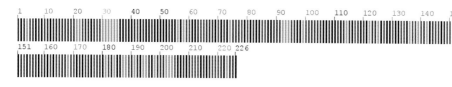

ITS2序列二级结构

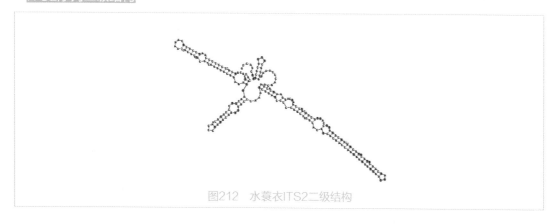

图212 水蓑衣ITS2二级结构

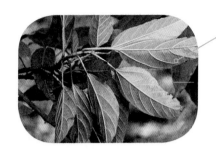

213 水同木
Ficus fistulosa Reinw. ex Bl.

本品隶属于桑科Moraceae榕属Ficus。
别名 哈氏榕。

植物形态 本品为常绿小乔木，树皮黑褐色，枝粗糙，叶互生，纸质，倒卵形至长圆形，先端具短尖，基部斜楔形或圆形，全缘或微波状，表面无毛，背面微被柔毛或黄色小突体；托叶卵状披针形。榕果簇生于老干发出的瘤状枝上，近球形，光滑，成熟橘红色，不开裂；雄花，少数，具短柄，花丝短；瘿花，具柄，花被片极短或不存在；雌花，生于另一植株榕果内，花被管状，围绕果柄下部。瘦果近斜方形，表面有小瘤体，花柱长，棒状。花期5~7月。

入药部位 根皮、叶入药。

功能主治 补气润肺，活血，渗湿利尿。用于五劳七伤，跌打，小便不利，湿热腹泻。

材料来源 植物叶片采自广东省乐昌市。

DNA提取及序列扩增 取干燥植物样本叶片约30 mg，按照标准流程进行DNA提取和序列扩增。

ITS2序列特征 6条水同木ITS2序列比对后长度为243 bp，没有变异位点，序列的GC含量为67.49%。主导单倍型序列如下：

ITS2序列二级结构

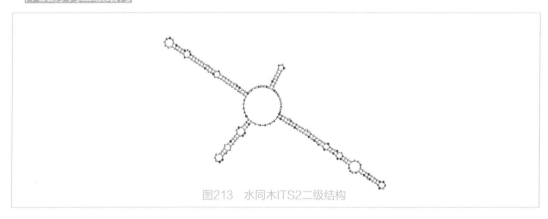

图213 水同木ITS2二级结构

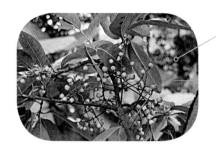

214 水翁

Syzygium nervosum DC.

本品隶属于桃金娘科Myrtaceae蒲桃属Syzygium。
别名　水榕、大蛇药。

植物形态　本品为乔木，高15 m；树皮灰褐色，颇厚，树干多分枝；嫩枝扁，有沟。叶片薄革质，长圆形至椭圆形。圆锥花序生于无叶的老枝上；花无梗，2~3朵簇生；花蕾卵形；萼管半球形。浆果阔卵圆形，成熟时紫黑色。花期5~6月。

入药部位　树皮、叶和花蕾入药。

功能主治　清暑解表，去湿消滞，消炎止痒。

花蕾　用于感冒发热，细菌性痢疾，急性胃肠炎，消化不良。

根　用于黄疸型肝炎。

树皮　外用治烧伤，麻风，皮肤瘙痒，脚癣。

叶　外用治急性乳腺炎。

材料来源　植物叶片采自广东省广州华南植物园、广东省鼎湖山。

DNA提取及序列扩增　取干燥植物样本叶片约30 mg，按照标准流程进行DNA提取和序列扩增。

ITS2序列特征　7条水翁ITS2序列比对后长度为212 bp，有4处变异位点，为第36位、第40位、第178位点的A/G变异和第54位点的T/C变异，序列的GC含量为57.08%~57.55%。主导单倍型序列如下：

ITS2序列二级结构

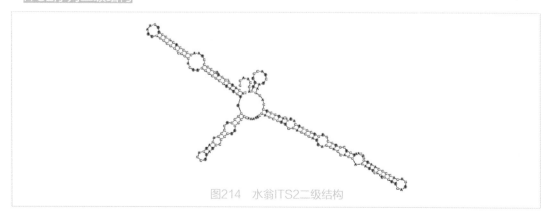

图214　水翁ITS2二级结构

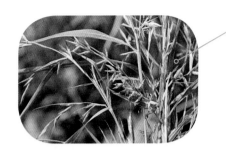

215 水蔗草

Apluda mutica L.

本品隶属于禾本科Gramineae水蔗草属 Apluda。
别名 假雀麦。

植物形态 本品为多年生草本；具坚硬的根头及根茎，须根粗壮。秆高50~300 cm，质硬，基部常斜卧并生不定根；节间上段常有白粉。叶舌膜质，上缘微齿裂；叶片扁平；先端长渐尖，基部渐狭成柄状。圆锥花序由总状花序组成；小穗坚韧而不脱落。退化有柄小穗仅存外颖，宿存；正常有柄小穗含花2朵，第一颖长卵形，绿色，纸质至薄革质；第一朵雄性，内稃稍短；第二朵内稃卵形。无柄小穗两性，第一颖长卵形，绿色；第二颖舟形，质薄而透明；第一朵雄性长卵形；第二朵外稃舟形；芒柱褐黄色；花柱基部近合生。颖果成熟时蜡黄色，卵形。花果期夏秋季。

入药部位 全草入药。

功能主治 有去腐生肌的功效，用于蛇伤，脚部糜烂。

材料来源 植物叶片采自广东省广州华南植物园。

DNA提取及序列扩增 取干燥植物样本叶片约30 mg，按照标准流程进行DNA提取和序列扩增。

ITS2序列特征 4条水蔗草ITS2序列比对后长度为218 bp，有2处变异位点，为第141位点和第39位点的A/G变异，序列的GC含量为72.02%~72.94%。主导单倍型序列如下：

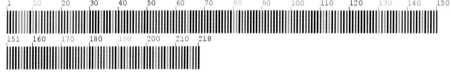

ITS2序列二级结构

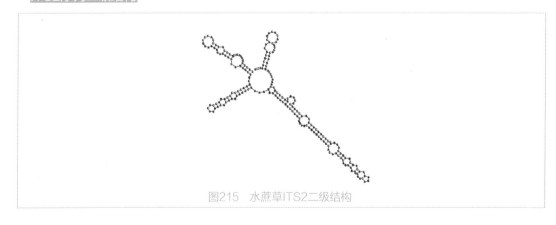

图215 水蔗草ITS2二级结构

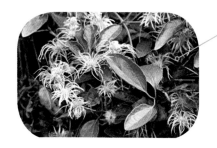

216 丝铁线莲
Clematis loureiriana DC.

本品隶属于毛茛科Ranunculaceae铁线莲属Clematis。
别名　蛇眼药。

植物形态　本品为木质藤本。茎圆柱形，光滑无毛，有纵沟。3出复叶；小叶片纸质或薄革质，卵圆形。腋生圆锥花序或总状花序，常7~12朵花，稀更多或较少；花梗基部具线状披针形的苞片；萼片4，白色，窄卵形或卵状披针形。瘦果狭卵形，棕色。花期11~12月，果期1~2月。

入药部位　茎叶入药。

功能主治　镇静，镇痛，降压。用于红眼病，头痛，高血压，本品对改善高血压所引起的症状，如头痛、头昏、脑胀、四肢麻木、失眠等都有较好疗效。同时初步观察到对冠心病患者和脑血管意外引起的偏瘫患者均有主治疗作用。

材料来源　植物叶片采自广东省鼎湖及岭南中药园。

DNA提取及序列扩增　取干燥植物样本叶片约30 mg，按照标准流程进行DNA提取和序列扩增。

ITS2序列特征　5条丝铁线莲ITS2序列比对后长度为220 bp，没有变异位点，序列的GC含量为68.18%。主导单倍型序列如下：

ITS2序列二级结构

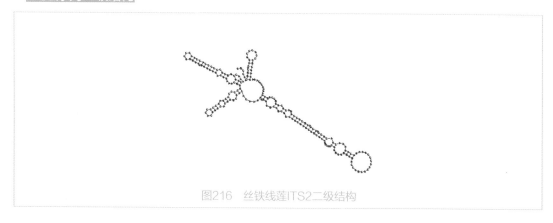

图216　丝铁线莲ITS2二级结构

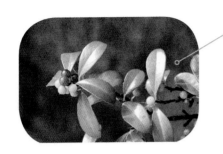

217 酸藤子

Embelia laeta (L.) Mez

本品隶属于紫金牛科Myrsinaceae酸藤子属Embelia。
别名 酸果藤、酸藤果、山盐酸鸡、酸醋藤、信筒子、入地龙。

植物形态 本品为攀援灌木或藤本，稀小灌木，长1~3 m；幼枝无毛，老枝具皮孔。叶片坚纸质，倒卵形或长圆状倒卵形，顶端圆形、钝或微凹，基部楔形，叶面中脉微凹，背面常被薄白粉。总状花序；花4数，花萼基部连合，萼片卵形或三角形，具腺点；花瓣分离，里面密被乳头状突起，具腺点；雄蕊在雌花中退化，基部与花瓣合生；雌蕊在雄花中退化。果球形，腺点不明显。花期12月至翌年3月，果期4~6月。

入药部位 根、叶、果入药。

功能主治 根、叶 祛瘀止痛，消炎止泻；用于痢疾，肠炎，消化不良，咽喉肿痛，跌打损伤；叶外用治跌打损伤，皮肤瘙痒。

果 强壮，补血；用于闭经，贫血，胃酸缺乏。

材料来源 植物叶片采自广东省乐昌市、广州市龙洞及岭南中药园。

DNA提取及序列扩增 取干燥植物样本叶片约30 mg，按照标准流程进行DNA提取和序列扩增。

ITS2序列特征 5条酸藤子ITS2序列比对后长度为219 bp，没有变异位点，序列的GC含量为60.73%。主导单倍型序列如下：

ITS2序列二级结构

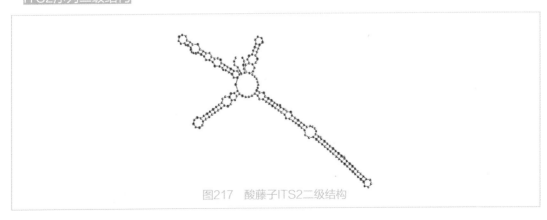

图217 酸藤子ITS2二级结构

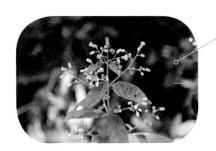

218 台北艾纳香
Blumea formosana Kitam.

本品隶属于菊科Compositae艾纳香属Blumea。

植物形态 本品为草本，有时肉质。茎直立，高40~80 cm，圆柱形，有明显条棱，被白长柔毛，基部常脱毛。基部叶花期凋落，有时宿存；中部叶纸质或薄纸质，有密腺体；上部叶长圆形或长圆状披针形；最上部叶苞片状。头状花序排列成顶生圆锥花序。花黄色，雌花多数，花冠细管状，檐部3齿裂；两性花少数，花冠管状，檐部5浅裂，裂片卵状三角形，有密腺点。瘦果圆柱形，有10条棱，被白色腺状粗毛。花期8~11月。

入药部位 全草入药。

功能主治 清热解毒，利尿消肿。用于肺热咳嗽，湿热痢疾，腹痛，腹泻，痈疽疮疡，热淋等证。

材料来源 植物叶片采自广东省乐昌市。

DNA提取及序列扩增 取干燥植物样本叶片约30 mg，按照标准流程进行DNA提取和序列扩增。

ITS2序列特征 3条台北艾纳香ITS2序列比对后长度为230 bp，有1处变异位点，为第152位点的A/G变异，序列的GC含量为50.43%~50.87%。主导单倍型序列如下：

ITS2序列二级结构

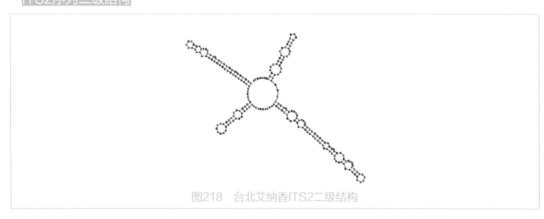

图218 台北艾纳香ITS2二级结构

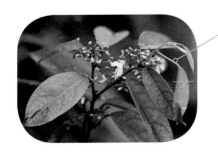

219 藤槐
Bowringia callicarpa

本品隶属于豆科Leguminosae藤槐属
Bowringia。
别名 包令豆。

植物形态 本品为攀援灌木。单叶，近革质，长圆形或卵状长圆形；叶柄两端稍膨大；托叶小，卵状三角形。总状花序或排列成伞房状，花疏生；苞片小，早落；花萼杯状；花冠白色；旗瓣近圆形或长圆形，翼瓣较旗瓣稍长，镰状长圆形，龙骨瓣最短，长圆形；雄蕊10，分离，花药长卵形，基部着生。荚果卵形或卵球形，先端具喙，沿缝线开裂，表面具明显凸起的网纹，具种子1~2粒；种子椭圆形，稍扁，深褐色至黑色。花期4~6月，果期7~9月。

入药部位 根、叶入药。

功能主治 清热、凉血。用于血热所致的吐血，衄血。

材料来源 植物叶片采自广东省鼎湖。

DNA提取及序列扩增 取干燥植物样本叶片约30 mg，按照标准流程进行DNA提取和序列扩增。

ITS2序列特征 3条藤槐ITS2序列比对后长度为220 bp，没有变异位点，序列的GC含量为61.36%。主导单倍型序列如下：

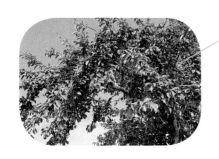

220 铁冬青
Ilex rotunda Thunb.

本品隶属于冬青科Aquifoliaceae冬青属Ilex。

别名　救必应、熊胆木、白银香、白银树皮、九层皮、白兰香。

植物形态　本品为常绿灌木或乔木，高可达20 m，胸径达1 m。叶痕倒卵形或三角形，稍隆起；顶芽圆锥形。叶片薄革质或纸质，卵形、倒卵形或椭圆形，全缘；托叶钻状线形，早落。聚伞花序或伞状花序单生于当年生枝的叶腋内。雄花序：花白色，4基数；花冠辐状，花瓣长圆形，基部稍合生；花药卵状椭圆形，纵裂。雌花序：具3~7花。花白色，5（7）基数；花冠辐状，花瓣倒卵状长圆形，基部稍合生。果近球形或稀椭圆形；分核5~7，椭圆形，背面具3纵棱及2沟，稀2棱单沟。花期4月，果期8~12月。

入药部位　树皮、根和叶入药。

功能主治　清热解毒，消肿止痛。用于感冒，扁桃体炎，咽喉肿痛，急性胃肠炎，风湿骨痛。外用治跌打损伤，痈疖疮疡，外伤出血，烧、烫伤。

材料来源　植物叶片采自广东省广州市华南植物园及岭南中药园。

DNA提取及序列扩增　取干燥植物样本叶片约30 mg，按照标准流程进行DNA提取和序列扩增。

ITS2序列特征　5条铁冬青ITS2序列比对后长度为246 bp，没有变异位点，序列的GC含量为65.85%。主导单倍型序列如下：

ITS2序列二级结构

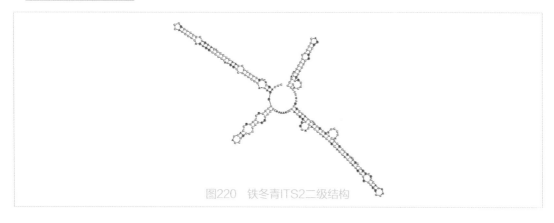

图220　铁冬青ITS2二级结构

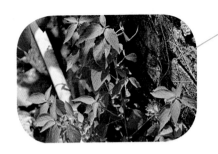

221 铁苋菜

Acalypha australis L.

本品隶属于大戟科Euphorbiaceae铁苋菜属Acalypha。

别名 海蚌含珠。

植物形态 本品为一年生草本，高0.2~0.5 m。叶膜质，长卵形、近菱状卵形或阔披针形。雌雄花同序，花序腋生。蒴果具3个分果爿。种子近卵状。花果期4~12月。

入药部位 全草入药。

功能主治 清热解毒，消积，止痢，止血。用于肠炎，细菌性痢疾，阿米巴痢疾，小儿疳积，肝炎，疟疾，吐血，衄血，尿血，便血，子宫出血。外用治痈疖疮疡，外伤出血，湿疹，皮炎，毒蛇咬伤。

材料来源 植物叶片采自广东省乐昌市。

DNA提取及序列扩增 取干燥植物样本叶片约30 mg，按照标准流程进行DNA提取和序列扩增。

ITS2序列特征 3条铁苋菜ITS2序列比对后长度为196 bp，没有变异位点，序列的GC含量为55.10%。主导单倍型序列如下：

ITS2序列二级结构

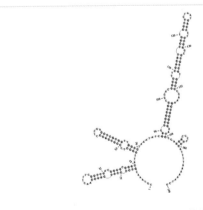

图221 铁苋菜ITS2二级结构

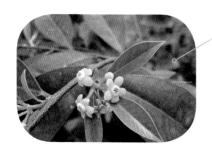

222 土沉香
Aquilaria sinensis (Lour.) Spreng.

本品隶属于瑞香科Thymelaeaceae沉香属Aquilaria。
别名 沉香、白木香、女儿香。

植物形态 本品为乔木，高5~15 m，树皮暗灰色，几乎平滑，纤维坚韧；小枝圆柱形，具皱纹。叶革质，圆形、椭圆形至长圆形，有时近倒卵形。花芳香，黄绿色，多朵，组成伞形花序；萼筒浅钟状，5裂，裂片卵形；花瓣10，鳞片状，密被毛；雄蕊10，排成1轮，花药长圆形；子房卵形，2室，每室1胚珠，花柱极短或无，柱头头状。蒴果卵球形，2瓣裂，2室，每室具有1颗种子，种子褐色，卵球形，基部具有附属体。花期春夏，果期夏秋。

入药部位 木质心材入药。

功能主治 降气，调中，暖肾，止痛。用于胸腹胀痛，呕吐呃逆，气逆喘促。

材料来源 植物叶片采自广东省广州市华南植物园及岭南中药园。

DNA提取及序列扩增 取干燥植物样本叶片约30 mg，按照标准流程进行DNA提取和序列扩增。

ITS2序列特征 7条土沉香ITS2序列比对后长度为230 bp，没有变异位点，序列的GC含量为57.83%。主导单倍型序列如下：

ITS2序列二级结构

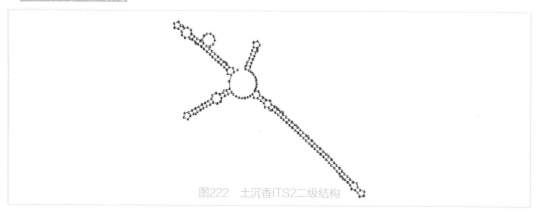

图222 土沉香ITS2二级结构

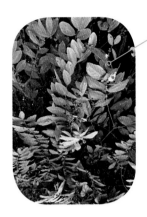

223 土蜜树
Bridelia tomentosa Bl.

本品隶属于大戟科Euphorbiaceae土蜜树属Bridelia。
别名　逼迫子。

植物形态　本品为直立灌木或小乔木，通常高为2~5 m；树皮深灰色；枝条细长；幼枝、叶背、叶柄、托叶和雌花的萼片外面被柔毛。叶片纸质，长圆形、长椭圆形或倒卵状长圆形，基部宽楔形至近圆，叶面粗涩，叶背浅绿色；侧脉在叶背凸起；托叶线状披针形。花雌雄同株或异株，簇生于叶腋；雄花：花梗极短；萼片三角形；花瓣倒卵形，膜质；花丝下部与退化雌蕊贴生；退化雌蕊倒圆锥形；雌花：几乎无花梗；花瓣倒卵形或匙形；花盘坛状；子房卵圆形，花柱2深裂。核果近圆球形；种子褐红色，长卵形，腹面压扁状。花果期几乎全年。

入药部位　树皮、根、叶入药。

功能主治　清热解毒，安神调经。用于神经衰弱，月经不调；狂犬咬伤；治疗疮肿毒。

材料来源　植物叶片采自广东省广州龙洞及岭南中药园。

DNA提取及序列扩增　取干燥植物样本叶片约30 mg，按照标准流程进行DNA提取和序列扩增。

ITS2序列特征　4条土蜜树ITS2序列比对后长度为206 bp，没有变异位点，序列的GC含量为75.73%。主导单倍型序列如下：

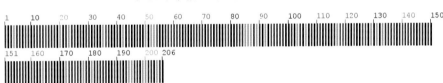

ITS2序列二级结构

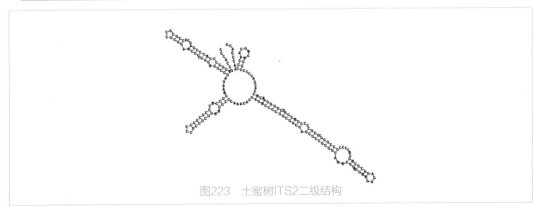

图223　土蜜树ITS2二级结构

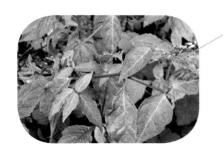

224 土牛膝
Achyranthes aspera L.

本品隶属于苋科Amaranthaceae牛膝属
Achyranthes。
别名 倒叶草、倒刺草、倒钩草。

植物形态 本品为多年生草本，高20~120 cm；根细长，土黄色；茎四棱形，有柔毛，节部稍
膨大，分枝对生。叶片纸质，宽卵状倒卵形或椭圆状矩圆形，全缘或波状缘。穗
状花序顶生，直立；总花梗具棱角；花疏生；苞片披针形，小苞片刺状，坚硬，
光亮，基部两侧各有1个薄膜质翅，全缘；花被片披针形，花后变硬且锐尖；退化
雄蕊顶端截状或细圆齿状，有具分枝流苏状长缘毛。胞果卵形。种子卵形，棕色。
花期6~8月，果期10月。

入药部位 全草入药。

功能主治 通经利尿，清热解毒。用于感冒发热，扁桃体炎，白喉，流行性腮腺炎，疟疾，
风湿性关节炎，泌尿系统结石，肾炎水肿。

材料来源 植物叶片采自广州岭南中药园。

DNA提取及序列扩增 取干燥植物样本叶片约30 mg，按照标准流程进行DNA提取和序列扩增。

ITS2序列特征 5条土牛膝ITS2序列比对后长度为199 bp，没有变异位点，序列的GC含量为
56.28%。主导单倍型序列如下：

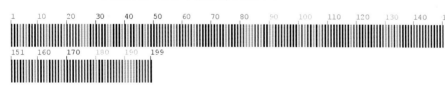

ITS2序列二级结构

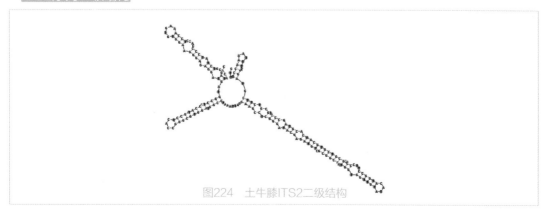

图224 土牛膝ITS2二级结构

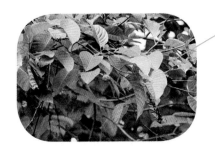

225 团花
Neolamarckia cadamba (Roxb.) Bosser

本品为隶属于茜草科Rubiaceae团花属
Neolamarckia。
别名　黄梁木。

植物形态　本品为落叶大乔木，高达30 m；树干通直，基部略有板状根；树皮薄，灰褐色，老时有裂隙且粗糙。叶对生，薄革质，椭圆形或长圆状椭圆形；托叶披针形，脱落。头状花序单个顶生；花萼管无毛，萼裂片长圆形，被毛；花冠黄白色，漏斗状，无毛，花冠裂片披针形。果序成熟时黄绿色；种子近三棱形，无翅。花、果期6~11月。

入药部位　树皮、叶入药。

功能主治　树皮　为退热药。

叶　可作含漱剂。

材料来源　植物叶片采自广东省乐昌市。

DNA提取及序列扩增　取干燥植物样本叶片约30 mg，按照标准流程进行DNA提取和序列扩增。

ITS2序列特征　5条团花ITS2序列比对后长度为220 bp，有1处变异位点，为第45位点的C/T变异，序列的GC含量为63.18%~63.64%。主导单倍型序列如下：

ITS2序列二级结构

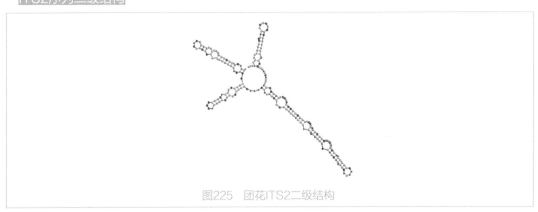

图225　团花ITS2二级结构

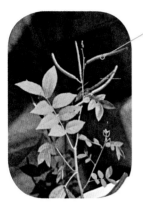

226 望江南
Senna occidentalis (L.) Link

本品隶属于豆科Leguminosae番泻决明属Senna。
别名　野扁豆。

植物形态　本品为直立、少分枝的亚灌木或灌木，无毛，高0.8~1.5 m；枝带草质，有棱；根黑色。小叶4~5对，膜质，卵形至卵状披针形。花数朵组成伞房状总花序，腋生和顶生。花长约2 cm；花瓣黄色。荚果带状镰形，褐色。种子30~40颗，种子间有薄隔膜。花期4~8月，果期6~10月。

入药部位　全株入药。

功能主治　种子　清肝明目，健胃润肠；用于高血压头痛，目赤肿痛，口腔糜烂，习惯性便秘，痢疾腹痛，慢性肠炎。

茎、叶　解毒；外用治蛇、虫咬伤。

材料来源　植物叶片采自广东省广州市华南植物园及岭南中药园。

DNA提取及序列扩增　取干燥植物样本叶片约30 mg，按照标准流程进行DNA提取和序列扩增。

ITS2序列特征　5条望江南ITS2序列比对后长度为233 bp，没有变异位点，序列的GC含量为65.24%。主导单倍型序列如下：

ITS2序列二级结构

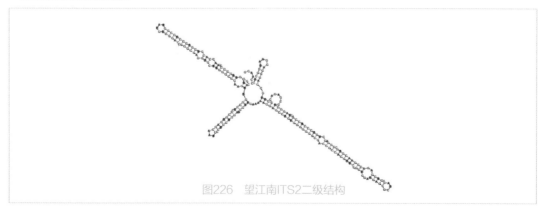

图226　望江南ITS2二级结构

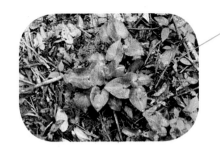

227 尾花细辛
Asarum caudigerum Hance

本品隶属于马兜铃科Aristolochiaceae细辛属Asarum。
别名 圆叶细辛、土细辛。

植物形态 本品为多年生草本，全株被散生柔毛；根状茎粗壮，有多条纤维根。叶片阔卵形、三角状卵形或卵状心形，基部耳状或心形，脉两旁偶有白色云斑，疏被长柔毛，叶背浅绿色，稀稍带红色，被密毛。花被绿色，被紫红色圆点状短毛丛；雄蕊比花柱长，花丝比花药长，药隔伸出，锥尖或舌状；子房下位，具6棱，花柱合生，顶端6裂，柱头顶生。果近球状，具宿存花被。花期4~5月，云南、广西可晚至11月。

入药部位 全草入药。

功能主治 活血通经，祛风止咳，清热解毒。用于麻疹，跌打损伤，丹毒，毒蛇咬伤，风寒感冒，痰多咳喘，头痛，牙痛，口舌生疮。

材料来源 植物叶片采自广东省乐昌市。

DNA提取及序列扩增 取干燥植物样本叶片约30 mg，按照标准流程进行DNA提取和序列扩增。

ITS2序列特征 5条尾花细辛ITS2序列比对后长度为233 bp，有1处变异位点，为第171位点的T/C变异，序列的GC含量为49.79%~50.21%。主导单倍型序列如下：

ITS2序列二级结构

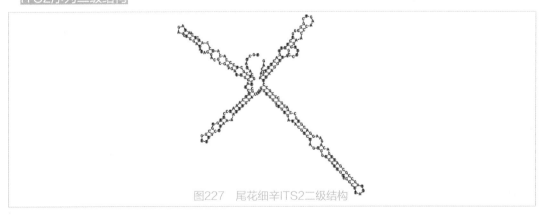

图227 尾花细辛ITS2二级结构

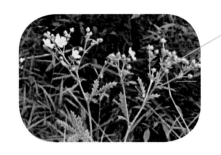

228 委陵菜
Potentilla chinensis Ser.

本品隶属于蔷薇科Rosaceae委陵菜属
Potentilla。

植物形态 本品为多年生草本。根粗壮，圆柱形，稍木质化。花茎直立或上升，高20~70 cm，
被稀疏短柔毛及白色绢状长柔毛。基生叶为羽状复叶，有小叶5~15对，小叶片对
生或互生，边缘羽状中裂，向下反卷。伞房状聚伞花序，花瓣黄色，宽倒卵形。
瘦果卵球形，深褐色，有明显皱纹。花果期4~10月。

入药部位 全草入药。

功能主治 凉血止痢，清热解毒。用于赤痢腹痛，久痢不止，痔疮出血，疮痈肿毒。

材料来源 植物叶片及药材来自广州市岭南中药饮片有限公司。

DNA提取及序列扩增 取干燥植物样本叶片约30 mg，按照标准流程进行DNA提取和序列扩增。

ITS2序列特征 20条委陵菜ITS2序列比对后长度为210 bp，有多处变异位点，序列的GC含量
为%。主导单倍型序列如下：

ITS2序列二级结构

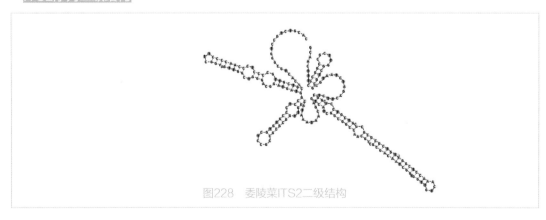

图228 委陵菜ITS2二级结构

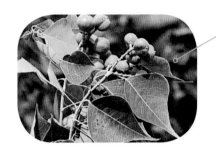

229 乌桕
Sapium sebiferum(L.) Roxb.

本品隶属于大戟科Euphorbiaceae乌桕属Sapium。
别名　白乌桕。

植物形态　本品为乔木，高可达15 m左右，各部均无毛而具乳状汁液；树皮暗灰色，有纵裂纹；枝扩展，具皮孔。叶互生，纸质，叶片菱形、菱状卵形或稀有菱状倒卵形，全缘。花单性，雌雄同株，聚集成顶生的总状花序，雌花通常生于花序轴最下部或罕有在雌花下部亦有少数雄花着生，雄花生于花序轴上部或有时整个花序全为雄花。蒴果梨状球形，成熟时黑色。具3颗种子，分果爿脱落后而中轴宿存；种子扁球形，黑色，外被白色、蜡质的假种皮。花期4~8月。

入药部位　根皮、树皮、叶入药。

功能主治　利尿，解毒，杀虫，通便。用于血吸虫病，肝硬化腹水，大小便不利，毒蛇咬伤。外用治疗疮，鸡眼，乳腺炎，跌打损伤，湿疹，皮炎。

材料来源　植物叶片采自广东省广州龙洞岭南中药园、华南植物园。

DNA提取及序列扩增　取干燥植物样本叶片约30 mg，按照标准流程进行DNA提取和序列扩增。

ITS2序列特征　5条乌桕ITS2序列比对后长度为221 bp，没有变异位点，序列的GC含量为61.54%。主导单倍型序列如下：

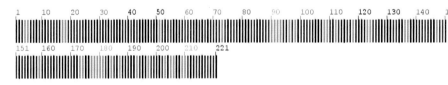

ITS2序列二级结构

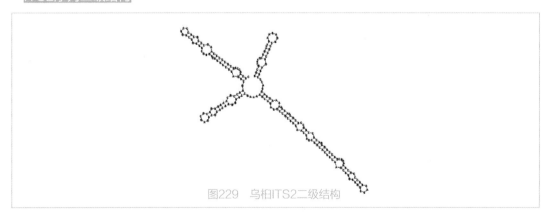

图229　乌桕ITS2二级结构

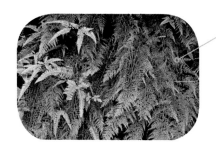

230 乌蕨

Odontosoria chinensis (Linnaeus) J. Smith Bot. Voy. Herald

本品隶属于陵齿蕨科Lindsaeaceae乌蕨属Odontosoria。

别名 乌韭、大金花草、金花草。

植物形态 本品为植株高达65 cm。根状茎短而横走，粗壮，密被赤褐色的钻状鳞片。叶近生，禾杆色至褐禾杆色，有光泽，上面有沟；叶片披针形，先端渐尖，四回羽状；羽片互生，密接，有短柄，斜展，卵状披针形，先端渐尖，基部楔形，下部三回羽状；一回小羽片有短柄，近菱形，先端钝；二回（或末回）羽片小，倒披针形，先端截形，有齿，下延。叶脉下面明显。叶坚草质，干后棕褐色。孢子囊群边缘着生；囊群盖灰棕色，革质。

入药部位 全草入药。

功能主治 清热解毒，利湿。用于感冒发热，咳嗽，扁桃体炎，腮腺炎，肠炎，痢疾，肝炎，食物中毒，农药中毒。外用治烧、烫伤，皮肤湿疹。

材料来源 植物叶片采自广东省乐昌市。

DNA提取及序列扩增 取干燥植物样本叶片约30 mg，按照标准流程进行DNA提取和序列扩增。

ITS2序列特征 3条乌蕨ITS2序列比对后长度为348 bp，有3处变异位点，为第124位点的T/C变异，第135位点的C/G变异，第316位点的T/C变异，序列的GC含量为74.43%~75.00%。主导单倍型序列如下：

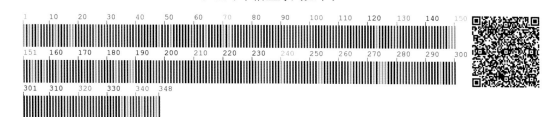

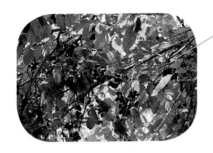

231 乌墨

Syzygium cumini (L.) Skeels

本品隶属于桃金娘科Myrtaceae蒲桃属
Syzygium。
别名　海南蒲桃。

植物形态　本品为乔木，高15 m；嫩枝圆形，干后灰白色。叶片革质，阔椭圆形至狭椭圆形，先端圆或钝，有一个短尖头，基部阔楔形，上面干后褐绿色或为黑褐色，下面稍浅色，两面多细小腺点，侧脉多而密，缓斜向边缘。圆锥花序腋生或生于花枝上，偶有顶生；花白色，簇生；萼管倒圆锥形；花瓣4，卵形略圆。果实卵圆形或壶形，上有宿存萼筒；种子1颗。花期2~3月。

入药部位　果实、茎皮、叶入药。

功能主治　润肺定喘。用于肺结核，哮喘。

材料来源　植物叶片采自广东省乐昌市。

DNA提取及序列扩增　取干燥植物样本叶片约30 mg，按照标准流程进行DNA提取和序列扩增。

ITS2序列特征　5条乌墨ITS2序列比对后长度为211 bp，有2处变异位点，为第60位点的G/A变异和第155位点的A/G变异，序列的GC含量为56.40%~56.87%。主导单倍型序列如下：

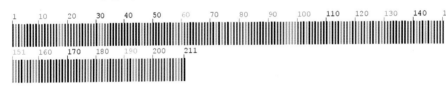

ITS2序列二级结构

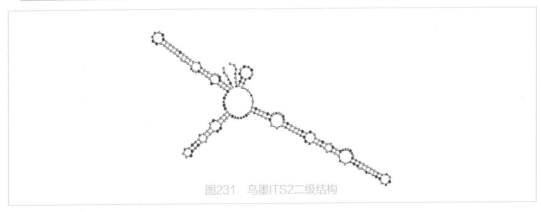

图231　乌墨ITS2二级结构

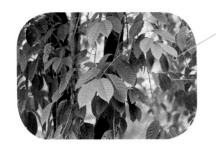

232 乌檀

Nauclea officinalis (Pierre ex Pitard) Merr. et Chun

本品隶属于茜草科Rubiaceae乌檀属Nauclea。

别名　胆木、山熊胆、熊胆树、树黄柏。

植物形态　本品为乔木，高4~12 m；小枝纤细，光滑；顶芽倒卵形。叶纸质，椭圆形，稀倒卵形，干时上面深褐色，下面浅褐色；托叶早落，倒卵形，顶端圆。头状花序单个顶生；中部以下的苞片早落。果序中的小果融合，成熟时黄褐色，表面粗糙；种子，椭圆形，一面平坦，一面拱凸，种皮黑色有光泽，有小窝孔。花期夏季。

入药部位　树枝条、树干、树皮入药。

功能主治　清热解毒，消肿止痛。用于感冒发热，急性扁桃体炎，咽喉炎，支气管炎，肺炎，泌尿系统感染，肠炎，胆囊炎。外用治乳腺炎，痈疖脓肿。

材料来源　植物叶片采自广东省鼎湖。

DNA提取及序列扩增　取干燥植物样本叶片约30 mg，按照标准流程进行DNA提取和序列扩增。

ITS2序列特征　5条乌檀ITS2序列比对后长度为221 bp，有2处变异位点，为第202位点的C/A变异和第211位点的C/T变异，序列的GC含量为65.16%~66.06%。主导单倍型序列如下：

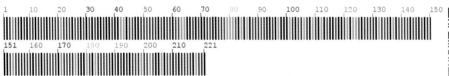

ITS2序列二级结构

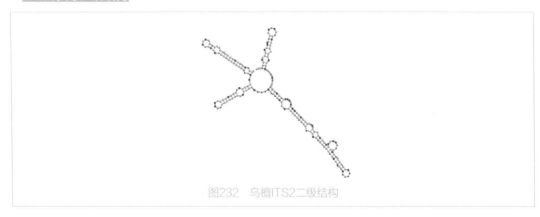

图232　乌檀ITS2二级结构

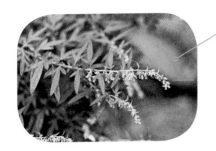

233 五月艾
Artemisia indica Willd.

本品隶属于菊科Compositae蒿属Artemisia。
别名 小野艾、大艾。

植物形态 本品为半灌木状草本，植株具浓烈的香气。主根明显，侧根多；根状茎稍粗短，常有短匍茎。茎单生或少数，高80~150 cm。叶羽状深裂或全裂。头状花序在分枝上排成总状花序或复总状花序，在茎上再组成圆锥花序；总苞片3~4层；花序托小，凸起；雌花花冠狭管状，檐部紫红色；两性花花冠管状，檐部紫色。瘦果长圆形或倒卵形。花果期8~10月。

入药部位 植株地上部分入药。

功能主治 祛风消肿，止痛止痒，调经止血。用于偏头痛，崩漏下血，风湿痹痛，疟疾，肿痛，功能性子宫出血，先兆流产，痛经，月经不调；外用治湿疹，皮肤瘙痒。

材料来源 植物叶片采自广东省乐昌市、广州市岭南中药园及龙洞。

DNA提取及序列扩增 取干燥植物样本叶片约30 mg，按照标准流程进行DNA提取和序列扩增。

ITS2序列特征 4条五月艾ITS2序列比对后长度为225 bp，没有变异位点，序列的GC含量为56.44%。主导单倍型序列如下：

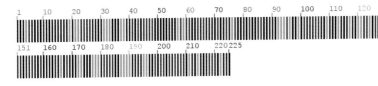

ITS2序列二级结构

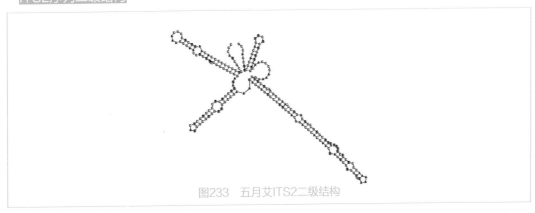

图233 五月艾ITS2二级结构

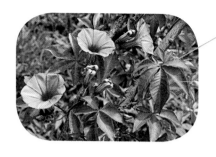

234 五爪金龙
Ipomoea cairica (L.) Sweet

本品隶属于旋花科Convolvulaceae番薯属Ipomoea。
别名 五叶藤、五叶薯。

植物形态 本品为多年生缠绕草本，全体无毛，老时根上具块根。茎细长，有细棱，有时有小疣状突起。叶掌状5深裂或全裂，裂片卵状披针形、卵形或椭圆形，全缘或不规则微波状，基部1对裂片通常再2裂。聚伞花序腋生，具1~3朵，或偶有3朵以上；花冠紫红色、紫色或淡红色、偶有白色，漏斗状。蒴果近球形，2室，4瓣裂。种子黑色，边缘被褐色柔毛。

入药部位 叶、块根入药。

功能主治 清热解毒，止咳，通淋利水。用于骨蒸劳热，咳嗽咯血，淋病水肿，小便不利，痈肿疮疖。

材料来源 植物叶片采自广东省乐昌市、广州市岭南中药园。

DNA提取及序列扩增 取干燥植物样本叶片约30 mg，按照标准流程进行DNA提取和序列扩增。

ITS2序列特征 5条五爪金龙ITS2序列比对后长度为222 bp，没有变异位点，序列的GC含量为70.72%。主导单倍型序列如下：

ITS2序列二级结构

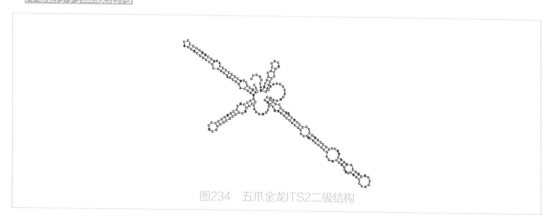

图234 五爪金龙ITS2二级结构

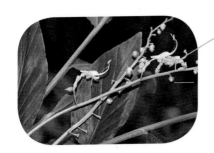

235 舞花姜
Globba racemosa Smith

本品隶属于姜科Zingiberaceae舞花姜属Globba。
别名 包谷姜、加罗姜。

植物形态 本品为株高0.6~1 m；茎基膨大。叶片长圆形或卵状披针形，顶端尾尖，基部急尖，脉上疏被柔毛或无毛，无柄或短柄；叶舌及叶鞘口具缘毛。圆锥花序顶生，苞片早落；花黄色，具橙色腺点；花萼管漏斗形，顶端3齿；侧生退化雄蕊披针形，与花冠裂片等长；唇瓣倒楔形，顶端2裂，反折，生于花丝基部稍上处，两侧无翅状附属体。蒴果椭圆形，无疣状凸起。花期6~9月。

入药部位 地下茎入药。

功能主治 健胃消食。用于胃脘痛，食欲不振，消化不良。

材料来源 植物叶片采自广东省乐昌市。

DNA提取及序列扩增 取干燥植物样本叶片约30 mg，按照标准流程进行DNA提取和序列扩增。

ITS2序列特征 6条舞花姜ITS2序列比对后长度为230 bp，有2处变异位点，为第39位点的T/A变异，第206位点的T/G变异，序列的GC含量为59.13%~59.57%。主导单倍型序列如下：

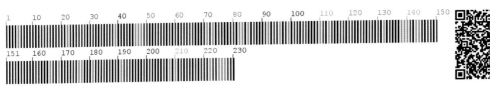

ITS2序列二级结构

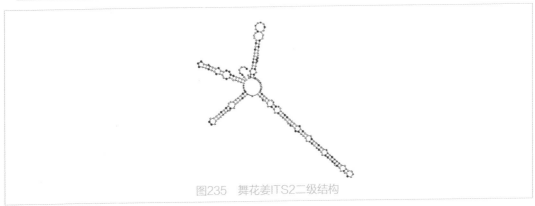

图235 舞花姜ITS2二级结构

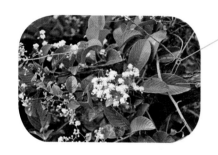

236 锡叶藤
Tetracera sarmentosa (Linn.) Vahl.

本品隶属于五桠果科Dilleniaceae锡叶藤属Tetracera。

别名　涩叶藤、红藤头。

植物形态　本品为常绿木质藤本，长达20 m或更长，多分枝，枝条粗糙。叶革质，极粗糙，矩圆形，先端钝或圆，基部阔楔形或近圆形，常不等，全缘或上半部有小钝齿。圆锥花序顶生或生于侧枝顶，"之"字形屈曲；苞片线状披针形；萼片离生，广卵形；花瓣白色，卵圆形；雄蕊多数，花丝线形，干后黑色，干后灰色。果实成熟时黄红色，干后果皮薄革质，稍发亮，有残存花柱；种子1颗，黑色，基部有黄色流苏状的假种皮。花期4~5月。

入药部位　叶、根、藤入药。

功能主治　收敛止泻，消肿止痛。用于腹泻，便血，肝脾肿大，子宫脱垂，白带，风湿性关节痛。

材料来源　植物叶片采自广东省乐昌市及广州市龙洞。

DNA提取及序列扩增　取干燥植物样本叶片约30 mg，按照标准流程进行DNA提取和序列扩增。

ITS2序列特征　6条锡叶藤ITS2序列比对后长度为219 bp，有1处变异位点，为第30位点的A/G变异，序列的GC含量为56.16%~56.62%。主导单倍型序列如下：

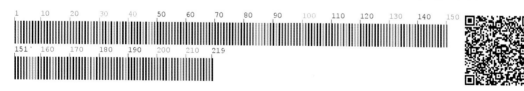

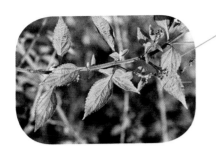

237 溪黄草

Rabdosia serra (Maxim.) Hara

本品隶属于唇形科Labiatae香茶菜属 Rabdosia。

植物形态	本品为多年生草本；根茎肥大，粗壮，有时呈疙瘩状，向下密生纤细的须根。茎直立，高达1.5（2）m，钝四棱形，具四浅槽，有细条纹，带紫色。茎叶对生，卵圆形或卵圆状披针形或披针形，边缘具粗大内弯的锯齿，草质，散布淡黄色腺点。圆锥花序生于茎及分枝顶上；苞叶在下部者叶状。花萼钟形，结果时花萼增大，呈阔钟形。花冠紫色。雄蕊4，内藏。花柱丝状。花盘环状。成熟小坚果阔卵圆形，具腺点及白色髯毛。花、果期8~9月。
入药部位	全草入药。
功能主治	清热利湿，凉血散瘀。用于急性黄疸型肝炎，急性胆囊炎，肠炎，痢疾，跌打肿痛。
材料来源	植物叶片采自广州市龙洞，药材样本购自康美药业。
DNA提取及序列扩增	取干燥植物样本叶片约30 mg，按照标准流程进行DNA提取和序列扩增。
ITS2序列特征	10条溪黄草ITS2序列比对后长度为217 bp，有6处变异位点，为第42位点、第43位点、第44位点、第45位点的G碱基插入，第158位点的G/C变异，第175位点的T/G变异，序列的GC含量为68.08%~69.12%。主导单倍型序列如下：

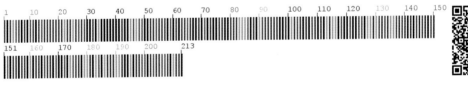

ITS2序列二级结构

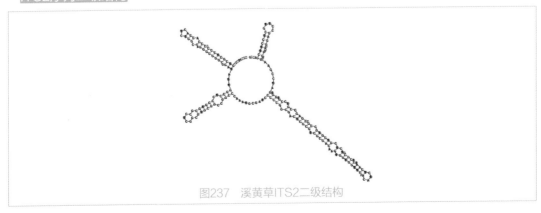

图237　溪黄草ITS2二级结构

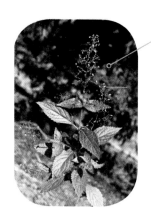

238 细花线纹香茶菜

Isodon lophanthoides (Buch.-Ham. ex D. Don) H. Hara
var. graciliflorus (Benth.) H. Hara

本品隶属于唇形科Labiatae香茶菜属Isodon。

植物形态 本品为多年生柔弱草本，基部匍匐生根，并具小球形块根。茎高40~100 cm，直立或上升，四棱形，具槽，常下部具多数叶。叶卵状披针形至披针形，干后常带红褐色。圆锥花序顶生及侧生，由聚伞花序组成，聚伞花序11~13朵，分枝蝎尾状；苞叶卵形，下部叶状，上部苞片状，最下一对苞叶卵形。花萼钟形，满布红褐色腺点。花冠白色或粉红色，具紫色斑点。雄蕊及花柱长长地伸出或在雄蕊退化的花中仅花柱长长地伸出。花、果期8~12月。

入药部位 全草入药

功能主治 清热利湿，退黄，凉血散瘀。用于急性黄疸型肝炎，急性胆囊炎，肠炎，痢疾，跌打肿痛。

材料来源 植物叶片采自华南植物园。

DNA提取及序列扩增 取干燥植物样本叶片约30 mg，按照标准流程进行DNA提取和序列扩增。

ITS2序列特征 3条细花线纹香茶菜ITS2序列比对后长度为223 bp，没有变异位点，序列的GC含量为72.20%。主导单倍型序列如下：

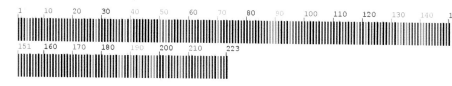

ITS2序列二级结构

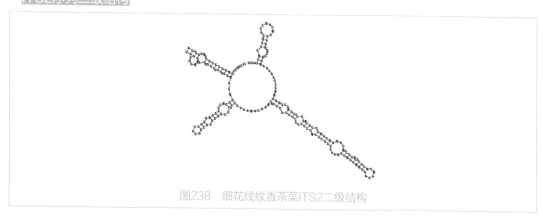

图238 细花线纹香茶菜ITS2二级结构

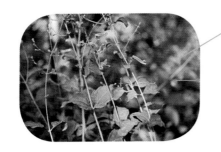

239 细锥香茶菜

Isodon coetsa (Buch. Ham. ex D. Don) Kudo

本品隶属于唇形科Labiatae香茶菜属 Rabdosia。

植物形态 多年生草本或半灌木；根茎木质，向下密生纤维状的须根。茎直立，高0.5~2 m，多分枝，钝四棱形，具四槽。茎叶对生，卵圆形，边缘在基部以上具圆齿；叶柄扁平，上部具宽翅，下部具极狭翅。狭圆锥花序顶生或腋生，由3~5朵的聚伞花序组成。花萼钟形，外被微柔毛及腺点，果时花萼增大，管状钟形。花冠紫、紫蓝色。雄蕊4，花丝扁平。花柱丝状。花盘环状。成熟小坚果倒卵球形。花、果期10月至翌年2月。

入药部位 全草入药

功能主治 发表散风，和中化湿，止血。用于风寒感冒，呕吐，泄泻，风湿痹痛，湿疹瘙痒，脚气湿烂，刀伤出血。

材料来源 植物叶片采自广东省乐昌市。

DNA提取及序列扩增 取干燥植物样本叶片约30 mg，按照标准流程进行DNA提取和序列扩增。

ITS2序列特征 12条细锥香茶菜ITS2序列比对后长度为212 bp，没有变异位点，序列的GC含量为68.87%。主导单倍型序列如下：

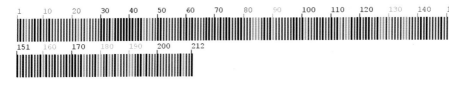

ITS2序列二级结构

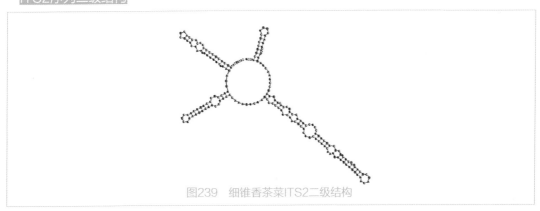

图239 细锥香茶菜ITS2二级结构

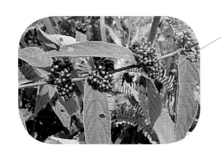

240 狭叶红紫珠
Callicarpa rubella Lindl. f. **angustata** Pei

本品隶属于马鞭草科Verbenaceae紫珠属Callicarpa。

别名 白斑鸠米。

植物形态 本品为灌木，高约2 m；小枝密被黄棕色星状毛；叶片披针形至倒披针形，边缘具细锯齿，表面稍被多细胞的单毛，背面密被黄棕色星状毛；有黄色腺点。聚伞花序，被毛与小枝同；苞片细小；花萼被星状毛或腺毛，具黄色腺点；花冠紫红色、黄绿色或白色，外被细毛和黄色腺点。果实紫红色。花期5~7月，果期7~11月。

入药部位 根、叶入药。

功能主治 根 用于肺痨，风湿，淋浊，小儿惊风。

叶 用于止痒散瘀，去腐生肌。

材料来源 植物叶片采自广东省鼎湖。

DNA提取及序列扩增 取干燥植物样本叶片约30 mg，按照标准流程进行DNA提取和序列扩增。

ITS2序列特征 5条狭叶红紫珠ITS2序列比对后长度为215 bp，有2处变异位点，为第81位点的T/C变异和第193位点的C/A变异，序列的GC含量为68.84%~69.77%。主导单倍型序列如下：

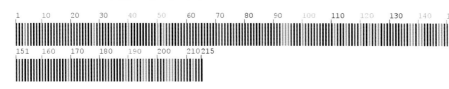

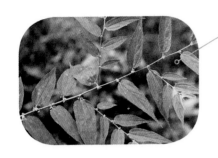

241 狭叶山黄麻
Trema angustifolia (Planch.) Bl.

【植物分类】本品隶属于榆科Ulmaceae山黄麻属Trema。

植物形态 本品为灌木或小乔木；小枝纤细，紫红色，干后变灰褐色或深灰色，密被细和粗毛。叶卵状披针形，边缘有细锯齿，叶面深绿，干后变深灰绿色，极粗糙，叶背浅绿色，干后变灰白色，密被灰短毡毛，在脉上有细粗毛和锈色腺毛，基出脉3；花单性，雌雄异株或同株，由数朵花组成小聚伞花序；雄花花被片5，狭椭圆形，内弯，外面密被细粗毛。核果宽卵状或近圆球形，微压扁，熟时橘红色，有宿存的花被。花期4~6月，果期8~11月。

入药部位 根入药。

功能主治 止血，止痛。用于外伤出血，跌扑伤痛。

材料来源 植物叶片采自广东省鼎湖。

DNA提取及序列扩增 取干燥植物样本叶片约30 mg，按照标准流程进行DNA提取和序列扩增。

ITS2序列特征 5条狭叶山黄麻ITS2序列比对后长度为217 bp，没有变异位点，序列的GC含量为61.29%。主导单倍型序列如下：

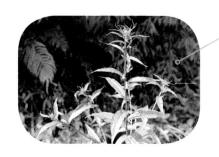

242 线萼山梗菜

Lobelia melliana E. Wimm.

本品隶属于桔梗科Campanulaceae半边莲属Lobelia。

植物形态 多年生草本，高80~150 cm。主根粗，侧根纤维状。茎禾杆色，无毛。叶螺旋状排列，薄纸质，先端长尾状渐尖，基部宽楔形，边缘具睫毛状小齿；短柄或近无柄。总状花序；花冠淡红色，檐部近二唇形，内面皆密生长柔毛，上唇裂片条状披针形，约与花冠筒等长，下唇裂片披针状椭圆形，约为花冠筒长2/3，外展；雄蕊基部密生柔毛，在基部以上连合成筒，下方2枚花药顶端生笔毛状髯毛。蒴果近球形，无毛。种子矩圆状，表面有蜂窝状纹饰。花果期8~10月。

入药部位 全草入药。

功能主治 宣肺化痰，清热解毒，利尿消肿。用于咳嗽痰多，水肿，乳痈，痈肿疔疮，毒蛇咬伤，蜂蜇。

材料来源 植物叶片采自广东省乐昌市。

DNA提取及序列扩增 取干燥植物样本叶片约30 mg，按照标准流程进行DNA提取和序列扩增。

ITS2序列特征 3条线萼山梗菜ITS2序列比对后长度为229 bp，没有变异位点，序列的GC含量为73.36%。主导单倍型序列如下：

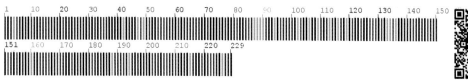

ITS2序列二级结构

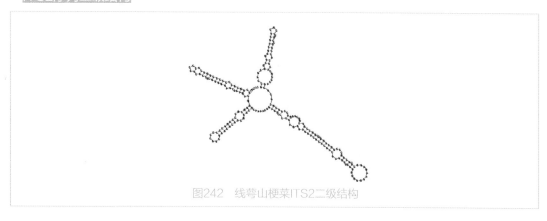

图242　线萼山梗菜ITS2二级结构

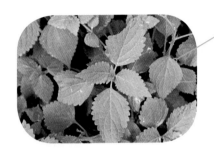

243 香茶菜
Rabdosia amethystoides (Benth.) Hara

本品隶属于唇形科Labiatae香茶菜属Rabdosia。

植物形态 本品为多年生、直立草本；根茎肥大，疙瘩状，木质，向下密生纤维状须根。茎高0.3~1.5 m，四棱形，具槽，草质。叶卵状圆形，卵形至披针形，边缘除基部全缘外具圆齿，草质，均密被白色或黄色小腺点。花序为聚伞花组成的顶生圆锥花序。花萼钟形，外面疏生极短硬毛或近无毛，满布白色或黄色腺点。花冠白、蓝白或紫色，上唇带紫蓝色。成熟小坚果卵形，被黄色及白色腺点。花期6~10月，果期9~11月。

入药部位 全草或根入药

功能主治 清热解毒，散瘀消肿。用于毒蛇咬伤，跌打肿痛，筋骨酸痛，疮疡。

材料来源 植物叶片采自广东省乐昌市。

DNA提取及序列扩增 取干燥植物样本叶片约30 mg，按照标准流程进行DNA提取和序列扩增。

ITS2序列特征 3条香茶菜ITS2序列比对后长度为211 bp，没有变异位点，序列的GC含量为67.77%。主导单倍型序列如下：

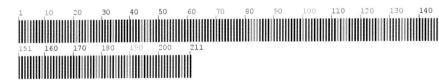

ITS2序列二级结构

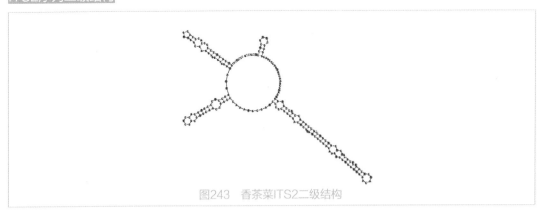

图243 香茶菜ITS2二级结构

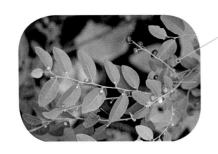

244 小果叶下珠
Phyllanthus reticulatus Poir.

本品隶属于大戟科Euphorbiaceae叶下珠属Phyllanthus。

别名 烂头钵、龙眼睛。

植物形态 本品为灌木，高达4 m；枝条淡褐色；幼枝、叶和花梗均被淡黄色短柔毛或微毛。叶片膜质至纸质，椭圆形、卵形至圆形。通常2~10朵雄花和1朵雌花簇生于叶腋，稀组成聚伞花序。蒴果呈浆果状，球形或近球形，红色，每室有2颗种子；种子三棱形，褐色。花期3~6月，果期6~10月。

入药部位 根入药。

功能主治 消炎，收敛，止泻。用于痢疾，肠炎，肠结核，肝炎，肾炎，小儿疳积。

材料来源 植物叶片采自广东省鼎湖。

DNA提取及序列扩增 取干燥植物样本叶片约30 mg，按照标准流程进行DNA提取和序列扩增。

ITS2序列特征 9条小果叶下珠ITS2序列比对后长度为208 bp，有3处变异位点，为第35位点的C/A变异，第144位点的C/G变异和第175位点的G/A变异，序列的GC含量为59.62%~60.58%。主导单倍型序列如下：

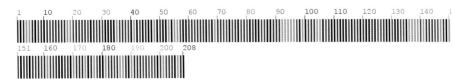

ITS2序列二级结构

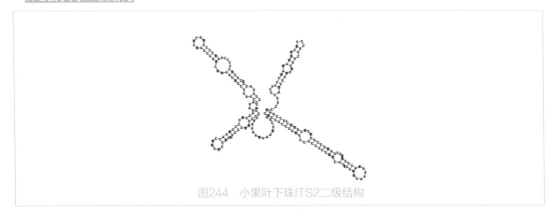

图244 小果叶下珠ITS2二级结构

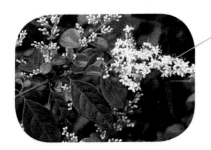

245 小蜡
Ligustrum sinense Lour.

本品隶属于木犀科Oleaceae女贞属Ligustrum。
别名　山指甲、板子茶、蚊仔树。

植物形态　本品为落叶灌木或小乔木，高2~4（7）m。小枝圆柱形，幼时被淡黄色短柔毛或柔毛，老时近无毛。叶片纸质或薄革质，先端锐尖、短渐尖至渐尖，或钝而微凹，基部宽楔形至近圆形，或为楔形，上面深绿色，下面淡绿色。圆锥花序顶生或腋生，塔形；花序轴被较密淡黄色短柔毛或柔毛以至近无毛；花萼无毛，先端呈截形或呈浅波状齿。果近球形。花期3~6月，果期9~12月。

入药部位　叶入药。

功能主治　清热解毒，抑菌杀菌，消肿止痛，去腐生肌。用于急性黄疸型传染性肝炎，痢疾，肺热咳嗽。外用治跌打损伤，创伤感染，烧、烫伤、疮疡肿毒等外科感染性疾病。

材料来源　植物叶片采自广东省乐昌市。

DNA提取及序列扩增　取干燥植物样本叶片约30 mg，按照标准流程进行DNA提取和序列扩增。

ITS2序列特征　7条小蜡ITS2序列比对后长度为223 bp，没有变异位点，序列的GC含量为56.95%。主导单倍型序列如下：

ITS2序列二级结构

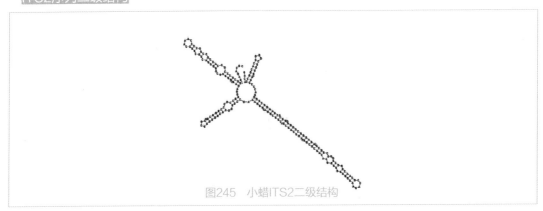

图245　小蜡ITS2二级结构

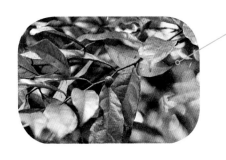

246 小盘木

Microdesmis casceariifolia Planch.

本品隶属于攀打科Pandaceae小盘木属
Microdesmis。
别名　狗骨树。

植物形态　本品为乔木或灌木，高3~8 m；树皮粗糙，多分枝；嫩枝密被柔毛；成长枝近无
毛。叶片纸质至薄革质，披针形、长圆状披针形至长圆形，边缘具细锯齿或近全
缘；托叶小。花小，黄色，簇生于叶腋；雄花：花萼裂片卵形；花瓣椭圆形；雄
蕊10，2轮，外轮5枚较长，花药球形，2室。雌花：花萼与雄花的相似；花瓣椭圆
形或卵状椭圆形；子房圆球状，2室；退化雌蕊肉质。核果球状，外果皮肉质，内
具有2颗种子。花期3~9月，果期7~11月。

入药部位　树汁入药。

功能主治　止痛。外用治齿痛。

材料来源　植物叶片采自广东省鼎湖山。

DNA提取及序列扩增　取干燥植物样本叶片约30 mg，按照标准流程进行DNA提取和序列扩增。

ITS2序列特征　3条小盘木ITS2序列比对后长度为238 bp，没有变异位点，序列的GC含量为
76.89%。主导单倍型序列如下：

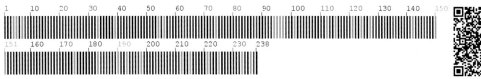

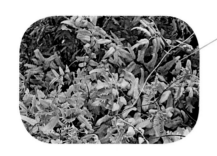

247 小叶海金沙
Lygodium microphyllum (Cav.) R. Br

本品隶属于海金沙科Lygodiaceae海金沙属Lygodium。
别名 扇叶葵。

植物形态 本品为植株蔓攀，高达5~7 m。叶轴纤细如铜丝，二回羽状；羽片多数，生于叶轴的距上，顶端密生红棕色毛。不育羽片生于叶轴下部，奇数羽状。边缘有矮钝齿，或锯齿不甚明显。叶薄草质，干后暗黄绿色，两面光滑。能育羽片长圆形，通常奇数羽状。孢子囊穗排列于叶缘，到达先端，5~8对，线形，黄褐色，光滑。

入药部位 全草打下孢子后入药。

功能主治 止血通淋，舒筋活络。用于砂淋，痢疾，骨折，风湿麻木，外伤出血。

材料来源 植物叶片采自广东省鼎湖。

DNA提取及序列扩增 取干燥植物样本叶片约30 mg，按照标准流程进行DNA提取和序列扩增。

ITS2序列特征 3条小叶海金沙ITS2序列比对后长度为244 bp，有6处变异位点，为第38位点的A/G变异，第47位点的T/C变异，第64位点的T/C变异，第74位点的T/C变异，第81位点的T/C变异，第223位点的T/C变异，序列的GC含量为63.64%~66.80%。主导单倍型序列如下：

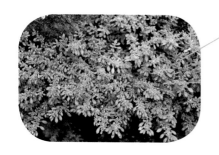

248 小叶冷水花
Pilea microphylla (L.) Liebm.

本品隶属于荨麻科Urticaceae冷水花属Pilea。
别名 透明草、玻璃草。

植物形态 本品为纤细小草本，无毛，铺散或直立。茎肉质，多分枝，高3~17 cm，干时常变蓝绿色。叶倒卵形至匙形，先端钝，基部楔形或渐狭，边缘全缘，稍反曲，上面绿色，下面浅绿色，干时呈细蜂巢状，叶脉羽状，中脉稍明显；叶柄纤细；托叶三角形。雌雄同株，有时同序，聚伞花序密集成近头状，具梗。雄花具梗；花被片卵形，外面近先端有短角状突起；雄蕊4。雌花更小；花被片3，结果时中间的一枚长圆形，稍增厚，侧生二枚卵形，先端锐尖，薄膜质。瘦果卵形，熟时变褐色，光滑。花期夏秋季，果期秋季。

入药部位 全草入药。

功能主治 清热解毒。用于痈疮肿痛，无名肿毒；烧、烫伤。

材料来源 植物叶片采自广东省广州华南植物园。

DNA提取及序列扩增 取干燥植物样本叶片约30 mg，按照标准流程进行DNA提取和序列扩增。

ITS2序列特征 5条小叶冷水花ITS2序列比对后长度为240 bp，没有变异位点，序列的GC含量为48.33%。主导单倍型序列如下：

ITS2序列二级结构

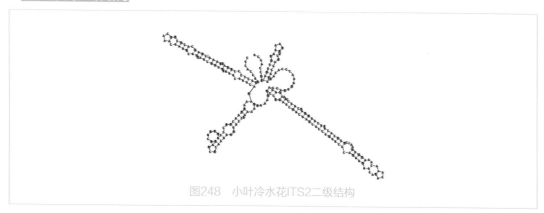

图248 小叶冷水花ITS2二级结构

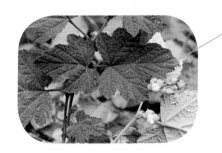

249 锈毛莓
Rubus reflexus Ker.

本品隶属于蔷薇科Rosaceae悬钩子属Rubus。
别名 山佛手。

植物形态 本品为攀缘灌木，高达2 m。枝被锈色绒毛，有稀疏小皮刺。单叶，心状长卵形，上面无毛或沿叶脉疏生柔毛，下面密被锈色绒毛，边缘3~5裂，有不整齐粗锯齿或重锯齿；叶柄被绒毛有稀疏小皮刺。花团生于叶腋或成顶生短总状花序；花萼外密被锈色长柔毛和绒毛；萼片卵圆形，外萼片常分裂，内萼片常全缘；花瓣长圆形至近圆形，白色；雄蕊短；雌蕊无毛。果实近球形，深红色；核有皱纹。花期6~7月，果期8~9月。

入药部位 根入药。

功能主治 祛风除湿，活血消肿。用于跌打损伤、痢疾、腹痛，发热头重。

材料来源 植物叶片采自广东省乐昌市。

DNA提取及序列扩增 取干燥植物样本叶片约30 mg，按照标准流程进行DNA提取和序列扩增。

ITS2序列特征 6条锈毛莓ITS2序列比对后长度为213 bp，有1处变异位点，为第178位点的G/A变异，序列的GC含量为56.81%~57.28%。主导单倍型序列如下：

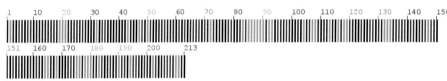

ITS2序列二级结构

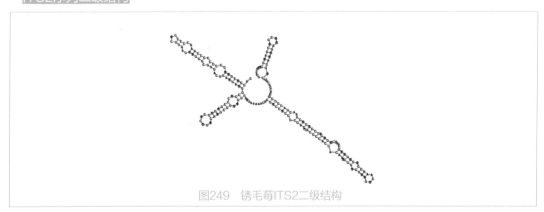

图249 锈毛莓ITS2二级结构

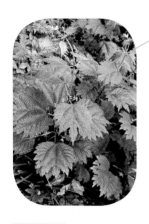

250 悬铃叶苎麻
Boehmeria tricuspis (Hance) Makino

本品隶属于荨麻科Urticaceae苎麻属Boehmeria。

植物形态 亚灌木或多年生草本；茎高50~150 cm，中部以上与叶柄和花序轴密被短毛。叶对生，稀互生；叶片纸质，扁五角形或扁圆卵形，茎上部叶常为卵形，边缘有粗齿，上面有糙伏毛，下面密被短柔毛。穗状花序单生叶腋，或同一植株的全为雌性，或茎上部的雌性，其下的为雄性；团伞花序直径1~2.5 mm。雄花：花被片4，椭圆形，下部合生，外面上部疏被短毛；雄蕊4，退化雌蕊椭圆形。雌花：花被椭圆形，齿不明显，外面有密柔毛，果期呈楔形至倒卵状菱形。花期7~8月。

入药部位 根、叶入药。

功能主治 消热解毒，收敛止血，生肌。用于咯血，衄血，尿血，崩漏，跌打损伤，无名肿痛，痔疮。

材料来源 植物叶片采自广东省乐昌市。

DNA提取及序列扩增 取干燥植物样本叶片约30 mg，按照标准流程进行DNA提取和序列扩增。

ITS2序列特征 5条悬铃叶苎麻ITS2序列比对后长度为234 bp，没有变异位点，序列的GC含量为65.81%。主导单倍型序列如下：

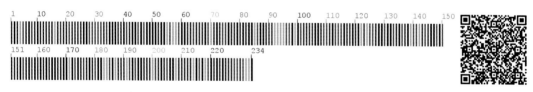

ITS2序列二级结构

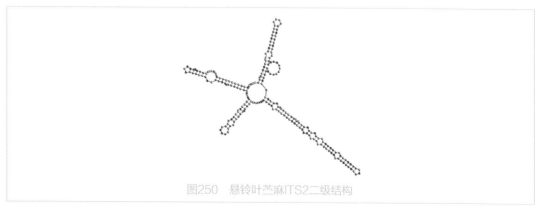

图250 悬铃叶苎麻ITS2二级结构

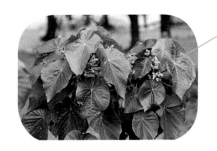

251 血桐

Macaranga tanarius (L.) Muell. Arg.

本品隶属于大戟科Euphorbiaceae血桐属 Macaranga。
别名 流血桐、帐篷树。

植物形态 本品为乔木，高5~10 m；小枝被白霜。叶纸质或薄纸质，盾状着生，全缘或叶缘具浅波状小齿。下面密生颗粒状腺体；托叶膜质，长三角形或阔三角形，稍后凋落。雄花序圆锥状；苞片边缘流苏状，苞腋具花；雄花：萼片3枚；雄蕊（4）5~6（10）枚，花药4室。雌花序圆锥状；苞片边缘篦齿状条裂；雌花：花萼2~3裂；子房2~3室，近脊部具软刺数枚。蒴果具2~3个分果爿，密被颗粒状腺体和数枚软刺。种子近球形。花期4~5月，果期6月。

入药部位 根、种子入药。

功能主治 泻下通便。用于便秘。

材料来源 植物叶片采自广东省鼎湖。

DNA提取及序列扩增 取干燥植物样本叶片约30 mg，按照标准流程进行DNA提取和序列扩增。

ITS2序列特征 6条血桐ITS2序列比对后长度为223 bp，没有变异位点，序列的GC含量为58.30%。主导单倍型序列如下：

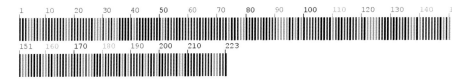

ITS2序列二级结构

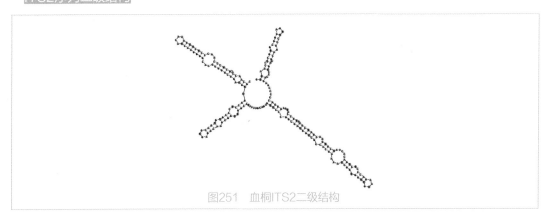

图251 血桐ITS2二级结构

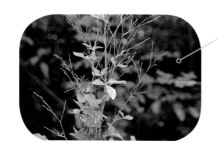

252 鸭儿芹

Cryptotaenia japonica Hassk.

本品隶属于伞形科Umbelliferae鸭儿芹属Cryptotaenia。

别名　鸭脚板、鹅脚板。

植物形态　本品于多年生草本，高20~100 cm。主根短，侧根多数。茎直立，光滑，有分枝。基生叶或上部叶有柄，叶鞘边缘膜质；叶片轮廓三角形至广卵形。复伞形花序圆锥状，总苞片1，线形或钻形。花瓣白色，倒卵形，顶端有内折的小舌片。分生果线状长圆形，合生面略收缩，胚乳腹面近平直，每棱槽内有油管1~3，合生面油管4。花期4~5月，果期6~10月。

入药部位　根、全草入药。

功能主治　祛风止咳，活血祛瘀。用于感冒咳嗽，跌打损伤。外用治皮肤瘙痒。

材料来源　植物叶片采自广东省乐昌市。

DNA提取及序列扩增　取干燥植物样本叶片约30 mg，按照标准流程进行DNA提取和序列扩增。

ITS2序列特征　6条鸭儿芹ITS2序列比对后长度为234 bp，没有变异位点，序列的GC含量为58.55%。主导单倍型序列如下：

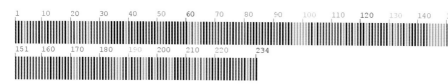

ITS2序列二级结构

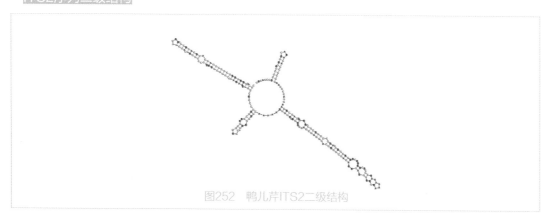

图252　鸭儿芹ITS2二级结构

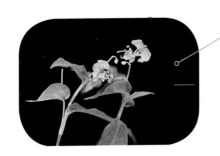

253 鸭跖草
Commelina communis

本品隶属于鸭跖草科Commelinaceae鸭跖草属Commelina。
别名 竹节菜、鸭脚草。

植物形态 本品为一年生披散草本。茎匍匐生根，多分枝，长可达1 m，下部无毛，上部被短毛。叶披针形至卵状披针形。总苞片佛焰苞状，与叶对生，折叠状，展开后为心形；聚伞花序，下面一枝仅有花1朵；上面一枝具花3~4朵。萼片膜质；花瓣深蓝色。蒴果椭圆形，2片裂，有种子4颗。种子棕黄色，有不规则窝孔。

入药部位 全草入药。

功能主治 清热解毒，利水消肿。用于流行性感冒，急性扁桃体炎，咽炎，水肿，泌尿系统感染，急性肠炎，痢疾。外用治睑腺炎，疮疖肿毒。

材料来源 植物叶片采自广东省乐昌市。

DNA提取及序列扩增 取干燥植物样本叶片约30 mg，按照标准流程进行DNA提取和序列扩增。

ITS2序列特征 3条鸭跖草ITS2序列比对后长度为227 bp，没有变异位点，序列的GC含量为74.89%。主导单倍型序列如下：

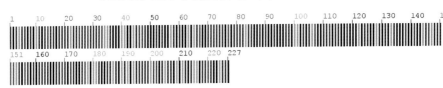

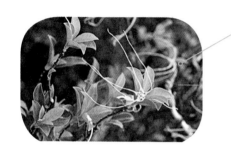

254 羊角拗

Strophanthus divaricatus (Lour.) Hook. et Arn.

本品隶属于夹竹桃科Apocynaceae羊角拗属Strophanthus。

别名 羊角藤、羊角扭、黄葛扭、羊角树、牛角藤。

植物形态 本品为灌木，高达2 m，上部枝条蔓延，小枝圆柱形，棕褐色或暗紫色。叶薄纸质，椭圆状长圆形或椭圆形，顶端短渐尖或急尖，基部楔形，叶面深绿色，叶背浅绿色；叶柄短。聚伞花序顶生；苞片和小苞片线状披针形；花黄色；萼片绿色或黄绿色；花冠漏斗状，花冠筒淡黄色，花冠裂片外弯；雄蕊内藏，着生在冠檐基部，花药箭头形；子房半下位，花柱圆柱状，柱头棍棒状；无花盘。蓇葖广叉开，木质，椭圆状长圆形，外果皮绿色，干时黑色；种子纺锤形、扁平；种毛具光泽。花期3~7月，果期6月至翌年2月。

入药部位 茎叶、种子入药。

功能主治 强心消肿，止痛，止痒，杀虫。用于风湿性关节肿痛，小儿麻痹后遗症，皮癣，多发性疖肿，腱鞘炎，骨折（应先复位，夹板固定）。鲜叶煎液可用于农业杀虫和灭蛆。

材料来源 植物叶片采自广东省广州龙洞及华南植物园。

DNA提取及序列扩增 取干燥植物样本叶片约30 mg，按照标准流程进行DNA提取和序列扩增。

ITS2序列特征 5条羊角拗ITS2序列比对后长度为236 bp，有1处变异位点，为第25位点的T/C变异，序列的GC含量为55.51%~55.93%。主导单倍型序列如下：

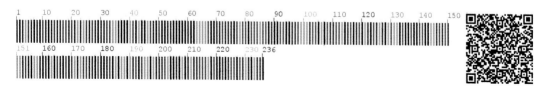

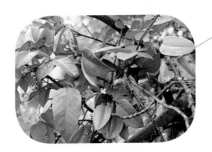

255 阳桃
Averrhoa carambola L.

本品隶属于酢浆草科Oxalidaceae阳桃属Averrhoa。
别名　五敛子、三敛、杨桃。

植物形态　本品为乔木，高可达12 m，分枝甚多；树皮暗灰色，内皮淡黄色，干后茶褐色，味微甜而涩。奇数羽状复叶，互生；小叶全缘，卵形或椭圆形，一侧歪斜，表面深绿色，背面淡绿色，疏被柔毛或无毛；聚伞花序或圆锥花序；萼片5，覆瓦状排列，基部合成细杯状；雄蕊5~10枚。浆果肉质，有5棱，横切面呈星芒状，淡绿色或蜡黄色。种子黑褐色。花期4~12月，果期7~12月。

入药部位　根、枝、叶、花、果实入药。

功能主治　根　涩精，止血，止痛；用于遗精，鼻衄，慢性头痛，关节疼痛。

　　　　　枝、叶　祛风利湿，消肿止痛；用于风热感冒，急性胃肠炎，小便不利，产后浮肿，跌打肿痛，痈疽肿毒。

　　　　　花　清热；用于寒热往来。

　　　　　果　生津止渴；用于风热咳嗽，咽喉痛，疟母。

材料来源　植物叶片采自广东省乐昌市。

DNA提取及序列扩增　取干燥植物样本叶片约30 mg，按照标准流程进行DNA提取和序列扩增。

ITS2序列特征　4条阳桃ITS2序列比对后长度为231 bp，没有变异位点，序列的GC含量为66.67%。主导单倍型序列如下：

ITS2序列二级结构

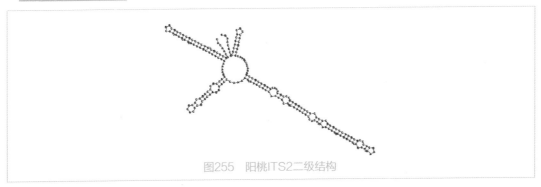

图255　阳桃ITS2二级结构

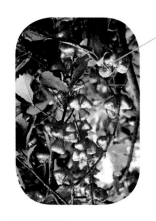

256 洋蒲桃

Syzygium samarangense Merr. et Perry

本品为隶属于桃金娘科Myrtaceae蒲桃属Syzygium。

植物形态 本品为乔木，高12 m。叶片薄革质，椭圆形至长圆形，上面干后变黄褐色，下面
多细小腺点。聚伞花序顶生或腋生，有花数朵；花白色；萼管倒圆锥形，萼齿4，
半圆形；雄蕊极多。果实梨形或圆锥形，肉质，洋红色，发亮，顶部凹陷，有宿
存的肉质萼片；种子1颗。花期3~4月，果实5~6月成熟。

入药部位 树皮、叶入药。

功能主治 外洗治烂疮，阴痒。

材料来源 植物叶片采自广东省鼎湖山及乐昌市。

DNA提取及序列扩增 取干燥植物样本叶片约30 mg，按照标准流程进行DNA提取和序列扩增。

ITS2序列特征 6条洋蒲桃ITS2序列比对后长度为212 bp，有3处变异位点，为第54位点、第
96位点和第179位点的T/C变异，序列的GC含量为56.13%~56.60%。主导单倍
型序列如下：

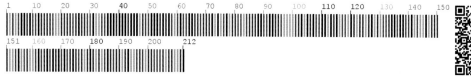

ITS2序列二级结构

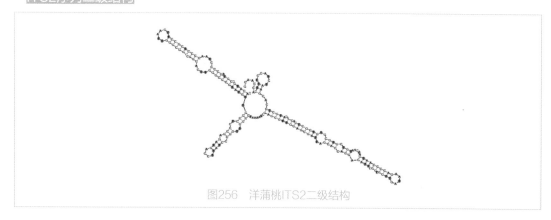

图256 洋蒲桃ITS2二级结构

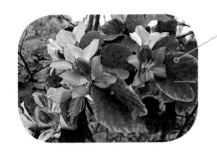

257 洋紫荆

Bauhinia variegata L.

本品隶属于豆科Leguminosae羊蹄甲属
Bauhinia。
别名　猪迹树、羊蹄甲。

植物形态　本品为落叶乔木。树皮暗褐色，近光滑；幼嫩部分常被灰色短柔毛；枝广展，硬而稍呈之字曲折，无毛。叶近革质，广卵形至近圆形，两面无毛或下面略被灰色短柔毛。总状花序侧生或顶生；花蕾纺锤形；萼佛焰苞状，被短柔毛，一侧开裂为广卵形裂片；花瓣倒卵形或倒披针形，紫红色或淡红色，杂以黄绿色及暗紫色的斑纹；能育雄蕊5，退化雄蕊1~5。荚果带状，扁平具长柄及喙；种子10~15颗，近圆形，扁平。花期全年，3月最盛。

入药部位　根、树皮、花入药。

功能主治　根　止血，健脾；用于咯血，消化不良。

树皮　健脾燥湿；用于消化不良，急性胃肠炎。

叶　润肺止咳，缓泻；用于咳嗽，便秘。

花　消炎；用于肝炎，肺炎，支气管炎。

材料来源　植物叶片采自广东省乐昌市。

DNA提取及序列扩增　取干燥植物样本叶片约30 mg，按照标准流程进行DNA提取和序列扩增。

ITS2序列特征　3条洋紫荆ITS2序列比对后长度为201 bp，有1处变异位点，为第195位点的T/C变异，序列的GC含量为62.69%~63.18%。主导单倍型序列如下：

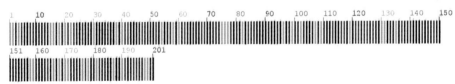

ITS2序列二级结构

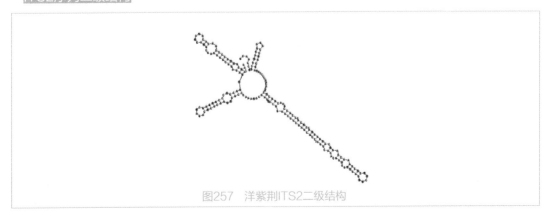

图257　洋紫荆ITS2二级结构

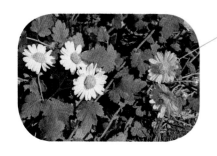

258 野菊
Chrysanthemum indicum L.

本品隶属于菊科Compositae蒿蓣属Cloysanthemum。
别名 野菊花、路边菊、野黄菊、苦薏。

植物形态 本品为多年生草本，高0.25~1 m，有地下长或短匍匐茎。茎直立或铺散，茎枝被稀疏的毛。基生叶和下部叶花期脱落。中部茎叶卵形、长卵形或椭圆状卵形，羽状半裂、浅裂或边缘有浅锯齿。基部截形或稍心形或宽楔形，柄基无耳或分裂叶耳。头状花序，多数排成伞房圆锥花序。总苞片边缘白色或褐色宽膜质。舌状花黄色，顶端全缘或2~3齿。瘦果。花期6~11月。

入药部位 全草、花序入药。

功能主治 清热解毒，降压。防治流行性脑脊髓膜炎，预防流行性感冒，用于高血压病，肝炎，痢疾，痈疖疔疮，毒蛇咬伤。

材料来源 植物叶片采自广东省乐昌市。

DNA提取及序列扩增 取干燥植物样本叶片约30 mg，按照标准流程进行DNA提取和序列扩增。

ITS2序列特征 8条野菊ITS2序列比对后长度为225 bp，有1处变异位点，为第201位点的T/C变异，序列的GC含量为52.89%~53.33%。主导单倍型序列如下：

ITS2序列二级结构

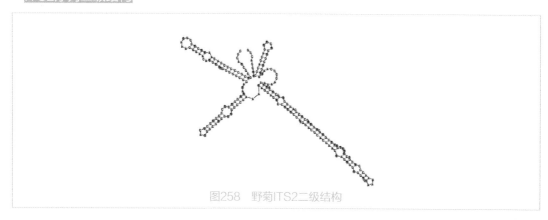

图258 野菊ITS2二级结构

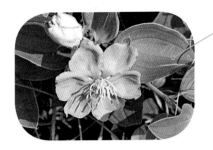

259 野牡丹
Melastoma candidum D. Don

本品隶属于野牡丹科Melastomataceae
野牡丹属Melastoma。
别名　罐罐草。

植物形态　本品为灌木，高0.5~1.5 m，分枝多；茎钝四棱形或近圆柱形，密被紧贴的鳞片状糙伏毛。叶片坚纸质，卵形或广卵形，全缘，两面被糙伏毛及短柔毛。伞房花序生于分枝顶端，近头状，有花3~5朵，稀单生，基部具叶状总苞2；花瓣玫瑰红色或粉红色，倒卵形。蒴果坛状球形，与宿存萼贴生，密被鳞片状糙伏毛；种子镶于肉质胎座内。花期5~7月，果期10~12月。

入药部位　根、叶入药。

功能主治　清热利湿，消肿止痛，散瘀止血。
　　根　用于消化不良，肠炎，痢疾，肝炎，衄血，便血，血栓闭塞性脉管炎。
　　叶　外用治跌打损伤，外伤出血。

材料来源　植物叶片采自广东省乐昌市。

DNA提取及序列扩增　取干燥植物样本叶片约30 mg，按照标准流程进行DNA提取和序列扩增。

ITS2序列特征　5条野牡丹ITS2序列比对后长度为224 bp，没有变异位点，序列的GC含量为67.86%。主导单倍型序列如下：

psbA-trnH序列特征　5条野牡丹psbA-trnH序列比对后长度为330 bp，没有变异位点，序列GC含量30.00%。主导单倍型序列如下：

ITS2序列二级结构

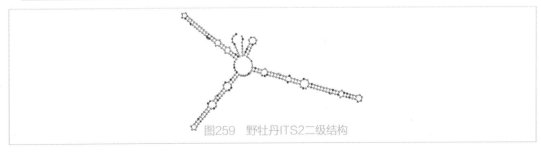

图259　野牡丹ITS2二级结构

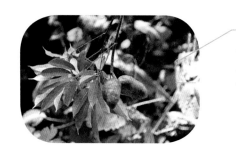

260 野木瓜

Stauntonia chinensis DC.

本品隶属于木通科Lardizabalaceae野木瓜属Stauntonia。
别名 七叶莲、木通七叶莲。

植物形态 本品为木质藤本。茎绿色，具线纹，老茎皮厚，粗糙，浅灰褐色，纵裂。掌状复叶有小叶5~7片；小叶革质，长圆形、椭圆形或长圆状披针形，先端渐尖，基部钝、圆或楔形。花雌雄同株；总花梗纤细；苞片和小苞片线状披针形。雄花：萼片外面淡黄色或乳白色，内面紫红色；蜜腺花瓣舌状；花丝合生为管状，退化心皮小。雌花：心皮卵状棒形。果长圆形；种子近三角形，扁，种皮深褐色至近黑色，有光泽。花期3~4月，果期6~10月。

入药部位 根、茎、叶入药。

功能主治 散瘀止痛，利尿消肿。用于跌打损伤，风湿性关节炎，各种神经性疼痛，水肿，小便不利，月经不调。

材料来源 植物叶片采自广东省乐昌市。

DNA提取及序列扩增 取干燥植物样本叶片约30 mg，按照标准流程进行DNA提取和序列扩增。

ITS2序列特征 4条野木瓜ITS2序列比对后长度为232 bp，没有变异位点，序列的GC含量为67.67%。主导单倍型序列如下：

ITS2序列二级结构

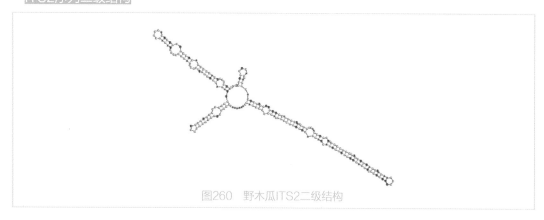

图260 野木瓜ITS2二级结构

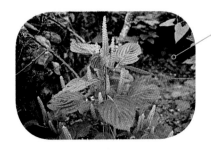

261 野生紫苏

Perilla frutescens (L.) Britton var.
purpurascens (Hayata) H. W. Li

本品隶属于唇形科Labiatae紫苏属Perilla。
别名 白苏。

植物形态 本品为一年生、直立草本。茎高0.3~2 m，绿色或紫色，钝四棱形，具四槽，密被长柔毛。叶阔卵形或圆形，边缘在基部以上有粗锯齿，膜质或草质，两面绿色或紫色，或仅下面紫色。轮伞花序2朵，组成顶生及腋生总状花序。花萼钟形，内面喉部有疏柔毛环。花冠白色至紫红色，冠筒短，喉部斜钟形，冠檐近二唇形。雄蕊4，离生，插生喉部。花柱先端相等2浅裂。小坚果近球形，灰褐色，具网纹。花期8~11月，果期8~12月。

入药部位 全草入药。

功能主治 清湿热，散风邪，消痈肿，理气化痰。用于风寒感冒，咳嗽，头痛，胸闷腹胀，皮肤瘙痒，创伤出血。

材料来源 植物叶片采自广东省乐昌市。

DNA提取及序列扩增 取干燥植物样本叶片约30 mg，按照标准流程进行DNA提取和序列扩增。

ITS2序列特征 4条野生紫苏ITS2序列比对后长度为233 bp，没有变异位点，序列的GC含量为65.24%。主导单倍型序列如下：

ITS2序列二级结构

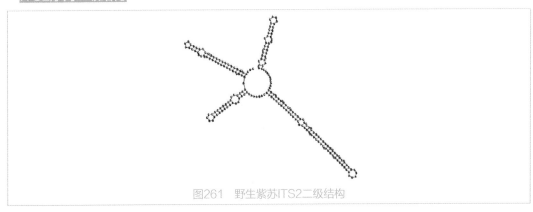

图261 野生紫苏ITS2二级结构

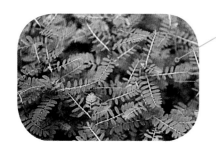

262 叶下珠
Phyllanthus urinaria L.

本品隶属于大戟科Euphorbiaceae叶下珠属Phyllanthus。

植物形态 本品为一年生草本，高10~60 cm，茎通常直立，基部多分枝，枝倾卧而后上升；枝具翅状纵棱，上部被纵列疏短柔毛。叶片纸质，因叶柄扭转而呈羽状排列，长圆形或倒卵形。花雌雄同株。蒴果圆球状，红色，表面具小凸刺，有宿存的花柱和萼片，开裂后轴柱宿存；种子橙黄色。花期4~6月，果期7~11月。

入药部位 全草入药。

功能主治 清热散结，健胃消积。用于痢疾，肾炎水肿，泌尿系统感染，暑热，目赤肿痛，小儿疳积。

材料来源 植物叶片采自广东省乐昌市及华南植物园。

DNA提取及序列扩增 取干燥植物样本叶片约30 mg，按照标准流程进行DNA提取和序列扩增。

ITS2序列特征 4条叶下珠ITS2序列比对后长度为206 bp，没有变异位点，序列的GC含量为49.03%。主导单倍型序列如下：

ITS2序列二级结构

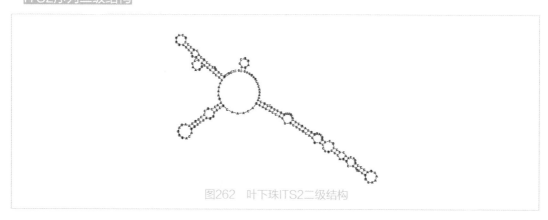

图262 叶下珠ITS2二级结构

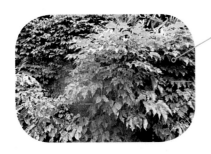

263 异叶地锦
Parthenocissus dalzielii Gagnep.

本品隶属于葡萄科Vitaceae地锦属Parthenocissus。
别名 吊岩风、爬山虎、三叶爬山虎、上树蛇。

植物形态 本品为木质藤本。小枝圆柱形，无毛。卷须总状5~8分枝，相隔2节间与叶对生，卷须顶端嫩时膨大呈圆珠形，后遇附着物扩大呈吸盘状。两型叶，着生在短枝上常为3小叶，较小的单叶常着生在长枝上。花序顶生于短枝顶端，形成多歧聚伞花序。果实近球形，成熟时紫黑色；种子倒卵形。花期5~7月，果期7~11月。

入药部位 全株入药。

功能主治 祛风活络，活血止痛。用于风湿筋骨痛，赤白带下，产后腹痛。外用治骨折，跌打肿痛，疮疖。

材料来源 植物叶片采自广东省乐昌市。

DNA提取及序列扩增 取干燥植物样本叶片约30 mg，按照标准流程进行DNA提取和序列扩增。

ITS2序列特征 3条异叶地锦ITS2序列比对后长度为259 bp，没有变异位点，序列的GC含量为77.22%。主导单倍型序列如下：

ITS2序列二级结构

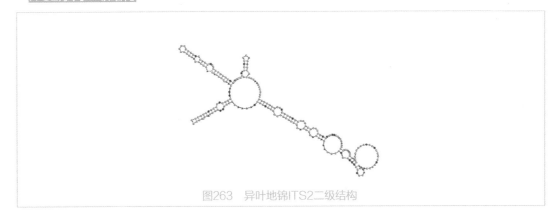

图263 异叶地锦ITS2二级结构

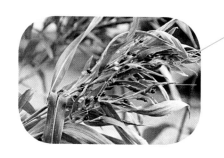

264 薏苡
Coix lacryma-jobi L.

本品隶属于禾本科Gramineae薏苡属Coix。
别名 薏米、川谷根。

植物形态 本品为一年生粗壮草本，须根黄白色，海绵质，直径约3 mm。秆直立丛生，高1~2 m，具10多节，节多分枝。叶鞘短于其节间；叶舌干膜质；叶片扁平宽大。总状花序腋生成束。雌小穗位于花序之下部，外面包以骨质念珠状之总苞，总苞卵圆形；雄小穗2~3对，着生于总状花序上部。颖果小，含淀粉少，常不饱满。花果期6~12月。

入药部位 根及根状茎入药。

功能主治 清热，利湿，杀虫。根：利水，止咳。

根状茎 用于尿路感染，尿路结石，水肿，脚气，蛔虫病，白带过多。

根 用于麻疹、筋骨拘挛。

材料来源 植物叶片采自广东省广州岭南中药园及龙洞。

DNA提取及序列扩增 取干燥植物样本叶片约30 mg，按照标准流程进行DNA提取和序列扩增。

ITS2序列特征 6薏苡ITS2序列比对后长度为221 bp，没有变异位点，序列的GC含量为71.04%。主导单倍型序列如下：

ITS2序列二级结构

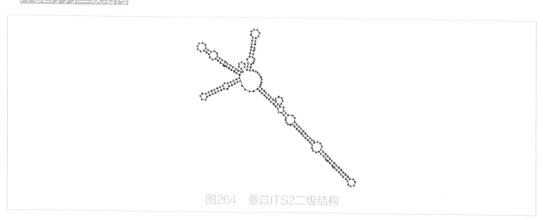

图264 薏苡ITS2二级结构

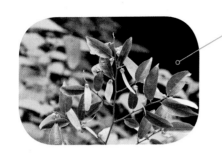

265 翼核果
Ventilago leiocarpa Benth.

本品隶属于鼠李科Rhamnaceae翼核果属 *Ventilago*。

别名 血风根、血风藤、红蛇根、青筋藤、铁牛入石、血宽根。

植物形态 本品为藤状灌木。幼枝被短柔毛，小枝褐色，有条纹，无毛。叶薄革质，卵状矩圆形或卵状椭圆形，稀卵形，边缘近全缘，仅有不明显的疏细锯齿。花小，两性，5基数，单生或2至数个簇生于叶腋，少有排成顶生聚伞总状或聚伞圆锥花序；萼片三角形；花瓣倒卵形；花盘厚，五边形；子房球形，2室，每室具1胚珠，花柱2浅裂或半裂。核果基部1/4~1/3为宿存的萼筒包围，1室，具1种子。花期3~5月，果期4~7月。

入药部位 根入药。

功能主治 养血祛风，舒筋活络。用于风湿筋骨痛，跌打损伤，腰肌劳损。贫血头晕，四肢麻木，月经不调。

材料来源 植物叶片采自广东省鼎湖山。

DNA提取及序列扩增 取干燥植物样本叶片约30 mg，按照标准流程进行DNA提取和序列扩增。

ITS2序列特征 3条翼核果ITS2序列比对后长度为238 bp，没有变异位点，序列的GC含量为64.92%。主导单倍型序列如下：

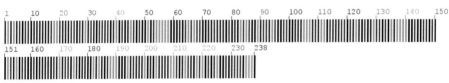

ITS2序列二级结构

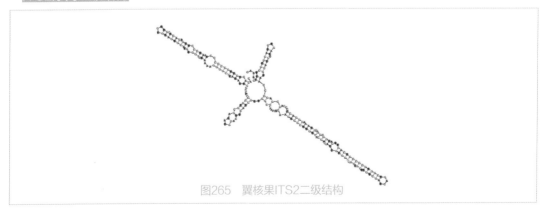

图265 翼核果ITS2二级结构

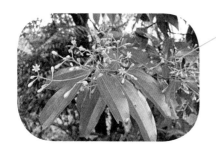

266 阴香

Cinnamomum burmanni (Nees et T.Nees) Blume

本品隶属于樟科Lauraceae樟属
Cinnamomum。
别名　山玉桂、香胶叶。

植物形态　本品为乔木，高达14 m，胸径达30 cm；树皮光滑，灰褐色至黑褐色，内皮红色，味似肉桂。枝条纤细，绿色或褐绿色，具纵向细条纹，无毛。叶互生或近对生，卵圆形、长圆形至披针形，先端短渐尖，基部宽楔形，革质，上面绿色，光亮，下面粉绿色，晦暗。圆锥花序。花绿白色。花被两面密被灰白微柔毛。能育雄蕊9，第一、二轮雄蕊花丝无腺体，第三轮雄蕊有一对圆形腺体。果卵球形。花期主要在秋、冬季，果期主要在冬末及春季。

入药部位　树皮、根皮、叶、枝入药。

功能主治　祛风散寒，温中止痛。用于虚寒胃痛，腹泻，风湿性关节痛。外用治跌打肿痛，疮疖肿毒，外伤出血。

材料来源　植物叶片采自广东省乐昌市。

DNA提取及序列扩增　取干燥植物样本叶片约30 mg，按照标准流程进行DNA提取和序列扩增。

ITS2序列特征　4条阴香ITS2序列比对后长度为236 bp，没有变异位点，序列的GC含量为76.27%。主导单倍型序列如下：

ITS2序列二级结构

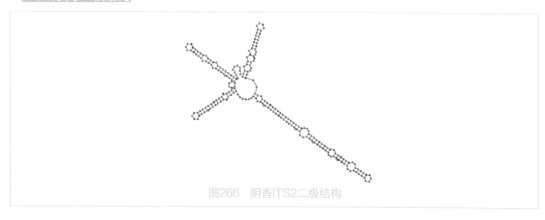

图266　阴香ITS2二级结构

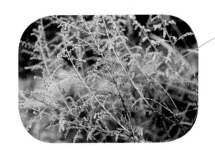

267 茵陈蒿
Artemisia capillaries

本品隶属于菊科Compositae蒿属Artemisia。

植物形态　本品为半灌木状草本，植株有浓烈的香气。茎高40~120 cm或更长，红褐色或褐色。叶卵圆形或卵状椭圆形，2（3）回羽状全裂。头状花序卵球形，稀近球形，常排成复总状花序，并在茎上端组成圆锥花序；总苞片3~4层；花序托小，凸起；雌花6~10朵，两性花3~7朵。瘦果长圆形或长卵形。花果期7~10月。

入药部位　幼嫩茎叶入药。

功能主治　清热利湿，利胆退黄。用于黄疸，小便不利，湿疹瘙痒，疔疮火毒。

材料来源　植物叶片采自广东省乐昌市。

DNA提取及序列扩增　取干燥植物样本叶片约30 mg，按照标准流程进行DNA提取和序列扩增。

ITS2序列特征　6条茵陈蒿ITS2序列比对后长度为226 bp，没有变异位点，序列的GC含量为58.85%。主导单倍型序列如下：

ITS2序列二级结构

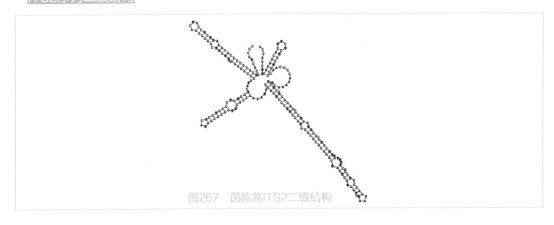

图267　茵陈蒿ITS2二级结构

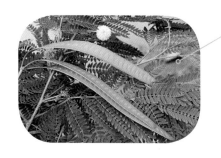

268 银合欢

Leucaena leucocephala (Lam.) de Wit

本品隶属于豆科Leguminosae银合欢属
Leucaena。
别名　白合欢。

<dl>

植物形态　本品为灌木或小乔木，高2~6 m；幼枝被短柔毛，老枝无毛，具褐色皮孔，无刺；托叶三角形。羽片4~8对，叶轴被柔毛，在最下一对羽片着生处有黑色腺体1枚；小叶线状长圆形，边缘被短柔毛，中脉偏向小叶上缘，两侧不等宽。头状花序；花萼顶端5细齿；花瓣狭倒披针形，背被疏柔毛；雄蕊10枚。荚果带状，顶端凸尖，基部有柄，纵裂，被微柔毛；种子卵形，褐色，扁平，光亮。花期4~7月；果期8~10月。

入药部位　叶入药。

功能主治　收敛止血。用于疖疮脓肿。

材料来源　植物叶片采自广东省乐昌市。

DNA提取及序列扩增　取干燥植物样本叶片约30 mg，按照标准流程进行DNA提取和序列扩增。

ITS2序列特征　3条银合欢ITS2序列比对后长度为200 bp，没有变异位点，序列的GC含量为72.50%。主导单倍型序列如下：

</dl>

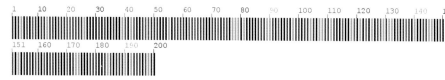

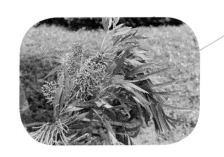

269 银桦

Grevillea robusta A. Cunn. ex R. Br.

本品隶属于山龙眼科Proteaceae银桦属Grevillea。

植物形态 本品为乔木，高10~25 m；树皮暗灰色或暗褐色，具浅皱纵裂；嫩枝被锈色绒毛。叶二次羽状深裂，上面无毛或具稀疏丝状绢毛，下面被褐色绒毛和银灰色绢状毛，边缘背卷。总状花序，腋生，或排成少分枝的顶生圆锥花序；花橙色或黄褐色，花被顶部卵球形，下弯；花药卵球状；花盘半环状，花柱顶部圆盘状，柱头锥状。果卵状椭圆形，稍偏斜，果皮革质，黑色，宿存花柱弯；种子长盘状，边缘具窄薄翅。花期3~5月，果期6~8月。

入药部位 叶入药。

功能主治 散瘀消肿。用于跌打损伤。

材料来源 植物叶片采自广东省乐昌市。

DNA提取及序列扩增 取干燥植物样本叶片约30 mg，按照标准流程进行DNA提取和序列扩增。

ITS2序列特征 3条银桦ITS2序列比对后长度为233 bp，没有变异位点，序列的GC含量为75.11%。主导单倍型序列如下：

ITS2序列二级结构

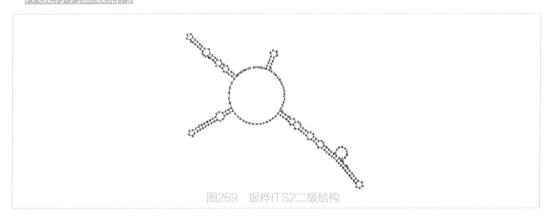

图269 银桦ITS2二级结构

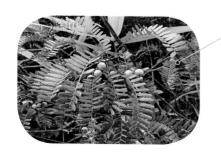

270　余甘子
Phyllanthus emblica Linn.

本品隶属于大戟科Euphorbiaceae叶下珠属Phyllanthus。
别名　油甘子、紫荆皮。

植物形态　本品为乔木，高达23 m，胸径50 cm；树皮浅褐色；枝条具纵细条纹，被黄褐色短柔毛。叶片纸质至革质，线状长圆形，干后带红色或淡褐色；托叶三角形，褐红色，边缘有睫毛。多朵雄花和1朵雌花或全为雄花组成腋生的聚伞花序；萼片6；雄花：萼片膜质，黄色，雄蕊3；雌花：萼片边缘膜质。蒴果呈核果状，圆球形，外果皮肉质，绿白色或淡黄白色，内果皮硬壳质；种子略带红色。花期4~6月，果期7~9月。

入药部位　根、叶、果入药。

功能主治　果　清热利咽，润肺止咳；用于感冒发热，咽喉痛，咳嗽，口干烦渴，牙痛，维生素C缺乏症。

叶　祛湿利尿；用于水肿，皮肤湿疹。

根　用于高血压，胃痛，肠炎，淋巴结结核。

材料来源　植物叶片采自广东省乐昌市、广州市岭南中药园。

DNA提取及序列扩增　取干燥植物样本叶片约30 mg，按照标准流程进行DNA提取和序列扩增。

ITS2序列特征　5条余甘子ITS2序列比对后长度为208 bp，有2处变异位点，为第167位点和第207位点的T/C变异，序列的GC含量为53.37%~53.85%。主导单倍型序列如下：

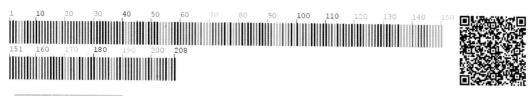

ITS2序列二级结构

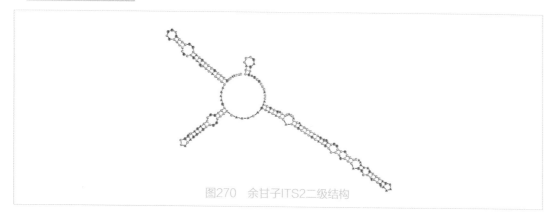

图270　余甘子ITS2二级结构

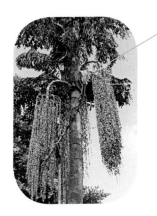

271 鱼尾葵
Caryota ochlandra Hance

本品隶属于棕榈科Palmae鱼尾葵属Caryota。
别名 棕木、假桃椰。

植物形态 本品为乔木状，高10~15（20）m，直径15~35 cm，茎绿色，被白色的毡状绒毛，具环状叶痕。幼叶近革质，老叶厚革质；羽片互生，罕见顶部的近对生，最上部的1羽片大。佛焰苞与花序无糠秕状的鳞秕；花序具多数穗状的分枝花序；花瓣椭圆形，黄色，雄蕊（31）50~111枚，花药线形，黄色，花丝近白色；雌花花萼顶端全缘；退化雄蕊3枚，钻状。果实球形。种子1颗，罕为2颗，胚乳嚼烂状。花期5~7月，果期8~11月。

入药部位 根、叶鞘纤维入药。

功能主治 根、叶鞘纤维 收敛止血，强筋骨。

叶鞘纤维用于咯血，便血，血崩；根用于肝肾虚，筋骨痿软。果实有毒，误食可致头晕呕吐。

材料来源 植物叶片采自广东省鼎湖。

DNA提取及序列扩增 取干燥植物样本叶片约30 mg，按照标准流程进行DNA提取和序列扩增。

ITS2序列特征 11条鱼尾葵ITS2序列比对后长度为261 bp，没有变异位点，序列的GC含量为70.88%。主导单倍型序列如下：

ITS2序列二级结构

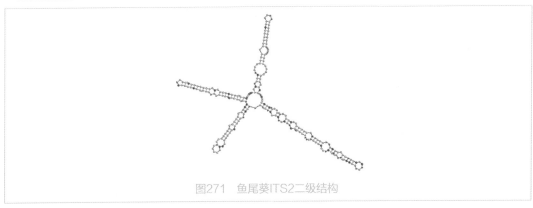

图271 鱼尾葵ITS2二级结构

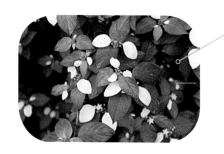

272 玉叶金花

Mussaenda pubescens Ait. f.

本品隶属于茜草科Rubiaceae玉叶金花属Mussaenda。

别名　白纸扇、山甘草、凉口茶、仙甘藤、蝴蝶藤、凉藤子。

植物形态　本品为攀缘灌木，嫩枝被贴伏短柔毛。叶对生或轮生，膜质或薄纸质，卵状长圆形或卵状披针形，上面近无毛或疏被毛，下面密被短柔毛。聚伞花序顶生，密花；苞片线形，有硬毛；花冠黄色，裂片长圆状披针形。浆果近球形，疏被柔毛，顶部有萼檐脱落后的环状疤痕，干时黑色，疏被毛。花期6~7月。

入药部位　藤、根入药。

功能主治　清热解暑，凉血解毒。用于中暑，感冒，支气管炎，扁桃体炎，咽喉炎，肾炎水肿，肠炎，子宫出血，毒蛇咬伤。

材料来源　植物叶片采自广东省乐昌市、广州岭南中药园。

DNA提取及序列扩增　取干燥植物样本叶片约30 mg，按照标准流程进行DNA提取和序列扩增。

ITS2序列特征　5条玉叶金花ITS2序列比对后长度为213 bp，有1处变异位点，为第41位点的T/C变异，序列的GC含量为61.50%~61.97%。主导单倍型序列如下：

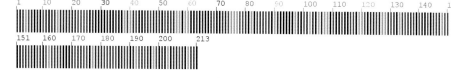

ITS2序列二级结构

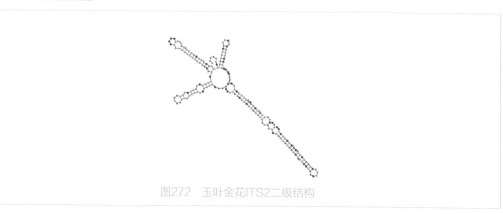

图272　玉叶金花ITS2二级结构

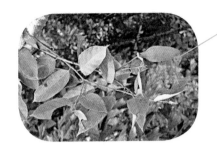

273 窄叶半枫荷
Pterospermum lanceaefolium Roxb.

本品隶属于梧桐科Sterculiaceae翅子树属Pterospermum。
别名 假木棉、翅子树。

植物形态 本品为乔木，高达25 m；树皮黄褐色或灰色，有纵裂纹。叶披针形或矩圆状披针形，全缘或在顶端有数个锯齿，上面几无毛，下面密被黄褐色或黄白色茸毛；托叶2~3条裂，被茸毛。花白色，单生于叶腋；花梗有节，被茸毛；小苞片4~5条裂，条形；萼片5枚，条形，两面均被柔毛；花瓣5片，披针形，顶端钝；雄蕊15枚，退化雄蕊线形，基部被长茸毛；子房被柔毛。蒴果木质，矩圆状卵形，被黄褐色绒毛，种子每室2~4个。花期春夏。

入药部位 根、茎枝入药。

功能主治 祛风除湿。用于风湿痹痛，关节炎，筋骨疼痛。

材料来源 植物叶片采自广东省鼎湖山。

DNA提取及序列扩增 取干燥植物样本叶片约30 mg，按照标准流程进行DNA提取和序列扩增。

ITS2序列特征 6条窄叶半枫荷ITS2序列比对后长度为231 bp，有2处变异位点，为第31位点的C/A/T变异，第193位点的A/T变异，序列的GC含量为52.81%~53.25%。主导单倍型序列如下：

ITS2序列二级结构

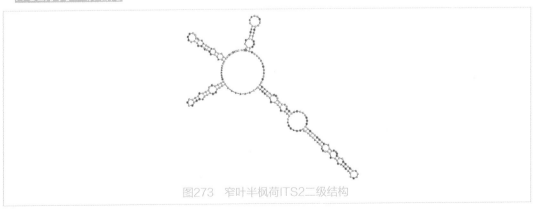

图273 窄叶半枫荷ITS2二级结构

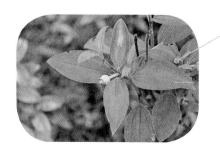

274 展毛野牡丹
Melastoma normale D. Don

本品隶属于野牡丹科Melastomataceae
野牡丹属Melastoma。
别名　肖野牡丹、白酒牙郎。

植物形态　本品为灌木，高0.5~1 m，稀2~3 m，茎钝四棱形或近圆柱形，分枝多，密被平展的长粗毛及短柔毛，毛常为褐紫色。叶片坚纸质，卵形至椭圆形或椭圆状披针形，顶端渐尖，基部圆形或近心形，全缘，叶面密被糙伏毛。伞房花序；苞片披针形至钻形，密被糙伏毛；花梗密被糙伏毛，边缘流苏状；雄蕊末端2裂。蒴果坛状球形，顶端平截，宿存萼与果贴生，密被鳞片状糙伏毛。花期春至夏初（云南南部有时9~11月），果期秋季（云南南部有时5~6月）。

入药部位　全株入药。

功能主治　解毒收敛，祛瘀消肿，消积滞，止血，止痛。用于痢疾，外伤出血，消化不良，肠炎腹泻，便血，月经过多，白带，牙痛，疮疡溃烂。

材料来源　植物叶片采自广东省乐昌市、广州市龙洞。

DNA提取及序列扩增　取干燥植物样本叶片约30 mg，按照标准流程进行DNA提取和序列扩增。

ITS2序列特征　4条展毛野牡丹ITS2序列比对后长度为224 bp，没有变异位点，序列的GC含量为67.86%。主导单倍型序列如下：

psbA-trnH序列特征　4条展毛野牡丹psbA-trnH序列比对后长度为331 bp，没有变异位点，序列GC含量为30.21%。主导单倍型序列如下：

ITS2序列二级结构

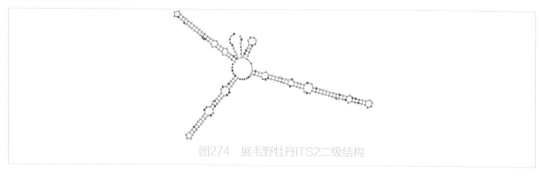

图274　展毛野牡丹ITS2二级结构

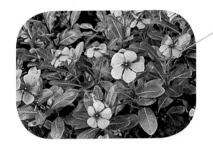

275 长春花
Catharanthus roseus (L.) G. Don

本品隶属于夹竹桃科Apocynaceae长春花属Catharanthus。
别名　日日新、雁来红。

植物形态　本品为半灌木，略有分枝，高达60 cm，有水液，全株无毛或仅有微毛；茎近方形，有条纹，灰绿色。叶膜质，倒卵状长圆形；叶脉在叶面扁平，在叶背略隆起。聚伞花序腋生或顶生，有花2~3朵；花萼5深裂；花冠红色，高脚碟状，花冠筒圆筒状。蓇葖双生；外果皮厚，纸质，有条纹，被柔毛；种子黑色，长圆状圆筒形。花期、果期几乎全年。

入药部位　全草入药。

功能主治　抗癌，降血压。用于急性淋巴细胞白血病，淋巴肉瘤，滤泡性淋巴瘤，高血压。

材料来源　植物叶片采自广东省广州华南植物园及岭南中药园。

DNA提取及序列扩增　取干燥植物样本叶片约30 mg，按照标准流程进行DNA提取和序列扩增。

ITS2序列特征　5条长春花ITS2序列比对后长度为254 bp，有1处变异位点，为第132位点的C/T变异，序列的GC含量为59.84%~60.24%。主导单倍型序列如下：

ITS2序列二级结构

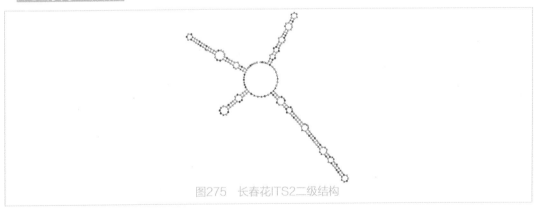

图275　长春花ITS2二级结构

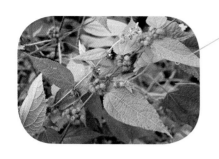

276 长钩刺蒴麻
Triumfetta pilosa Roth

本品隶属于椴树科Tiliaceae刺蒴麻属Triumfetta。

别名 黐头婆、虱麻头、密马专。

植物形态 本品为木质草本或亚灌木，高1 m；嫩枝被黄褐色长茸毛。叶厚纸质，卵形或长卵形，先端渐尖或锐尖，基部圆形或微心形，上有稀疏星状茸毛，下密被黄褐色厚星状茸毛，基出脉3，边缘有不整齐锯齿。聚伞花序腋生；苞片披针形；萼片狭披针形，先端有角，被毛；花瓣黄色，与萼片等长；雄蕊10枚。蒴果有刺；刺被毛，先端有钩。花期夏季。

入药部位 全草入药。

功能主治 活血行气，散瘀消肿。用于月经不调，瘀积疼痛，跌打损伤。

材料来源 植物叶片采自广东省乐昌市。

DNA提取及序列扩增 取干燥植物样本叶片约30 mg，按照标准流程进行DNA提取和序列扩增。

ITS2序列特征 3条长钩刺蒴麻ITS2序列比对后长度为230 bp，没有变异位点，序列的GC含量为63.04%。主导单倍型序列如下：

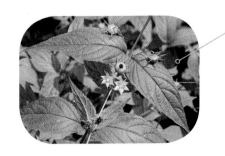

277 长叶轮钟草
Cyclocodon lancifolius (Roxb.) Kurz

本品隶属于桔梗科Campanulaceae轮钟花属Cyclocodon。
别名 桃叶金钱豹、剑叶金钱豹、披针金钱豹。

植物形态 本品为直立或蔓性草本，有乳汁，通常全部无毛。茎高可达3 m，中空，分枝多而长。叶对生，偶轮生，叶片卵形，卵状披针形至披针形，边缘具细尖齿，锯齿或圆齿。花常单朵顶生兼腋生。花萼仅贴生至子房下部，裂片（4）5（7）枚；花冠白色或淡红色，管状钟形，5~6裂至中部，裂片卵形至卵状三角形；雄蕊5~6枚，柱头（4）4~6裂。浆果球状，4~6室，熟时紫黑色。种子多数，呈多角体。花期7~10月。

入药部位 根入药。

功能主治 益气，祛瘀，止痛。用于气虚乏力，跌打损伤。

材料来源 植物叶片采自广东省乐昌市。

DNA提取及序列扩增 取干燥植物样本叶片约30 mg，按照标准流程进行DNA提取和序列扩增。

ITS2序列特征 4条长叶轮钟草ITS2序列比对后长度为244 bp，没有变异位点，序列的GC含量为61.89%。主导单倍型序列如下：

ITS2序列二级结构

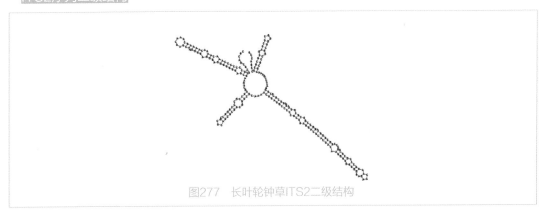

图277 长叶轮钟草ITS2二级结构

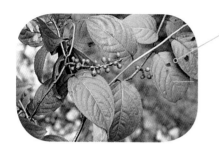

278 中国旌节花

Stachyurus chinensis Franch.

本品隶属于旌节花科Stachyuraceae旌节花属Stachyurus。

别名　水凉子、小通花、小通草、小通藤。

植物形态　本品为常绿灌木，高2~3 m。树皮褐色或紫褐色；小枝光滑无毛，当年生枝绿色或黄绿色，老枝圆柱形绿褐色或紫红色。叶革质或厚纸质，线状披针形，边缘具不明显内弯的疏齿。穗状花序腋生，具短梗；花黄绿色，无梗；萼片4枚；花瓣4枚，倒卵形；雄蕊8枚，与花瓣等长；子房瓶状，被短柔毛，柱头头状，不露出花瓣。果实球形，具宿存花柱。花期4~5月，果期6~7月。

入药部位　茎部髓心入药。

功能主治　清热利水，通乳。用于尿路感染，尿闭或尿少，热病口渴，小便黄赤，乳汁不通。

材料来源　植物叶片采自广东省乐昌市。

DNA提取及序列扩增　取干燥植物样本叶片约30 mg，按照标准流程进行DNA提取和序列扩增。

ITS2序列特征　3条中国旌节花ITS2序列比对后长度为230 bp，没有变异位点，序列的GC含量为68.70%。主导单倍型序列如下：

ITS2序列二级结构

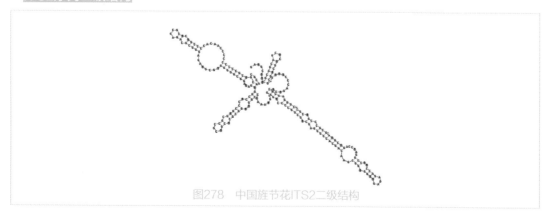

图278　中国旌节花ITS2二级结构

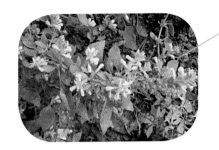

279 钟萼草
Lindenbergia philippensis (Chum.) Benth.

本品隶属于玄参科Scrophulariaceae钟萼草属Lindenbergia。
别名 菱草。

植物形态 本品为多年生粗壮、坚挺、直立、灌木状草本，高可达1 m，全体被多细胞腺毛。茎圆柱形，下部木质化，多分枝。叶片卵形至卵状披针形，纸质，端急尖或渐尖，基部狭楔形，边缘具尖锯齿。花集成顶生稠密的穗状总状花序；花萼萼齿尖锐，钻状三角形；花冠黄色，外面带紫斑，花冠筒较花萼约长1倍，花药有长药隔，具柄。蒴果长卵形，密被棕色梗毛；种子黄色，表面粗糙。花果期11月至次年3月。

入药部位 全草、根入药。

功能主治 化湿生肌，消肿。用于皮肤湿疮，恶疮，顽癣，水肿。

材料来源 植物叶片采自广东省乐昌市。

DNA提取及序列扩增 取干燥植物样本叶片约30 mg，按照标准流程进行DNA提取和序列扩增。

ITS2序列特征 3条钟萼草ITS2序列比对后长度为231 bp，没有变异位点，序列的GC含量为62.77%。主导单倍型序列如下：

ITS2序列二级结构

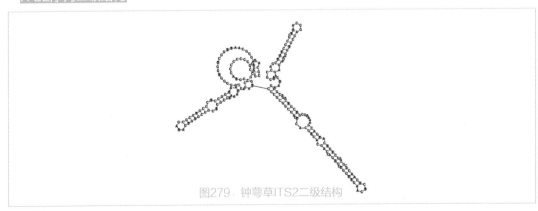

图279 · 钟萼草ITS2二级结构

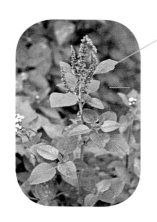

280 皱果苋
Amaranthus viridis

本品隶属于苋科Amaranthaceae苋属Amaranthus。
别名　绿苋、野苋。

植物形态　本品为一年生草本，高40~80 cm，全体无毛；茎直立，有不显明棱角，稍有分枝，绿色或带紫色。叶片卵形、卵状矩圆形或卵状椭圆形，顶端有1芒尖，基部宽楔形或近截形，全缘或微呈波状缘。圆锥花序顶生，有分枝，由穗状花序形成；花被片矩圆形或宽倒披针形，背部有1绿色隆起中脉。胞果扁球形，绿色，不裂，极皱缩。种子近球形，黑色或黑褐色，具薄且锐的环状边缘。花期6~8月，果期8~10月。

入药部位　全草入药。

功能主治　清热利湿。用于细菌性痢疾，肠炎，乳腺炎，痔疮肿痛。

材料来源　植物叶片采自广东省乐昌市。

DNA提取及序列扩增　取干燥植物样本叶片约30 mg，按照标准流程进行DNA提取和序列扩增。

ITS2序列特征　9条皱果苋ITS2序列比对后长度为227 bp，没有变异位点，序列的GC含量为63.44%。主导单倍型序列如下：

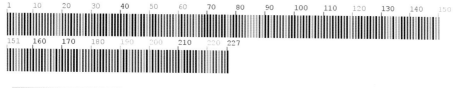

ITS2序列二级结构

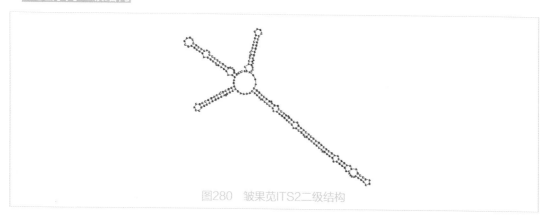

图280　皱果苋ITS2二级结构

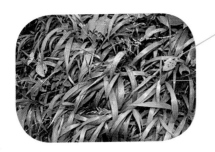

281 皱叶狗尾草
Setaria plicata (Lam.) T. Cooke

本品隶属于禾本科Gramineae狗尾草属Setaria。

植物形态 本品为多年生。须根细而坚韧，少数具鳞芽。直立或基部倾斜，高45~130 cm；节和叶鞘与叶片交接处，常具白色短毛。叶鞘背脉常呈脊，密或疏生较细疣毛或短毛；叶舌边缘密生纤毛；叶片质薄，椭圆状披针形或线状披针形。圆锥花序狭长圆形或线形；小穗着生于小枝一侧；颖薄纸质，第一颖宽卵形，顶端钝圆；第一朵通常中性或具3雄蕊；第二朵两性；鳞被2；花柱基部联合。颖果狭长卵形，先端具硬而小的尖头。花果期6~10月。

入药部位 全草入药。

功能主治 解毒、杀虫。用于疥癣，丹毒，疮疡。

材料来源 植物叶片采自广东省广州龙洞。

DNA提取及序列扩增 取干燥植物样本叶片约30 mg，按照标准流程进行DNA提取和序列扩增。

ITS2序列特征 3条皱叶狗尾草ITS2序列比对后长度为221 bp，没有变异位点，序列的GC含量为57.92%。主导单倍型序列如下：

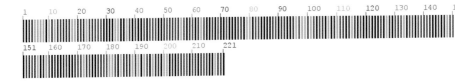

ITS2序列二级结构

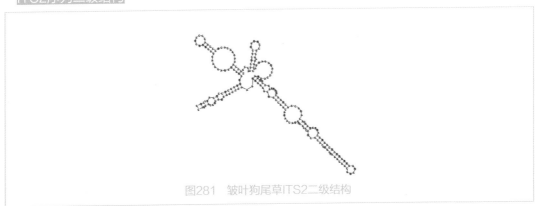

图281 皱叶狗尾草ITS2二级结构

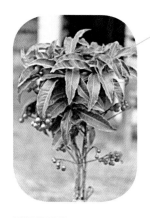

282 朱砂根
Ardisia crenata Sims

本品隶属于紫金牛科Myrsinaceae紫金牛属Ardisia。
别名　圆齿紫金牛、大罗伞。

植物形态　本品为灌木，高1~2 m，稀达3 m；茎粗壮，除侧生特殊花枝外，无分枝。叶片革质或坚纸质，椭圆形、椭圆状披针形至倒披针形，边缘具皱波状或波状齿，具明显的边缘腺点。伞形花序或聚伞花序，花萼仅基部连合；花瓣白色，稀略带粉红色，盛开时反卷，卵形。果球形，鲜红色，具腺点。花期5~6月，果期10~12月，有时2~4月。

入药部位　根、叶入药。

功能主治　行血祛风，解毒消肿。用于上呼吸道感染，咽喉肿痛，扁桃体炎，白喉，支气管炎，风湿性关节炎；腰腿痛，跌打损伤，丹毒，淋巴结炎。外用治外伤肿痛，骨折，毒蛇咬伤。

材料来源　植物叶片采自广东省乐昌市、广州岭南中药园。

DNA提取及序列扩增　取干燥植物样本叶片约30 mg，按照标准流程进行DNA提取和序列扩增。

ITS2序列特征　10条朱砂根ITS2序列比对后长度为217 bp，有变异位点，为第162位点的G/T变异，序列的GC含量为58.99%~59.45%。主导单倍型序列如下：

ITS2序列二级结构

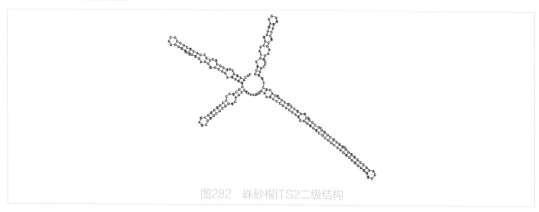

图282　硃砂根ITS2二级结构

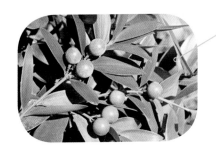

283 竹柏
Nageia nagi (Thunb.) Kuntze

本品隶属于罗汉松科Podocarpaceae竹柏属Nageia。

植物形态 本品为乔木，高达20 m，胸径50 cm；树皮近于平滑，红褐色或暗紫红色；树冠广圆锥形。叶对生，革质，长卵形、卵状披针形或披针状椭圆形，上面深绿色，有光泽，下面浅绿色，上部渐窄，基部楔形或宽楔形。雄球花穗状圆柱形，单生叶腋，总梗粗短，基部有少数三角状苞片；雌球花单生叶腋，稀成对腋生，基部有数枚苞片。种子圆球形，成熟时假种皮暗紫色，有白粉；骨质外种皮黄褐色，顶端圆，基部尖。花期3~4月，种子10月成熟。

入药部位 叶、树皮、根入药。

功能主治 叶 止血，接骨，消肿；用于骨折。

树皮及根 祛风除湿；用于风湿痹痛。

材料来源 植物叶片采自广东省广州龙洞、华南植物园。

DNA提取及序列扩增 取干燥植物样本叶片约30 mg，按照标准流程进行DNA提取和序列扩增。

ITS2序列特征 7条竹柏ITS2序列比对后长度为201 bp，没有变异位点，序列的GC含量为68.66%。主导单倍型序列如下：

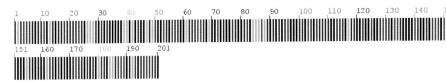

ITS2序列二级结构

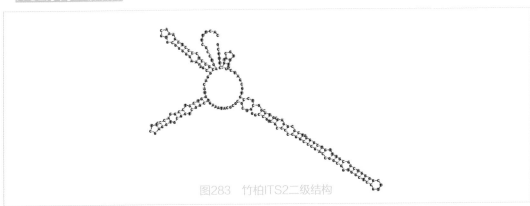

图283 竹柏ITS2二级结构

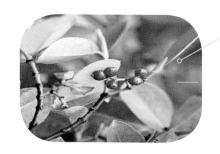

284 竹节树
Carallia brachiata (Lour.) Merr.

本品隶属于红树科Rhizophoraceae竹节树属Carallia。
别名　鹅肾木、气管木。

植物形态　本品为乔木，高7~10 m，胸径20~25 cm，基部有时具板状支柱根；树皮光滑，很少具裂纹，灰褐色。叶形变化很大，矩圆形、椭圆形至倒披针形或近圆形，基部楔形，全缘。花序腋生；花小，基部有浅碟状小苞片；花萼6~7裂，钟形，裂片三角形；花瓣白色，边缘撕裂状；雄蕊长短不一；柱头盘状，4~8浅裂。果实近球形，顶端冠短三角形萼齿。花期冬季至次年春季，果期春夏季。

入药部位　树皮入药。

功能主治　截疟，用于疟疾。

材料来源　植物叶片采自广东省乐昌市。

DNA提取及序列扩增　取干燥植物样本叶片约30 mg，按照标准流程进行DNA提取和序列扩增。

ITS2序列特征　3条竹节树ITS2序列比对后长度为208 bp，没有变异位点，序列的GC含量为64.90%。主导单倍型序列如下：

ITS2序列二级结构

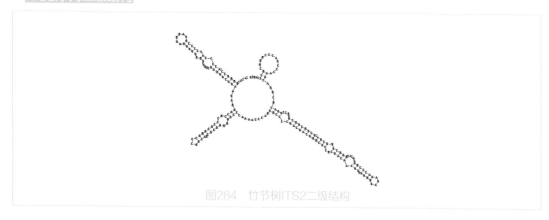

图284　竹节树ITS2二级结构

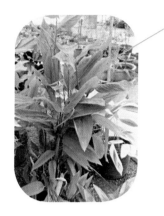

285 竹芋
Maranta arundinacea L.

本品隶属于竹芋科Marantaceae竹芋属Maranta。

植物形态 本品为根茎肉质，纺锤形；茎柔弱，2歧分枝，高0.4~1 m。叶薄，卵形、卵状披针形，绿色，顶端渐尖，基部圆形，背面无毛或薄被长柔毛；叶枕上面被长柔毛；无柄或具短柄；叶舌圆形。总状花序顶生，疏散，有花数朵，苞片线状披针形，内卷；花小，白色；萼片狭披针形；花冠管基部扩大；裂片长8~10 mm；外轮的2枚退化雄蕊倒卵形，先端凹入，内轮的长仅及外轮的一半；子房无毛或稍被长柔毛。果长圆形。花期：夏秋。

入药部位 根状茎入药。

功能主治 清肺、利尿。用于肺热咳嗽，小便赤痛。

材料来源 植物叶片采自广东省广州华南植物园。

DNA提取及序列扩增 取干燥植物样本叶片约30 mg，按照标准流程进行DNA提取和序列扩增。

ITS2序列特征 4条竹芋ITS2序列比对后长度为230 bp，没有变异位点，序列的GC含量为69.13%。主导单倍型序列如下：

ITS2序列二级结构

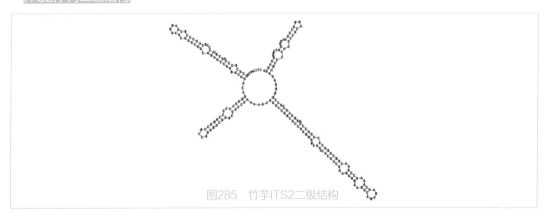

图285 竹芋ITS2二级结构

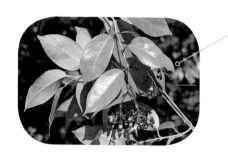

286 紫花络石
Trachelospermum axillare Hook. f.

本品隶属于夹竹桃科Apocynaceae络石属Trachelospermum。

植物形态 本品为粗壮木质藤本，无毛或幼时具微长毛；茎直径1 cm，具多数皮孔。叶厚纸质，倒披针形、倒卵形或长椭圆形，先端尖尾状，顶端渐尖或锐尖，基部楔形或锐尖。聚伞花序近伞形；花紫色；花萼裂片紧贴花冠筒上，内有腺体；花冠高脚碟状；雄蕊着生于花冠筒基部。蓇葖圆柱状长圆形，平行，合生，无毛；外果皮无毛，具细纵纹；种子暗紫色，倒卵状长圆形或宽卵圆形，端部钝头；种毛细丝状。花期5~7月，果期8~10月。

入药部位 茎入药。

功能主治 祛风解表，活络止痛，强筋骨，降血压。用于感冒头痛，咳嗽，支气管炎，肺痨，风湿痹痛，跌打损伤。

材料来源 植物叶片采自广东省乐昌市。

DNA提取及序列扩增 取干燥植物样本叶片约30 mg，按照标准流程进行DNA提取和序列扩增。

ITS2序列特征 4条紫花络石ITS2序列比对后长度为225 bp，有1处变异位点，为第197位点的T/C变异，序列的GC含量为61.78%。主导单倍型序列如下：

ITS2序列二级结构

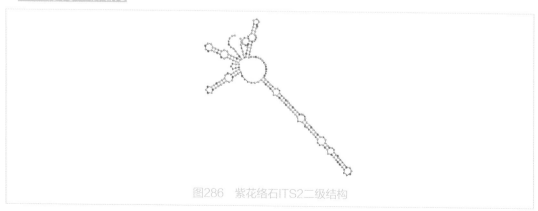

图286 紫花络石ITS2二级结构

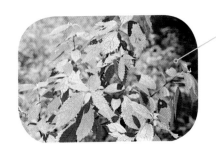

287 紫麻
Oreocnide frutescens (Thunb.) Miq.

本品隶属于荨麻科Urticaceae紫麻属 Oreocnide。
别名　山麻、紫苎麻、白水苎麻、野麻。

植物形态　本品为灌木稀小乔木，高1~3 m；小枝褐紫色或淡褐色。叶草质，以后有的变纸质，卵形、狭卵形、稀倒卵形，边缘自下部以上有锯齿或粗齿；托叶条状披针形。花序生于上年生枝和老枝上，呈簇生状。花被片3，长圆状卵形；雄蕊3；退化雌蕊棒状，被白色绵毛。瘦果卵球状；宿存花被变深褐色，内果皮稍骨质，表面有多数注点；肉质花托浅盘状，围在果的基部，熟时则常增大呈壳斗状，包围果的大部分。花期3~5月，果期6~10月。

入药部位　全株入药。

功能主治　清热解毒，行气活血，透疹。用于感冒发热，跌打损伤，牙痛，麻疹不透，肿疡。

材料来源　植物叶片采自广东省鼎湖山。

DNA提取及序列扩增　取干燥植物样本叶片约30 mg，按照标准流程进行DNA提取和序列扩增。

ITS2序列特征　3条紫麻ITS2序列比对后长度为240 bp，有1处变异位点，为第236位点的A/G变异，序列的GC含量为69.58%~70.00%。主导单倍型序列如下：

ITS2序列二级结构

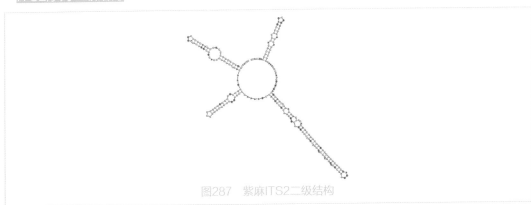

图287　紫麻ITS2二级结构

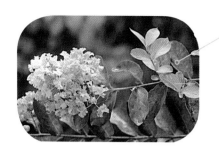

288 紫薇
Lagerstroemia indica L.

本品隶属于千屈菜科Lythraceae紫薇属 Lagerstroemia。
别名 瘙痒树、紫荆皮、紫金标。

植物形态 本品为落叶灌木或小乔木，高可达7 m；树皮平滑，灰色或灰褐色；枝干多扭曲，小枝纤细，具4棱，略成翅状。叶互生或有时对生，纸质，椭圆形、阔矩圆形或倒卵形，顶端短尖或钝形，有时微凹，基部阔楔形或近圆形，无毛或下面沿中脉有微柔毛。花淡红色或紫色、白色，常组成顶生圆锥花序。蒴果椭圆状球形或阔椭圆形，幼时绿色至黄色，成熟时或干燥时呈紫黑色，室背开裂；种子有翅。花期6~9月，果期9~12月。

入药部位 树皮、花、根入药。

功能主治 活血止血，解毒，消肿。用于各种出血症，骨折，乳腺炎，湿疹，肝炎，肝硬化腹水。

材料来源 植物叶片采自广东省广州华南植物园。

DNA提取及序列扩增 取干燥植物样本叶片约30 mg，按照标准流程进行DNA提取和序列扩增。

ITS2序列特征 3条紫薇ITS2序列比对后长度为221 bp，有1处变异位点，为第200位点的A/G变异，序列的GC含量为67.42%~67.87%。主导单倍型序列如下：

ITS2序列二级结构

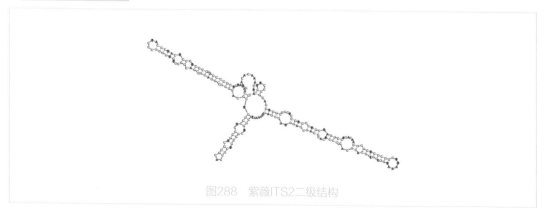

图288 紫薇ITS2二级结构

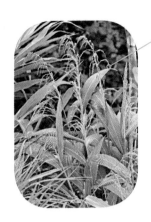

289 棕叶狗尾草
Setaria palmifolia (Koen.) Stapf

本品隶属于禾本科Gramineae狗尾草属Setaria。
别名 雏茅草。

植物形态 本品为常绿灌木或乔木，通常高1~3 m，稀7~12 m；除子房和蒴果外，全株均无毛。叶片革质，椭圆形、长圆形或长圆状披针形；托叶三角状披针形。花簇生于叶腋内，雌雄花分别着生于不同的小枝上或雌花1~3朵生于雄花束内；雄花：萼片6，倒卵形或长倒卵形，黄色；雄蕊5~6；雌花：萼片6，3片较大，3片较小，大的卵形，小的狭卵形；子房圆球状，6~8室。蒴果近球状，边缘具6~8条纵沟。花期4~9月，果期7月至翌年2月。

入药部位 根入药。

功能主治 用于脱肛，子宫脱垂。

材料来源 植物叶片采自广东省鼎湖。

DNA提取及序列扩增 取干燥植物样本叶片约30 mg，按照标准流程进行DNA提取和序列扩增。

ITS2序列特征 3条棕叶狗尾草ITS2序列比对后长度为221 bp，没有变异位点，序列的GC含量为57.47%。主导单倍型序列如下：

ITS2序列二级结构

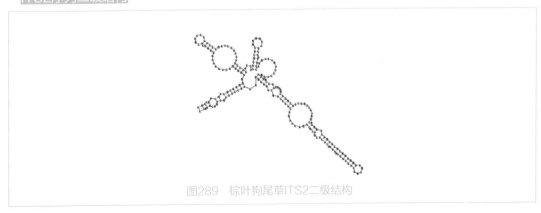

图289 棕叶狗尾草ITS2二级结构

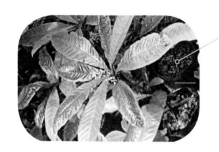

290 走马胎
Ardisia gigantifolia Stapf

本品隶属于紫金牛科Myrsinaceae紫金牛属Ardisia。
别名　大叶紫金牛、马胎、山猪药、走马风。

植物形态　本品为大灌木或亚灌木，高约1 m，有时达3 m，具粗厚匍匐生根的根茎；直立茎粗壮，通常无分枝。叶通常簇生于茎顶端，叶片膜质，椭圆形至倒卵状披针形。由多个亚伞形花序组成的大型金字塔状或总状圆锥花序，花萼仅基部连合；花瓣白色或粉红色，卵形。果球形，红色，具纵肋。花期4~6月，有时2~3月，果期11~12月，有时2~6月。

入药部位　根或全株入药。

功能主治　行血祛风，消肿止痛，用于活血。用于风湿，跌打，疮疖溃烂，闭经，风湿性腰腿痛，产后风瘫，半身不遂，不孕症，崩漏，小儿麻痹后遗症。

材料来源　植物叶片采自广东省广州龙洞。

DNA提取及序列扩增　取干燥植物样本叶片约30 mg，按照标准流程进行DNA提取和序列扩增。

ITS2序列特征　3条走马胎ITS2序列比对后长度为217 bp，有3处变异位点，为第66位点的T/C变异，第132位点的T/C变异和165位点的T/C变异，序列的GC含量为60.37%~60.83%。主导单倍型序列如下：

ITS2序列二级结构

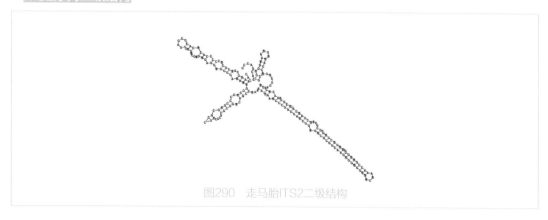

图290　走马胎ITS2二级结构

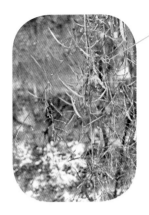

291 钻叶紫菀
Aster subulatus Michx.

本品隶属于菊科Compositae紫菀属Aster。

植物形态 本品为钻叶紫菀，一年生草本，高25~80 cm。茎基部略带红色，上部有分枝。叶互生，无柄；基部叶倒披针形，花期凋落；中部叶线状披针形，先端尖或钝，全缘，上部叶渐狭线形。头状花序顶生，排成圆锥花序；总苞钟状；总苞片3~4层，外层较短，内层较长，线状钻形，无毛，背面绿色，先端略带红色；舌状花细狭、小，红色；管状花多数，短于冠毛。瘦果略有毛。花期9~11月。

入药部位 全草入药。

功能主治 清热解毒。用于痈肿，湿疹。

材料来源 植物叶片采自广东省广州龙洞。

DNA提取及序列扩增 取干燥植物样本叶片约30 mg，按照标准流程进行DNA提取和序列扩增。

ITS2序列特征 5条钻叶紫菀ITS2序列比对后长度为212 bp，有2处变异位点，为第44位点和第93位点的T/A变异，序列的GC含量为48.80%~49.53%。主导单倍型序列如下：

ITS2序列二级结构

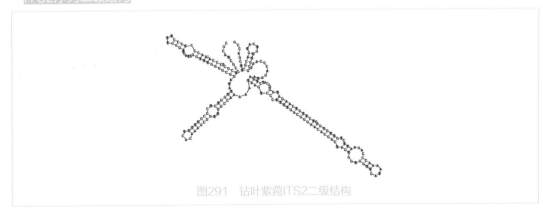

图291 钻叶紫菀ITS2二级结构

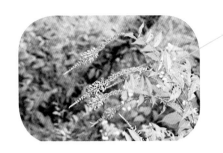

292 醉鱼草
Buddleja lindleyana

本品隶属于马钱科Loganiaceae醉鱼草属Buddleja。

别名 毒鱼草、公鸡尾、闹鱼花、鱼尾草、痒见消、铁线尾。

植物形态 本品为灌木，高1~3 m。茎皮褐色；小枝具四棱，棱上略有窄翅；幼枝、叶片下面、叶柄、花序、苞片及小苞片均密被星状短绒毛和腺毛。叶对生，叶片膜质，卵形、椭圆形至长圆状披针形，上面深绿色，下面灰黄绿色；穗状聚伞花序顶生；苞片线形，小苞片线状披针形；花紫色，芳香；花萼钟状。果序穗状；蒴果长圆状或椭圆状；种子淡褐色，小。花期4~10月，果期8月至翌年4月。

入药部位 全草入药。

功能主治 祛风除湿，止咳化痰，散瘀，杀虫。用于支气管炎，咳嗽，哮喘，风湿性关节炎，跌打损伤。外用治创伤出血，烧、烫伤，并作杀蛆灭孑孓用。

材料来源 植物叶片采自广东省广州龙洞。

DNA提取及序列扩增 取干燥植物样本叶片约30 mg，按照标准流程进行DNA提取和序列扩增。

ITS2序列特征 4条醉鱼草ITS2序列比对后长度为229 bp，没有变异位点，序列的GC含量为72.49%。主导单倍型序列如下：

ITS2序列二级结构

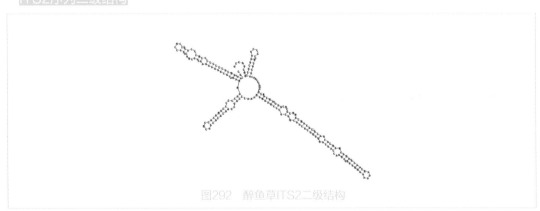

图292 醉鱼草ITS2二级结构

［1］ Ankenbrand M J, Keller A, Wolf M, et al. ITS2 Database V: Twice as Much [J]. Molecular Biology & Evolution, 2015, 32(11): 3030-3032.

［2］ Chen S, Hui Y, Han J, et al. Validation of the ITS2 Region as a Novel DNA Barcode for Identifying Medicinal Plant Species [J]. Plos One, 2010, 5(1): e8613-e8613.

［3］ Gregory T R. DNA barcoding does not compete with taxonomy [J]. Nature, 2005, 434(7037): 1067.

［4］ Hebert, P. D. N., Cywinska, A., Ball, S. L., et al. Biological identification through DNA barcodes[J]. Proc. R. Soc. London Ser. B, 2003a, 270: 313-321.

［5］ Hebert, P. D. N., Ratnasingham, S. & deWaard, J. R. Barcoding animal life: cytochrome c oxidase subunit 1 divergences among closely related species[J]. Proc. R. Soc. London Ser. B, 2003b, 270: S96-S99.

［6］ Kress W J, Wurdack K J, Zimmer E A, et al. Use of DNA barcodes to identify flowering plants[J]. Proceedings of the National Academy of Sciences of the United States of America, 2005, 102(23): 8369-8374.

［7］ 陈士林，庞晓慧，姚辉，等. 中药DNA条形码鉴定体系及研究方向［C］// 世界中联中药专业委员会学术年会暨中药新药研发与中药资源可持续利用国际研讨会. 2011：747-754.

［8］ 陈士林. 中国药典中药材DNA条形码标准序列［M］. 北京：科学出版社，2015.

［9］ 陈士林. 中药DNA条形码分子鉴定［M］. 北京：人民卫生出版社，2012.

［10］陈蔚文，徐鸿华. 南药资源的保护与可持续利用研究［J］. 广州中医药大学学报，2009，26（3）：201-203.

［11］陈蔚文.岭南本草［M］.广州：广东科技出版社，2010.

［12］丁金龙，郭娇.岭南药膳文化及产业发展杂谈［J］.广东科技. 2008，（13）：97- 100.

［13］广东省食品药品监督管理局.广东省中药材标准［M］.广州：广东科技出版社，2011.

［14］《广东中药志》编辑委员会.广东中药志［M］.广州：广东科技出版社，1994.

［15］郭宝林.道地药材的科学概念及评价方法探讨［J］.世界科学技术-中医药现代化，2005，7（2）：57-61.

［16］国家药典委员会.中华人民共和国药典（一部）［M］.北京：中国医药科技出版社，2015.

［17］韩建萍，宋经元，姚辉，等. 中药材DNA条形码鉴定的基因序列比较［J］. 中国中药杂志，2012（8）：1056-1061.

［18］裴男才，陈步峰.生物DNA条形码：十年发展历程、研究尺度和功能［J］.生物多样性，
2013，21（5）：616-627.

［19］谭业华，陈珍.探讨南药资源分布区域［J］.安徽农业科学，2007，25：7869-7870，
7883.

［20］伍月红，刘柏英.广东习用中药材品种鉴定和质量分析［J］.时珍国医国药，2005，16（9）：
941-942.

［21］叶华谷，曾飞燕，叶育石，等.华南药用植物［M］.武汉：华中科技大学出版社，2013.

本附录列出常见岭南中草药混伪品ITS2和*psbA-trnH* DNA条形码序列，以区别于中药材正品。常见中药材混伪品信息参考《常用中药材品种整理和质量研究》及相关文献资料。实验物种以条形码及二维码形式展示其主导单倍型序列，其余物种序列列出其在Genbank数据库上的登录号。

ITS2条形码序列

巴豆藤**Craspedolobium schochi**见Genbank中序列JF976162、JF976163、EU729480；

白花油麻藤**Mucuna birdwoodiana** Tutch. 见Genbank中序列KT696033；

白莲蒿（万年蒿）**Artemisia sacrorum** Ledeb. 见Genbank中序列JQ173385、JX051733；

白蔹**Ampelopsis japonica**（Thunb.）Makino见Genbank中序列KT898258、KP159331、GQ434623；

白木通**Akebia trifoliata**（Thunb.）Koidz. subsp. **australis**（Diels）T. Shimizu见Genbank数据库KM092257~ KM092262、KR025498、KR025495、KM092267；

白首乌**Cynanchum bungei** Decne. 见Genbank中序列GU198970、GU479037；

北重楼**Paris verticillata** 见Genbank中序列AB018807、DQ404206、GU178958；

薜荔藤**Ficus pumila** Linn. 见Genbank中序列AB485898~AB485890、GQ434708~GQ434709、JQ773956~ JQ773956；

滨蒿（北茵陈）**Artemisia scoparia** Waldst. et Kit. 见Genbank中序列 AF079953、AM398914 KX581867~KX581872、JX445054、JF421473、JF421474；

苍叶守宫木**Sauropus garrettii** Craib见Genbank中序列EU623570；

常春油麻藤**Mucuna sempervirens** Hemsl. 见Genbank中序列JQ340035；

朝天委陵菜**Potentilla supina** L. 见Genbank中序列 AB894164、KF912941~KF912944、KP994571；

川赤芍**Paeonia anomala** L. subsp. **veitchii**（Lynch）D. Y. Hong et K. Y. Pan见Genbank中序列KC821539、KC821540；

椿叶花椒**Zanthoxylum ailanthoides** Sieb. et. Zucc.主导单倍型序列如下：

刺楸**Kalopanax septemlobus**（Thunb.）Koidz.见Genbank中序列AY304818、JQ048740~

JQ048757；

楤木**Araliac hinensis** L.见Genbank中序列ACU63181；

大果巴戟**Morinda cochinchinensis** DC.见Genbank中序列AB715221；

大果冬青**Ilex macrocarpa** Oliv. 见Genbank中序列AJ492689；

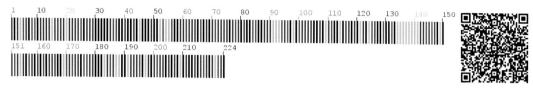

大火草**Anemone tomentosa**（Maxim）Pei KF772796~KF772798、KJ819800；

大血藤 **Sargentodoxa cuneata**（Oliv.）Rehd. et Wils. 见Genbank中序列AY029794、EF076045~55、KR025502、HG004834；

大叶臭花椒**Zanthoxylum myriacanthum** Wall. ex Hook. f.主导单倍型序列如下：

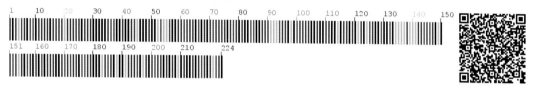

大叶冬青**Ilex latifolia** Thunb. 见Genbank中序列AY140216；

地瓜藤**Ficus tikoua** Bur.序列如下：

滇重楼**Paris polyphylla** var. **yunnanensis**（Franch.）Hand.- Mazz.见Genbank中序列JF977343；

鹅绒委陵菜（蕨麻）**Potentilla anserina** L.见Genbank中序列AB894145、AJ511773、FN430824、KF954772、KP994563、U90788；

风藤**Piper kadsura**（Choisy）Ohwi见Genbank数据库EF450290、JF491439；

扶芳藤**Euonymus fortunei**（Turcz.）Hand.-Mazz.见Genbank中序列KC999833；

隔山消**Cynanchum wilfordii**（Maxim.）Hemsl.见Genbank中序列AB109974、AY548207；

枸骨**Ilex cornuta** Lindl. et Paxt.见Genbank中序列KP056792；

海南砂**Amomum longiligulare**见Genbank中序列FJ972780；

海桐皮**Erythrina variegate** Linn.主导单倍型序列如下：

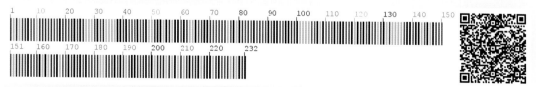

诃子**Terminalia chebula** Retz.见Genbank中序列AF334769、AM777864、FJ381775

HM236857、KC750922、KT898234、LC050565-66、LC110354-60；

红叶藤**Rourea microphylla**（Hook. et Arn.）Planch见Genbank数据库KP093058；

湖南连翘**Hypericum ascyron** L.见Genbank中序列AY555849、FJ694189、HE653409、HE653410；

虎刺**Damnacanthus indicus** Gaertn.见Genbank中序列JX412420；

华荠苧（石香薷）**Mosla chinensis** Maxim.见Genbank中序列JF421518；

华重楼**Paris polyphylla** var. **chinensis**（Franch.）Hara见Genbank中序列KR152207；

黄檀**Dalbergia hupeana** Hance in Journ. Bot.见Genbank中序列GU217673；

回回苏**Perilla frutescens**（L.）Britt. var. **crispa**（Thunb.）Hand.-Mazz.见Genbank中序列KT220697；

火柴头（饭包草）**Commelina bengalensis**；

吉贝**Ceiba pentandra**（L.）Gaertn.主导单倍型序列如下：

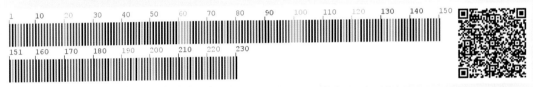

鸡筋参**Damnacanthus giganteus** 见Genbank数据库JX412417、JX412416；

积雪草（落得打）**Centella asiatica**（L.）Urban见Genbank数据库AF272352、GQ434697~GQ434698、KU724202、KR215628；

假巴戟**Morinda shuanghuaensis** C. Y. Chen et M. S. Huang见Genbank数据库AY514062、AY551329；

江西木蓝 **Indigofera tinctoria** L.见Genbank中序列 GU217624-26、GQ434361、JQ945970、KJ939148- KJ939150；

金草**Hedyotis acutangula Champ.** ex Benth.见Genbank中序列HQ148753；

金毛耳草**Hedyotis chrysotricha**（Palib.）Merr.见Genbank中序列JF699921；

空心莲子草（喜旱莲子草）**Alternanthera philoxeroides**（Mart.）Griseb. 见Genbank中序列KF493814 KF493780；

昆明山海棠**Tripterygium hypoglaucum** Hutch见Genbank中序列 GQ43476；

簕欓花椒**Zanthoxylum avicennae**（Lam.）DC.主导单倍型序列如下：

冷蒿（小白蒿）**Artemisia frigida** Willd.见Genbank中序列AM398869、JN861917；

连钱草**Glechoma longituba**（Nakai）Kupr见Genbank数据库KM886721~KM886725、GQ456145~GQ456147、JF421502、HM595450、EU591985；

蓼蓝**Polygonum tinctorium** Ait. 主导单倍型序列如下：

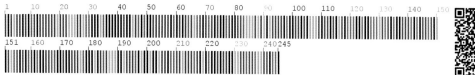

绿壳砂**Amomum villosum** var. **xanthioide**见Genbank中序列FJ9732781；

路边青**Geum aleppicum**见Genbank数据库KF873777、JF421501；

满树星**Ilex aculeolata** Naka见Genbank中序列JF976675；

马蹄金（荷包草）**Dichondra repens** Forst见Genbank数据库FJ980434；

毛冬青**Ilex pubescens** Hook. et Arn.见Genbank中序列JN974482；

美丽胡枝子**Lespedeza formosa**（Vog.）Koehne见Genbank中序列GU572180；

美丽异木棉**Ceiba speciosa**主导单倍型序列如下：

牛皮消 **Cynanchum auriculatum** Royle ex Wight见Genbank中序列 AY548208、EU580717、KM279350、LN896962；

牛至**Origanum vulgare** L.见Genbank中序列AY506647、AY655888、AY655889、EU252128、EU252129、EU252139、HM595461、KF454118~KF454125；

攀茎钩藤**Uncaria scandens**（Smith）Hutchins.见Genbank中序列KC737636、KF881236~KF881242；

枇杷叶紫珠**Callicarpa kochiana** Makino见Genbank数据库AB752057；

披针叶钩藤 **Uncaria lancifolia** Hutchins.见Genbank中序列 KC737634、KF881218~KF881221、KF881262~KF881264、KM057052、KM057017；

青荚叶**Helwingia japonica**（Thunb.）Dietr.见Genbank中序列 AB981704~AB981709、AF200593、AJ275343、GQ434854~GQ434855、KM092313；

青江藤**Celastrus hindsii** Benth见Genbank数据库JQ424106~JQ424107、EU328765、JQ424050、KP095989；

榕叶冬青**Ilex ficoidea** Hemsl.见Genbank中序列FJ394682；

山鸡血藤**Millettia dielsiana** Harms见Genbank中序列AF467025~AF467026、FJ980295、GQ246022、GQ434376、HG004819；

山姜**Alpinia japonica**（Thunb.）Miq.见Genbank中序列AF254474、AH008306、EU909427、KF694807；

芍药**Paeonia lactiflora** Pall.见Genbank中序列AB934999~AB935026、JN572147、JN572150、KF454348、KF454350、KJ564290、KJ564291、KJ491050~KJ491058；

莳萝蒿**Artemisia anethoides** Mattf.见Genbank中序列KX581839~ KX581841、LK391724；

守宫木**Sauropus androgynus**（L.）Merr.见Genbank中序列EU623563；

双花耳草**Hedyotis biflora**（L.）Lam.见Genbank中序列HQ148822；

苏木**Caesalpinia sappan** Linn.见Genbank中序列GQ434752；

缩砂密**Amomum villosum** Lour. var. **xanthioides**（Wall. ex Bak.）T.L.Wu et S.J.Chen见Genbank中序列AY352011、GQ434448、JF421467；

铁箍散**Schisandra propinqua** var. **sinensis** Oliv.见Genbank数据库AF263444；

弯枝黄檀**Dalbergia candenatensis**（Dennst.）Prainin Journ.见Genbank中序列KM276095；

五味子**Schisandra chinensis**（Turcz.）Baill.主导单倍型序列如下：

喜马山旌节花**Stachyurus himalaicus** Hook. f. et Thoms ex Benth. 见Genbank中序列KM092351、KM092352；

细裂叶莲蒿**Artemisia gmelinii**见Genbank中序列 AM398874、AM398875、GQ434472、JN861928、KX581854~KX581857；

细叶十大功劳**Mahonia fortunei**（Lindl.）Fedde见Genbank中序列 KP056811~ KP056816；

虾钳菜（莲子草）**Alternanthera sessilis**（L.）DC.见Genbank中序列AM777853、AY174415、KP233845；

纤花耳草**Hedyotis tenellifloa** Bl.见Genbank中序列EF570990；

苋菜**Amaranthus tricolor**见Genbank中序列AF210915、KC747447~KF385439；

腺毛委陵菜**Potentilla longifolia** Willd. ex Schlecht.见Genbank中序列KF912945、KF912946、KP994562、KT985725；

小果冬青**Ilex micrococca** Maxim.见Genbank中序列AH007160；

小连翘**Hypericum erectum** Thunb. ex Murray见Genbank中序列FJ694201、HE653466~HE653469、JN811119；

艳山姜**Alpinia zerumbet**（Pers.）Burtt. et Smith见Genbank中序列AB049287、AH008314、AJ388309、GQ434449、GU180367、GU180368；

秧青**Dalbergia assamica** Benth. Pl. Jungh.见Genbank中序列FR854122；

羊角藤**Morinda umbellata** L. subsp. **obovata** Y. Z. Ruan见Genbank中序列AB715223；

野棉花**Anemone vitifolia** Buch.-Ham.见Genbank中序列 FJ639899；

异色黄芩**Scutellaria** discolor见Genbank中序列 KC535539；

异形南五味子 **Kadsura heteroclita**主导单倍型序列如下：

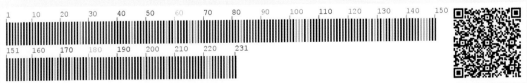

阴行草**Siphonostegia chinensis** Benth.见Genbank中序列JN133286、KC480396；

印度黄檀**Dalbergia sissoo** Roxb. Hort. Beng.见Genbank中序列KM276204；

长梗守宫木**Sauropus macranthus** Hassk.见Genbank中序列GQ503396；

长药隔重楼**Paris thibetica** Franch. 见Genbank中序列AB018802、AY192532、DQ404216；

紫檀**Pterocarpus indicus** Willd. Sp. Pl.见Genbank中序列AF269177。

*psbA-trnH*条形码序列

矮牡丹**Paeonia jishanensis** T. Hong et W. Z. Zhao见Genbank中序列GU367369~GU367370、KJ946188~KJ946189；

巴豆藤 **Craspedolobium schochii**见 Genbank中序列JN044313~JN044315；

白莲蒿（万年蒿）**Artemisia sacrorum** Ledeb.见 Genbank中序列 JX073890；

白蔹 **Ampelopsis japonica**（Thunb.）Makino见 Genbank中序列JF437071、JQ182491；

白木通**Akebia trifoliata**（Thunb.）Koidz. subsp. **australis**（Diels）T. Shimizu见Genbank数据库JX944495、KM234003~ KM234008；

白首乌 **Cynanchum bungei** Decne.见 Genbank中序列KC790226；

北重楼**Paris verticillata** 见Genbank中序列DQ404240；

薜荔藤**Ficus pumila** Linn. 见Genbank中序列JQ774318；

滨蒿（北茵陈）**Artemisia scoparia** Waldst. et Kit. 见Genbank中序列KX581973~ KX581978、JN862080、JX073880；

长药隔重楼**Paris thibetica** Franch. 见Genbank中序列DQ404250、JN045763~ JN045763；

朝天委陵菜**Potentilla supina** L. 见Genbank中序列GQ435244；

大果冬青**Ilex macrocarpa** Oliv. 见Genbank中序列HQ415416；

大血藤 **Sargentodoxa cuneata**（Oliv.）Rehd. et Wils. 见Genbank中序列HG005079；

大叶冬青**Ilex latifolia** Thunb. 见Genbank中序列KP095144；

地瓜藤**Ficus tikoua** Bur.序列如下：

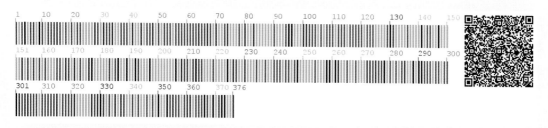

滇重楼**Paris polyphylla** var. **yunnanensis**（Franch.）Hand.- Mazz. 见Genbank中序列JN045756；

鹅绒委陵菜（蕨麻）**Potentilla anserina** L.见Genbank中序列GQ384974、FN668452；

反枝苋**Amaranthus retroflexus** 见Genbank中序列JN043886~JN04393、HE966469、HQ596591、DQ887374~DQ887375；

风藤**Piper kadsura**（Choisy）Ohwi见Genbank数据库AB331285；

隔山消 **Cynanchum wilfordii**（Maxim.）Hemsl. 见Genbank中序列AB109136；

枸骨**Ilex cornuta** Lindl. et Paxt. 见Genbank中序列EU359378；

海南砂**Amomum longiligulare**见Genbank中序列GU180431；

诃子**Terminalia chebula** Retz. 见Genbank中序列FJ381883；

红花寄生**Scurrula parasitica** L. 见Genbank中序列HQ317816~HQ317820；

红壳砂仁**Amomum neoaurantiacum** T. L. Wu et al. 见Genbank中序列JN043952~JN043954

红叶藤**Rourea microphylla**（Hook. et Arn.）Planch见Genbank数据库KP095763~KP095764；

湖南连翘**Hypericum ascyron** L. 见Genbank中序列 KC709189；

华荠苧（石香薷）**Mosla chinensis** Maxim. 见Genbank中序列FJ513108；

华重楼**Paris polyphylla** var. **chinensis**（Franch.）Hara见Genbank中序列JN045742；

黄檀**Dalbergia hupeana** Hance in Journ. Bot.见Genbank中序列HQ426987；

回回苏**Perilla frutescens**（L.）Britt. var. **crispa**（Thunb.）Hand.-Mazz.见Genbank中序列KC011260~KC011261；

积雪草（落得打）**Centella asiatica**（L.）Urban见Genbank数据库GQ435309~ GQ435311；

江西木蓝**Indigofera tinctoria** L. KJ939201~ KJ939202、GU396728~ GU396730；

金草**Hedyotis acutangula** Champ. ex Benth.见Genbank中序列JX111160；

金毛耳草**Hedyotis chrysotricha**（Palib.）Merr.见Genbank中序列JN044776；

空心莲子草（喜旱莲子草）**Alternanthera philoxeroides**（Mart.）见Genbank中序列GU135359；

冷蒿（小白蒿）**Artemisia frigida** Willd.见Genbank中序列HQ427095；

连钱草**Glechoma longituba**（Nakai）Kupr见Genbank数据库KM886753~KM886757、EU590860、JF708216；

蓼蓝**Polygonum tinctorium** Ait.主导单倍型序列如下：

路边青**Geum aleppicum**见Genbank数据库GQ435266~GQ435267；

马蹄金（荷包草）**Dichondra repens** Forst见Genbank数据库GQ435422；

满树星**Ilex aculeolata** Nakai见Genbank中序列EU359388；

毛冬青**Ilex pubescens** Hook. et Arn. 见Genbank中序列KP095151；

毛叶寄生**Taxillus nigrans**（Hance）Danser见Genbank中序列HQ317835~36；

美丽胡枝子**Lespedeza formosa**（Vog.）Koehne见Genbank中序列GU572300；

牛牯砂仁（疣果豆蔻）**Amomum muricarpum** Elm. 见Genbank中序列JN043949~JN043951；

牛至**Origanum vulgare** L. 见Genbank中序列 KC138241、KC138251、KC138327、KC138435~KC138443、KC138345、FJ513100；

攀茎钩藤**Uncaria scanden**s（Smith）Hutchins.见Genbank中序列KF881190~ KF881190；

枇杷叶紫珠**Callicarpa kochiana** Makino见Genbank数据库AB751812、KJ686692~KJ686699、KP095488~KP095489；

披针叶钩藤**Uncaria lancifolia** Hutchins. 见Genbank中序列KF881176；

青荚叶**Helwingia japonica**（Thunb.）Dietr. 见Genbank中序列EU359387、GQ435474~GQ435475、KM233991；

青江藤**Celastrus hindsii** Benth见Genbank数据库JQ424159~JQ424160、KP095169；

榕叶冬青**Ilex ficoidea** Hemsl. 见Genbank中序列HQ426979；

山鸡血藤**Millettia dielsiana** Harms见Genbank中序列GQ434974、KP095367~ KP095370、HG005062；

山姜**Alpinia japonica**（Thunb.）Miq.见Genbank中序列KF694867；

莳萝蒿**Artemisia anethoides** Mattf.见Genbank中序列KX581944~KX581946；

石楠藤**Piper puberulum**（Benth.）Maxim. 见Genbank数据库JF733776；

双花耳草**Hedyotis biflora**（L.）Lam.见Genbank中序列HM640380；

苏州荠苎**Mosla soochowensis** Matsuda见Genbank中序列FJ513108；

缩砂密**Amomum villosum** Lour. var. **xanthioides**（Wall. ex Bak.）T.L.Wu et S.J.Chen见Genbank中序列GQ118659；

弯枝黄檀**Dalbergia candenatensis**（Dennst.）Prainin Journ.见Genbank中序列KM276241；

五味子 **Schisandra chinensis** (Turcz) Baill.主导单倍型序列如下：

喜马山旌节花**Stachyurus himalaicus** Hook. f. et Thoms ex Benth. 见Genbank中序列KM092351~KM092352；

细裂叶莲蒿**Artemisia gmelinii**见Genbank中序列GQ435070、JX073833、JN862043、KX581959~KX581962；

细砂仁**Amomum microcarpum** C. F. Liang et D. Fang见Genbank中序列JN043947~JN043948；

细叶十大功劳**Mahonia fortunei**（Lindl.）Fedde见Genbank中序列GQ435419；

苋菜**Amaranthus tricolor**见Genbank中序列JN043902~JN043909；

小果冬青**Ilex micrococca** Maxim.见Genbank中序列KJ686920；

小连翘**Hypericum erectum** Thunb. ex Murray见Genbank中序列FJ788904、KC709265；

艳山姜**Alpinia zerumbet**（Pers.）Burtt. et Smith见Genbank中序列JN043874~JN043878、

GU180443~GU180445、GQ435051；

秧青**Dalbergia assamica** Benth. Pl. Jungh.见Genbank中序列FR854147；

异形南五味子**Kadsura heteroclita**主导单倍型序列如下：

印度黄檀**Dalbergia sissoo** Roxb. Hort. Beng.见Genbank中序列KM276363。

中药材DNA条形码分子鉴定法指导原则

本指导原则摘自《中国药典》（2015年版）四部通则9107，供中药材DNA条形码鉴定研究者参考。

本法用于中药材（包括药材及部分饮片）及基原物种的鉴定。

DNA条形码分子鉴定法是利用基因组中一段公认的、相对较短的DNA序列来进行物种鉴定的一种分子生物学技术，是传统形态鉴别方法的有效补充。由于不同物种的DNA序列是由腺嘌呤（A）、鸟嘌呤（G）、胞嘧啶（C）、胸腺嘧啶（T）四种碱基以不同顺序排列组成，因此对某一特定DNA片段序列进行分析即能够区分不同物种。

中药材DNA条形码分子鉴定通常是以核糖体DNA第二内部转录间隔区（ITS2）为主体条形码序列鉴定中药材的方法体系，其中植物类中药材选用ITS2/ITS为主体序列，以叶绿体外*psbA-trnH*为辅助序列，动物类中药材采用细胞色素C氧化酶亚基I（COI）为主体序列，ITS2为辅助序列。

一、仪器的一般要求

所用仪器有电子天平、离心机、聚合酶链式反应（polymerase chain reaction，PCR）仪、电泳仪和测序仪。

DNA序列测定用测序仪，是一台具有自动灌胶、自动进样、自动数据收集分析等全自动电脑控制的测定DNA片段中碱基顺序或大小，以及定量用精密仪器。测序方法主要采用双脱氧链终止法，又称Sanger法。4种双脱氧核苷酸（ddNTP）的碱基分别用不同的荧光进行标记，在通过毛细管时，不同长度的DNA片段上的4种荧光基团被激光激发，发出不同颜色的荧光，被电荷耦合元件图像传感器（charge-coupled device，CCD）检测系统识别，并直接翻译成DNA序列，获得供试品的峰图文件和序列文件。

二、测定步骤

本法主要包括供试品处理、DNA提取、DNA条形码序列PCR扩增、电泳检测和序列测定、序列拼接及结果判定，主要步骤如下。

1. 供试品处理

按药材和饮片取样法（通则0211）取样。为防止外源微生物污染，药材和饮片一般使用75%乙醇擦拭表面后晾干，或采取其他有效去除微生物污染的方法。称取10~100 mg备用。供试品具体取样部位根据不同药材特性做出相应规定。

2. DNA提取

DNA的提取包括使用研钵或研磨仪破碎细胞，粉碎成细粉，用试剂盒法进行DNA的分离和纯化等步骤，目前常用试剂盒包括植物基因组DNA提取试剂盒和动物组织/细胞基因组DNA提取试剂盒，实验选用的试剂盒须能够提取到满足后续实验要求的模板DNA。

由于植物类中药材种类繁多，可根据所鉴定的中药材的具体情况对提取方法加以改进。例如：植物细胞内含有大量多糖、多酚等次生代谢产物，这些物质在提取DNA的过程中与DNA共沉淀，形成黏稠的胶状物，难以溶解或氧化产生褐变，严重影响DNA提取的产量与质量，以及后续的PCR扩增实验。但如在提取DNA过程中加入抗氧化剂β-巯基乙醇，则可抑制氧化反应，避免其褐化。再如PVP（聚乙烯吡咯烷酮）是酚的络合物，能与多酚形成一种不溶的络合物质，有效去除多酚，减少DNA提取过程中酚的污染；同时它也能和多糖结合，有效去除多糖。因此若将PVP和β-巯基乙醇配合使用，能够有效地防止DNA提取过程中多酚及多糖的污染。此外，乙二胺四乙酸（EDTA）能螯合 Mg^{2+}或Mn^{2+}，从而抑制DNA酶（DNase）活性，防止DNA被其降解；在天然状态下，DNA与蛋白质以DNA蛋白质复合物（DNP）的形式存在，十六烷基三甲基溴化铵（CTAB）是一种阳离子去污剂，可溶解细胞膜，并与DNA形成复合物，使细胞中的DNP释放出来，该复合物在高盐溶液（>0.7 mol/L NaCl）中能充分溶解，存在于液相中，通过有机溶剂抽提，去除蛋白质、多糖、酚类等杂质后加入乙醇沉淀即可使DNA分离出来。三羟甲基氨基甲烷（Tris-HCl）（pH 8.0）溶液可提供一个缓冲环境，防止DNA被降解。

（1）根、根茎、茎木类、皮类　通常根和根茎组织中多酚、多糖含量高，在研磨时多酚极易氧化成醌类，使DNA带有一定颜色，在纯化过程中很难去除，影响后续的PCR反应，所以在提取根及根茎类药材DNA时一定要注意多糖、多酚的去除。提取此类药材DNA时水浴时间一般为90分钟，对于质地坚硬的根、根茎类和茎木类药材，可以延长水浴时间并降低水浴温度，如56℃水浴8~12小时，使得DNA充分释放到缓冲溶液中。此外，根茎类药材由于富含纤维和淀粉等贮藏物质，需加大样品量才能提取到足量DNA，可用大体积离心管（5 ml或15 ml）抽提。皮类中药材组织中富含薄壁组织和纤维等，加液氮不易研磨成细粉，需适当增加样品量，同时应增加β-巯基乙醇和PVP的使用量。

（2）叶、花、全草类　该类药材采用试剂盒法一般都能成功提取其DNA，对于保存时间较久的叶、花、全草类药材可适当增加水浴时间，同时适当降低水浴温度，如56℃水浴8~12小时。

（3）果实、种子类　果实及种子类中药材中多富含油脂，研磨时易被氧化，且易黏着在研钵壁上，损失较大，提取时需增加样品量。另外，对研磨后的材料可用丙酮浸提，去除脂溶性酚类化合物。

（4）动物药材肌肉类动物药材　如海龙、蛇类、蛤蚧等，需使用75%乙醇擦拭表面消除外源性污染，待乙醇挥发后进行充分磨碎。含有脂类较多的动物内脏器官如蛤蟆油，首先用不含蛋白酶K和十二烷基硫酸钠（SDS）的缓冲液浸泡药材，SDS是一种明离子表面活性剂，在55~65℃条件下能裂解细胞，释放出核酸；然后在试剂盒消化缓冲液中增加SDS含量，有利于脱去脂类。角甲类药材如龟甲、鳖甲和鹿茸等，由于DNA含量较低，样品量要适当增大，也可用大体积离心管抽提。壳类药材如石决明、瓦楞子、蛤壳等，由于存在共生或寄生生物，提取前需进行去除。

3. PCR扩增

植物类中药材及其基原物种扩增ITS2或*psbA-trnH*序列，动物类中药材及其基原物种扩增COI序列，通用引物及扩增条件如下，特殊规定见各药材项下。

ITS2序列扩增正向引物ITS2F：5'-ATGCGATACTTGGTGTGAAT-3'；反向引物ITS3R：5'-GACGCTTCTCCAGACTACAAT-3'。*psbA-trnH*序列扩增正向引物psbAF：5'-GTTATGCATGAACGTAATGCTC-3'；反向引物trnHR：5'-CGCGCATGGTGGATTCACAATCC-3'。COI序列扩增正向引物HCO2198：5'-TAAACTTCAGGGTGACCAAAAAATCA-3'；反向引物LC01490：5'-GGTCAACAAATCATAAAGATATTGG--3'。

PCR反应体系以25 μl为参照，包括：1XPCR缓冲液（含 Mgcl₂），2.0 mmol/L Mgcl₂，0.2 mmol/L dNTPs，0.1 μmol/L引物对，模板DNA，1.0UTaqDNA聚合酶，加灭菌双蒸水至25L。设置未加模板DNA的PCR反应为阴性对照。

ITS2序列扩增程序：94℃ 5分钟；94℃ 30秒，56℃ 30秒，72℃ 45秒，35~40个循环；72℃ 10分钟。*psbA-trnH*序列扩增程序：94℃ 5分钟；94° C 1分钟，55℃ 1分钟，72℃ 1.5分钟，30个循环；72℃ 7分钟。COI序列扩增程序：94℃ 1分钟；94℃ 1分钟，45℃ 1.5分钟，72℃ 1.5分钟，5个循环；94℃ 1分钟，50℃ 1.5分钟，72℃ 1分钟，35个循环；72℃ 5分钟。

4. PCR产物检测

采取琼脂糖凝胶电泳法检测PCR产物。电泳后，PCR产物应在相应的DNA条形码序列长度位置（具体见各药材项下）出现一条目的条带，阴性对照应无条带。

5. 测序

切取目的条带所在位置的在紫外灯下迅速凝胶，采用琼脂糖凝胶DNA回收试剂盒进行纯化。使用DNA测序仪对目的条带进行双向测序，PCR扩增引物作为测序引物，测序原理同Sanger测序法。有目的条带的样品在测序仪上进行双向测序。

6. 中药材DNA条形码序列获得

（1）序列拼接对双向测序峰图应用有序列拼接功能的专业软件进行序列拼接，去除引物区。

（2）序列质量与方向为确保DNA条形码序列的可靠性，需去除测序结果两端信号弱或重叠峰区域，序列方向应与PCR扩增正向引物方向一致，获得相应的DNA序列。

7. 结果判定

将获得的序列与国家药品管理部门认可的中药材DNA条形码标准序列比对。

三、方法学验证

应符合《中国药典》（2015年版）四部"通则9101"相关要求。

1. 影响因素考察

考察DNA条形码分子鉴定法的影响因素，包括DNA提取（样品量、水浴温度和水浴时间）、PCR条件（变性时间、退火温度与时间及延伸时间）和产物纯化（考察不同纯化试剂盒），保证实验方法的准确性。

2. 方法适用性考察

采用DNA条形码分子鉴定法对20批次以上药材或基原物种进行测定，积累数据，确定种内序列变异大小，保证该测定方法的适用性。

3. 基原物种对比验证

以分类学家确认的基原物种叶片为对象，采用该方法获得DNA条形码数据，与相应药材产生的DNA条形码数据进行对比，避免内生真菌等污染，保证结果准确性。

四、注意事项

（1）实验场所应具备分子生物学实验室的基本条件。

（2）本法暂不适用于混合物与炮制品的鉴定及硫黄熏蒸等造成不适用的情况。

（3）为防止外源微生物污染，实验前须将实验用具进行高压灭菌，并用75%乙醇擦拭药材表面。有些药材本身含有内生真菌，如果内生真菌存在于药材的外围组织，则选用内部组织进行实验。如果真菌遍布整个药材，植物类药材需选用*psbA-trnH*条形码（真菌内不含有该基因片段），不能选用ITS2序列。为进一步确保实验结果不被真菌污染，实验者可在GenBank数据库应用BLAST方法对所获ITS2序列进行检验，以确保序列鉴定准确。

（4）本法用于鉴定药材的基原物种，不能确定药用部位。

（5）必要时结合其他鉴别方法综合判断。

（6）种内阈值的确定。同一物种的不同样品间存在一定的变异范围，即种内变异阈值。不同物种，不同条形码序列均会影响种内变异范围。各基原物种的种内变异范围（种内遗传距离阈值）应在药材品种项下具体明确。

物种拉丁名索引

A

B

C

N

O

P

R

S